U0245938

实用
热带法医学

主　审　刘　超

主　编　丛　斌　邓建强

副主编　马春玲　陈建华　蔡继峰

人民卫生出版社
·北京·

图书在版编目（CIP）数据

实用热带法医学 / 丛斌, 邓建强主编 . -- 北京 ：
人民卫生出版社, 2024. 7. -- ISBN 978-7-117-36597-0

I. R188.11; D919

中国国家版本馆 CIP 数据核字第 2024V2K437 号

人卫智网	**www.ipmph.com**	医学教育、学术、考试、健康， 购书智慧智能综合服务平台
人卫官网	**www.pmph.com**	人卫官方资讯发布平台

实用热带法医学
Shiyong Redai Fayixue

主　　编：丛　斌　邓建强
出版发行：人民卫生出版社（中继线 010-59780011）
地　　址：北京市朝阳区潘家园南里 19 号
邮　　编：100021
E － mail： pmph @ pmph.com
购书热线：010-59787592　010-59787584　010-65264830
印　　刷：北京华联印刷有限公司
经　　销：新华书店
开　　本：787 × 1092　1/16　**印张：**21
字　　数：385 千字
版　　次：2024 年 7 月第 1 版
印　　次：2024 年 9 月第 1 次印刷
标准书号：ISBN 978-7-117-36597-0
定　　价：199.00 元

打击盗版举报电话：010-59787491　E-mail：WQ @ pmph.com
质量问题联系电话：010-59787234　E-mail：zhiliang @ pmph.com
数字融合服务电话：4001118166　E-mail：zengzhi @ pmph.com

编者名单

于晓军	汕头大学	乔东访	南方医科大学
马春玲	河北医科大学	刘文星	曲靖市公安局
马雁兵	广州市公安局	刘宁国	司法鉴定科学研究院
王 帅	海南医科大学	刘光明	海南省公安厅
王 欣	广州市公安局	孙宏钰	中山大学
王 起	南方医科大学	李介男	中南大学
王 博	海南政法职业学院	李冬日	南方医科大学
王亚辉	司法鉴定科学研究院	李志刚	广州市公安局
王先文	海口市公安局	李英敏	河北医科大学
王裕君	三亚市公安局	李淑瑾	河北医科大学
扎拉嘎白乙拉	中南大学	杨 宇	深圳市公安局
文 迪	河北医科大学	杨安顺	广州市公安局海珠区分局
文静涛	普洱市公安局	吴 坚	昆明医科大学
邓建强	海南医科大学	邱平明	南方医科大学
石 坚	中南大学湘雅三医院	邹 星	海南医科大学
卢永杰	海口市公安局美兰分局	邹冬华	司法鉴定科学研究院
白 茹	海口市公安局交警支队	汪冠三	广州市公安局
丛 斌	河北医科大学	汪家文	赣南医科大学
台运春	南方医科大学	张 桓	昆明医科大学
权国林	广州市公安局海珠区分局	张 鹏	海南医科大学
成 明	广东省公安厅	张 静	海南省公安厅
吕伟平	云浮市新兴县公安局	张长全	中南大学
吕国丽	广州市公安局	张国忠	河北医科大学
朱光辉	汕头大学	张建华	司法鉴定科学研究院

陈建华　海南医科大学

陈海红　海口市公安局秀英分局

罗　斌　中山大学

岳　霞　南方医科大学

官莉娜　昆明医科大学

孟凡明　中南大学

赵　虎　中山大学

赵　凯　广东省公安厅

赵　建　广州市公安局

赵　锐　中国医科大学

赵枢泉　中山大学

胡丙杰　广州医科大学

洪仕君　昆明医科大学

姚　辉　中山大学

聂胜洁　昆明医科大学

徐静涛　南方医科大学

郭立创　海南省公安厅

郭亚东　中南大学

唐剑频　广东医科大学

黄　平　复旦大学

黄二文　中山大学

萧开平　台湾法医研究所

董玉友　深圳市公安局

程文斌　海南省公安厅

赖小平　广东医科大学

雷国庆　海南省公安厅

蔡　杰　海南政法职业学院

蔡继峰　中南大学、新疆医科大学

廖信彪　广东省公安厅

黎景全　海口市公安局

潘红波　广西医科大学

主审简介

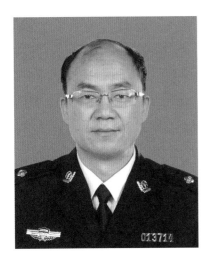

刘超

中国工程院院士，国务院政府特殊津贴专家，主任法医师，南方医科大学特聘教授，博士研究生导师。现任广东省毒品实验技术中心（国家毒品实验室广东分中心）专业技术一级岗。长期奋战在公安科技一线，为我国法医遗传学主要创始人、DNA数据库建设主要发起者和国产化DNA检验试剂主要研发者。获国家科学技术进步奖二等奖4项，其中3项为第一完成人。主编专著和教材共7部。发表论文368篇，以第一或通讯作者发表论文185篇，其中SCI论文92篇。获授权发明专利16件。制定国家、行业标准15项。培养博士后、博士、硕士43名。勘验检验重大疑难案件6 000多宗，无一差错。

入选国家百千万人才工程、广东省百名南粤杰出人才培养工程。荣立个人一等功2次。荣获"国家有突出贡献的青年专家""全国先进工作者""全国五一劳动奖章""全国公安系统二级英雄模范""全国优秀科技工作者""全国公安科技先进个人""全国优秀人民警察""南粤创新奖""广东省优秀共产党员""广东省劳动模范"等荣誉。创建广东省法医遗传学重点实验室、法医病理学公安部重点实验室、广东省精神活性物质监测与安全重点实验室、广州市刑事科学技术研究所博士后科研工作站。技术团队被国务院授予"模范刑事技术所"称号。

主编简介

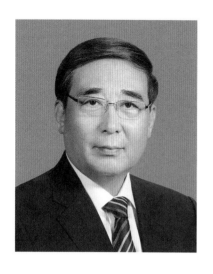

丛斌

中国工程院院士,教授,主任法医师,律师,病理生理学、病原生物学及法医学博士生导师。中国工程院医药卫生学部常委,中国中西医结合学会副会长,中国科学院学术委员会生命与健康领域专门委员会委员,中国医学科学院学部委员,中国中医科学院学部委员,国家科技伦理委员会生命科学分委员会委员,国家药监局中药管理战略决策专家咨询委员会委员,国家药典委员会执行委员。全国人民代表大会常务委员会委员,全国人民代表大会宪法和法律委员会副主任委员。

在国内率先开展法医DNA分子鉴识研究及应用,研发疑难生物检材DNA分型技术体系,破获多起疑难案件。历经20余年系列研究,建立了复杂致伤因素、死亡机制、因果关系等复杂死因理论体系,研发命案复杂死因鉴定技术。作为领军科学家,为国际上首次构建法医科学技术体系作出了突出贡献,为法医学知识体系、学术体系、学科体系、技术体系、法医学基本概念等赋予了新的理论内涵。

以第一完成人获国家科学技术进步奖一等奖1项,国家科学技术进步奖二等奖3项,省部级科学技术进步奖一等奖4项,获河北省科学技术突出贡献奖、何梁何利基金科学与技术进步奖。1998年获国务院政府特殊津贴、全国法医杰出贡献奖、全国最美司法鉴定人。发表学术论文550余篇,其中SCI论文160余篇,主编专著及全国统编规划教材18部。培养博士、博士后80余名,硕士100余名。

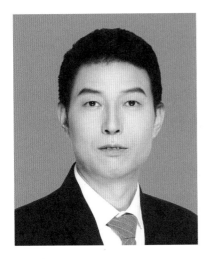

邓建强

教授,主任法医师,博士生导师。司法部全国十大最美司法鉴定人,海南省领军人才,海南省南海名家,教育部高等学校法医学类教学指导委员会委员,司法部全国司法鉴定专家库专家,海南省司法鉴定协会第四届会长,海南省司法鉴定协会专家委员会总委会主任委员,海峡两岸医药卫生交流协会法医学分会理事,中国法医学会法医病理专业委员会委员,中国民族卫生协会卫生健康技术推广专家委员会法医学常务委员。海南省首批"双百"人才团队"热带法医学司法鉴定团队"带头人,海南省特种医学重点学科(热带法医学方向)、海南医科大学法医学重点学科学术带头人。

长期从事法医学领域的鉴定、科研与教学工作,累计参与各类司法鉴定案件超过2万例,涉及法医病理学、临床法医学及法医物证学、法医毒物等多个专业,特别是在热带地区的特殊法医学工作中进行了较多的理论和实践积累与总结,参与了多起在国内、外具有重大影响的疑难案件的法医学鉴定工作。长期从事分子水平的法医学研究与法医学实践领域的特殊难题研究。在国际上最早提出并创建热带法医学学科体系,主编国际上首部《热带法医学》教材。主编专著及教材4部,副主编2部,参编12部。先后承担及参与国家级科研项目10余项,其中主持国家级项目3项,累计发表文章70余篇,其中被SCI收录36篇。

序

　　幸得丛斌院士邀请主审《实用热带法医学》,我欣然接受。丛斌院士在海南医科大学设立了热带法医学院士工作站并与海南医科大学邓建强教授团队提出热带法医学的概念,开拓了法医学研究的新领域。

　　我长期工作在广东法医学实践一线,身处热带亚热带地区,熟悉该地区法医学实践中面临的特殊难题。在深入、全面拜读书稿后,深有感触,对许多长期困扰热带地区法医学实践的问题有进一步的认识。

　　热带地区特殊的自然、社会、人文环境,以及广大的热带地区国家间的法律体系的差异,使得热带地区法医工作者面临诸多挑战。但长期以来,未有学者从整体、系统思维的角度对热带法医学进行理论和实践总结。热带法医学的提出,将法医学和热带医学两门学科进行交叉融合,为热带地区法医学的发展,包括科学研究、实践应用和教学培训等开辟了一条全新路径和模式。

　　我很高兴地看到参与本书编写的学者,都是长期在热带地区从事法医学鉴定、教学、科研工作的知名专家,都是该地区法医学实践活动中特殊问题的亲历者和思考者。他们的参与,保证了热带地区法医学理论及实践的紧密联合。书中的许多理论和实践经验,在国内外都是首次提出。这种创新思维的方式,为法医学的学科建设和研究水平的提高提供了借鉴!

　　本书对于法医学及相关领域的科技工作者而言,是一部非常有价值的参考著作,尤其值得热带和亚热带地区的法医学工作者学习!

中国工程院院士　刘超

2024 年 8 月

前　言

　　法医学是研究并解决与法律有关的人身损害、死亡、身份鉴识等问题,为刑事侦查提供线索,为审判提供证据的鉴识性医学学科。法医学具有悠久的历史,关于其最早的记载距今已有两千多年,其一直伴随着人类社会的发展与进步,并适应人类社会发展与变迁的需要,不断增加新的任务,带动法医学内涵不断丰富,并逐渐发展成为一门具有鲜明特色的独立学科。

　　法医学是一门应用性学科,其理论的形成离不开法医学实践工作中所遇、所用、所得的不断总结,其中既包括了理论和实践的积累总结,也包括了相关学科发展为法医学科发展提供的新思路、新技术、新理论的总结。在长期的法医学实践中,法医学工作者们早就意识到了某些理论体系与实践经验在不同气候区间存在不同程度的差别。总体上来说,目前法医学理论体系在诸多方面多以温带地区为主进行总结和研究,然而,不断发展和深入的社会法治建设,对法医学实践的能力和水平提出了更高和更加精细化的要求,法医学科发展源于法医学实践,也必须不断适应实践的需要而不断自我更新和完善。其中,长期以来法医学科发展水平相对不发达的热带地区尤其需要。

　　众所周知,法医学科的水平往往与当地社会的政治和经济发展水平相适应。地球上有广大的国家和地区处于热带地区,长期以来,部分热带国家和地区战争冲突频发,社会和经济发展水平较低,法律制度不健全、不完善等,使得热带地区的特殊法医学实践与其他地区存在许多不同的问题,在法医学科领域缺乏重视,影响了热带地区法医学科的发展和实践能力水平的提高。

　　基于此,本书在2019年出版的国际上首部热带法医学教材的基础上,聚焦热带地区法医学实践的特殊内容部分,并结合国内外热带地区近年来法医学理论和实践研究的新发现和新进展,进一步发展和完善了热带法医学理论和实践体系,通过对热带地区法医学实践中特殊现象和问题的发生原因、形成机制及解决思路、未来发展方向等诸方面进行总结和阐述,以期为热带地区的法医学实践提供参考和支持。

　　本书共有十一章,第一章从热带医学和法医学的基础理论角度,对热带地区法医学实践的特殊性原因与机制进行阐述,后十章分别从热带地区尸体组织的死后变化、机械性损伤、高低温损伤及电击伤、疾病性死亡、中毒、法医物证学、法医人类学、法医昆虫学、热带环境与法医学、热带自然灾害的法医学实践进行阐述。本书每章末附有热带法医学实践中的特殊案例,以供读者借鉴和参考。

为了保证最大程度地反映热带法医学的特殊实践,本书不仅集合了我国海南、广东、广西、云南和台湾等处于热带和亚热带地区的知名专家和学者参与编写,同时还邀请了其他地区长期奋斗在法医学工作一线并具有相关领域多年研究成果的专家和学者。由于"热带法医学"的概念被提出不久,相关的实践总结和成系统的理论研究尚在探索,故本书在编写过程中,几乎无现成书籍可供参考,编写难度较大,许多观点甚至是第一次提出。因此,即使编写团队阵容强大,但也难免存在表述不当或观点有争议的内容,恳请广大读者批评和指教,以便我们不断修正和完善,让热带法医学能更好地满足热带地区法医学实践需要和服务广大热带地区人民。

目前,海南自贸港的建设如火如荼,封关运作在即。海南作为我国唯一的全域处于热带地区的省份,在热带地区特殊的法医学实践难题方面有明确的现实需求,愿将本书作为海南自贸港建设封关运作的献礼,为海南自贸港的法治建设提供重要的技术支撑。

中国工程院院士　河北医科大学教授　丛斌

海南医科大学教授　邓建强

2024 年 3 月 6 日

目 录

第一章　热带法医学基础

热带法医学（tropical forensic medicine）作为一门解决热带地区法医学司法实践特殊难题的学科,有其独特的研究对象、研究目的和需要解决的问题。热带地区的独特气候和环境特征,以及人体对热带环境的适应性变化,使长期在这些地区生活的人类的生理状态、伤害反应、伤口愈合、疾病发生率、疾病种类以及受伤类型在生理病理学方面呈现出与其他地区明显不同的特点。这些差异在体貌特征上也有所体现,为热带地区的法医学实践带来了独特的挑战和难题。深入理解热带地区的气候和环境特点,以及其对人体生理病理学特点的影响,为解决热带地区法医学实践中遇到的特殊问题提供了重要的理论基础和思路。同时,热带气候和环境的特点对当地动植物、微生物的种类和活动产生影响,而丰富多彩的地方文化和风俗习惯等社会因素也对热带地区法医学实践产生不同程度的影响。因此,全面了解热带地区的特殊地理环境、人文背景以及人体生理病理学情况,是理解和研究热带地区法医学特殊性的理论和实践基础。

第一节　热带气候与环境特点

热带（tropics）地区作为全球生物多样性最为丰富的区域之一,其生态系统独特且多样,是地球上最引人注目的生态系统之一。这一区域的气候、植被、动物群、微生物及人类活动均有鲜明的地域特点,共同构成了一个丰富而复杂的自然与人文景观。本节将对热带气候和环境的特点及这些特点对人类生理和病理状态的影响,以及相关的社会和文化情况进行深入探讨。

一、热带地区概述

　　"热带地区"作为一个气象学术语,指的是位于南北回归线之间的区域。这一区域位于赤道两侧南、北纬 23°26′ 之内,约占地球总面积的 39.8%。位于南北回归线上的广大地带每年经历一次太阳直射现象,其他热带地区则一年内有两次太阳直射。热带地区终年受到强烈阳光照射,气候炎热。赤道上全年昼夜等长,而从赤道到南北回归线,昼夜时长的变化幅度逐渐增大,在回归线上,最长和最短的白昼相差约 2 小时 50 分钟。因此,在热带区域内,天文现象的纬度差异极小。热带的一个显著特征是全年高温且温差小,主要分为相对热季和凉季,或者雨季和干季。热带地区的大陆部分主要包括非洲,其次是拉丁美洲以及部分亚洲和太平洋群岛。我国的热带景观如图 1-1 所示。

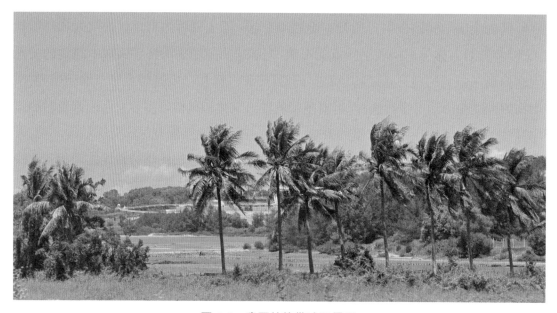

图 1-1　我国的热带地区景观

二、热带地区气候

　　热带地区的气候主要分为 4 种类型:热带雨林气候(tropical rainforest climate)、热带季风气候(tropical monsoon climate)、热带草原气候(tropical savanna climate)和热带沙漠气候(tropical desert climate)。这些气候类型因纬度、地形和气候带等多种因素而各有特点。

（一）热带雨林气候

热带雨林气候也称赤道雨林气候，主要分布在赤道两侧的地区，如亚洲的马来半岛和马来群岛、非洲的刚果盆地、南美洲的亚马孙平原等地。由于太阳直射，这种气候的特征为终年高温多雨。气温随季节变化小，月均温度通常在 25~28℃，很少超过 30℃。气温年差小于 5℃，而日差则较大。全年湿润，多对流雨，年降水量约 1 000~3 000mm，四季分布均匀。由于全年温暖湿润，森林高大而茂密，植物四季常青。这种气候主要分布在赤道两侧的地区，如亚洲的马来半岛和群岛、非洲的刚果盆地、拉丁美洲的亚马孙平原等地。

（二）热带季风气候

热带季风气候主要分布在赤道南北两侧的信风带内，如印度、亚洲的中南半岛和菲律宾等地。终年气温较高，分为夏季风（5 月至 10 月，盛行西南季风，高温多雨）和冬季风季节（11 月至次年 4 月，盛行东北季风，温暖干燥）。年降水量通常超过 1 500mm。

（三）热带草原气候

热带草原气候主要分布在非洲和拉丁美洲赤道雨林气候带的南北两侧以及澳大利亚北部。一般 5 月至 10 月为雨季，11 月至次年 4 月为干季。全年长夏无冬，有短暂的凉季。年平均气温在 20℃ 以上，年降水量约 100mm，存在明显的干湿季节变化。夏季湿热多雨，冬季温暖干燥。

（四）热带沙漠气候

热带沙漠气候主要分布在南北回归线附近的大陆内部和西岸，如非洲的撒哈拉和卡拉哈里沙漠、亚洲的阿拉伯沙漠、澳大利亚中部的沙漠和南美洲西南的沙漠地区。天气终年炎热干燥，最热月平均气温 32~36℃，白天最高可达 50℃，夜间可降温至 0℃ 以下，日温差极大。年降水量极少，通常不超过数十毫米，有时多年无雨。蒸发量大，空气干燥，多风沙，地面植被稀疏，呈荒漠景观。

三、热带地区的生态环境对人类的影响

热带地区的生态环境呈现出复杂多样的特点，包括多变的地形、独特的水文特征及

丰富的生物多样性。人类长期在这些环境中生活和适应,形成了特有的生产和生活方式。这种多样化的生态环境对法医学实践有着重要的影响,尤其是在案件分析时,地形特点的考量至关重要。

（一）热带地区的地形及对人类的影响

1. 山地和丘陵　这些地形主要分布在热带雨林气候区,如中南半岛和马来群岛,以及部分热带沙漠气候区。东南亚国家如越南、老挝、柬埔寨的山地丘陵地形尤其突出。这些地形由板块运动和侵蚀作用形成,特点是山峰尖锐、山坡陡峭,常覆盖着茂密的植被。

2. 平原和盆地　平原主要位于河流的中下游地区,如中南半岛的湄公河平原、印度半岛的中部和东部以及澳大利亚的中部。这些地形通常地势平坦、土壤肥沃,非常适宜农业种植和人类居住。

3. 高原　如南美洲的巴西高原、非洲的埃塞俄比亚高原等。这些高原主要由侵蚀作用和板块运动形成,地势较高,气候独特,常成为生物多样性的重要栖息地。

4. 海岸地形　分布在印度洋和太平洋沿岸地区,如印度尼西亚、菲律宾、印度等国。海岸地形拥有丰富的海洋生态系统和独特的自然景观,是旅游胜地。同时,这些地形也常受到人类活动的影响,包括填海造地、环境污染等。

热带地区的地形不仅对当地居民的生活方式和文化传统有着深远的影响,而且在法医学案件分析中也是一个重要的考量因素。了解这些地形特点有助于更准确地理解和应对法医学实践中的各种挑战。

（二）热带地区的水文及对人类的影响

热带地区拥有众多河流,如亚马孙河、刚果河和恒河等,它们的共同特点包括水位季节性变化小、无结冰期、生物多样性丰富以及水流湍急。这些特性为当地带来了许多益处,同时也带来了一些挑战。

1. 生活与经济益处　充足的水资源对农业和日常生活至关重要,便利的航运通道则促进了贸易和经济发展。丰富的生物多样性也为渔业提供了丰富资源。

2. 自然灾害风险　在雨季,暴雨和洪水可能导致严重的洪涝灾害,威胁当地居民的生命和财产安全。此外,湍急的水流也可能给航运和渔业生产带来安全隐患。

3. 水资源短缺　在某些热带地区,干旱或降雨不足可能导致水资源短缺,使得人们无法获得足够的清洁水源。这增加了人们患消化系统疾病的风险,如腹泻、肝炎和痢疾。

4. 水资源污染　水污染可能导致流行性疾病的暴发,对人类健康构成威胁。

这些因素对法医学实践产生重大影响。自然灾害可能导致意外死亡,水资源短缺和污染可能导致疾病的发生和传播。因此,理解这些水文特点对于法医学工作,特别是在处理自然灾害、水传播疾病或水相关事故时非常重要。

(三)热带地区的生物多样性及对人类的影响

热带地区横跨五大洲,拥有全球 80% 的生物多样性和多种传染病。热带地区的动植物、微生物与人类活动和生命安全密切相关。

1. 植物　热带地区的植物资源丰富,这些植物不仅是热带居民生活中的食物、药物和工业原料,而且为热带地区带来了优美的景观和文化价值。然而,丰富的植物资源也可能带来负面影响。植物可能作为致伤物(vulnerant)导致人体损伤甚至死亡,或引发人体变态反应,如呼吸系统问题、皮肤瘙痒或红肿等症状,不及时治疗可能会危及生命。此外,热带地区存在许多有毒植物,误食或过量摄入可能导致中毒,如某些毒蘑菇可能导致恶心、呕吐、腹泻等症状,甚至致命。一些植物如马钱子、相思子虽然具有药用价值,但也对热带地区人类的生命健康构成威胁。此外,丰富的植物资源也引发了毒品问题,例如拉丁美洲地区是全球毒品生产和贩运的重要地区,其毒品问题对本地区政治、经济、文化等方面造成严重危害。

2. 动物　热带地区的动物种类丰富多样,许多动物与人类的日常生活密切相关,如用作食物、衣物和交通工具等。例如,野兽肉在某些热带部落是主要的食物来源,骆驼和驴等动物被广泛用于运输和贸易。然而,动物伤人事件也时有发生,除了大型动物带来的机械性损伤(mechanical injury)外,还存在因动物噬咬、蜇等方式导致的人体中毒事件,如蛇类、锥形蜗牛、热带鱼等。部分动物也可能因被当作食物或药物进入人体引发中毒。此外,动物还可能通过传播疾病导致严重的公共卫生问题,如半翅目动物传播美洲锥虫病,苍蝇传播非洲锥虫病、利什曼病、盘尾丝虫病,蚊子传播淋巴丝虫病、疟疾、基孔肯亚出血热和登革热,蜱虫传播克里米亚 - 刚果出血热等。然而,热带地区的部分动物,特别是嗜尸性昆虫,也为法医学的侦查和鉴定提供了方向和证据,如协助法医推测死者的死亡时间和地点,以及检测尸体生前的中毒情况。

3. 微生物　热带地区拥有丰富的微生物资源,包括细菌、病毒、真菌以及一些小型的原生生物和显微藻类等。其中,细菌是最常见的热带地区微生物,分布广泛。热带地区的高温和高湿度为细菌和病毒等微生物的繁殖提供了有利条件,这些微生物可以通过空气、水、食物和其他途径感染人类。热带地区动物种类丰富,对微生物的传播更有利,由此引发的各种疾病使热带地区的传染病成为公共卫生的重要负担。据估计,全球有 10 亿人至少受一种热带疾病的影响,其中许多疾病是热带地区特有的,至少有 41 种疾病由地方性细菌、病毒、寄生虫和真菌引起。部分传染性疾病的症状,如出血、淤血、肌肉痉挛等,可能会干扰法医对死因的判断,从而混淆蓄意谋杀和疾病导致的死亡。近年来有研究利用热带地区的微生物特征进行法医学中诸如死亡时间、个体识别等疑难问题的鉴定,为法医学工作拓宽了思路。

四、与法医学相关的热带地区人类活动

热带地区的人口分布不均,东南亚和南亚人口密度较高,而非洲人口密度较低。热带地区的国家通常为多元化、多民族的国家,形成了自己独特的法律、宗教、风俗。

(一)热带地区的法律建设

热带地区的法律情况因国家和地区的不同而异。部分热带地区受地理环境和经济文化的影响,以及现代教育水平和文化程度的限制,法律制度的建设和落实欠完善,面临许多挑战。据一些数据平台统计,近年来,处于热带地区的北非、拉丁美洲等区域不少国家的暴力犯罪率位居世界前位,导致社会不稳定和不安全感增加,并损害经济发展。更严峻的是,对一些特定的国家和地区来说,由于历史原因,完整而持久的和平似乎很难实现,萨赫勒地区、非洲之角、大湖地区及相关国家就是如此。不稳定的社会状态可能导致医学发展的不均衡,也给法医学工作带来阻碍。

(二)热带地区的宗教信仰

热带地区的宗教信仰多元丰富,各具特色。佛教主要在东南亚各国传播,伊斯兰教分布于西南亚阿拉伯各国、非洲以及东南亚诸国。拉丁美洲各国的居民主要信仰基督教和天主教,菲律宾居民则多数信奉天主教。南亚的印度居民大部分信仰印度教,少部分信仰伊斯兰教、锡克教、佛教或耆那教。而原始宗教如拜物教则在非洲各国,如中非的刚果(金),东非的肯尼亚,南非的赞比亚、莫桑比克以及西非的利比里亚、加纳、多哥、贝宁等地仍然盛行。

宗教信仰在心理和精神层面为人们提供了慰藉和支持,其中的道德规范和行为准则有助于人们保持良好的生活习惯和人际关系。然而,不良的宗教信仰也可能对身体

和心理健康产生负面影响。此外,过度执着于宗教信仰可能导致人们忽视现实世界,失去关注和适应现实的能力,甚至采取暴力手段,增加犯罪行为。

(三)热带地区的民俗习惯

民俗习惯是特定社会文化区域内历代人们共同遵守的行为模式或规范。它们在热带地区表现多样,各具特色,并可能因地区、文化和个人差异而有所不同。这些民俗习惯对法医学的影响亦复杂多样。

1. 饮食习惯　无论在热带、亚热带还是温带地区,在炎热的夏季,人们普遍喜欢饮用冷饮,以凉水为主。然而,在许多热带发展中国家,除了较大的城镇拥有安全适饮的自来水供应外,大部分乡镇、农村的居民主要依赖河流、泉水、井水和池塘等水源,这些水源容易受到粪便等污染,未经煮沸饮用这些水易导致疾病的发生。此外,一些地区的居民习惯饮用未经处理的生水,因此,霍乱、伤寒、痢疾、肠炎等肠道传染病在这些地区普遍存在。同时,许多地方的居民(包括热带和温带地区)喜欢食用生的或半熟的肉食和蔬菜,这些食物常带有感染性的寄生虫,人们食用后容易受到感染,如猪肉中的猪带绦虫、旋毛虫,牛肉中的牛带绦虫,羊肝中的舌形虫,鱼中的肝吸虫,蟹、蝲蛄中的肺吸虫,虾、蟹、鱼中的圆线虫等。此外,一些地区的饮食单一,营养素缺乏容易导致营养不良、免疫力下降等相关的疾病。

2. 如厕习惯　在热带的某些地区,如厕习惯与当地的环境、文化和基础设施有关。在亚洲、非洲和拉丁美洲等的某些地区,乡间居民往往没有便捷的公共卫生设施。因此,他们习惯在住所附近的树林、田野等开放空间进行大小便。这种习惯可能对环境卫生和水源安全造成潜在威胁,因为排泄物可能污染土壤和水源,从而增加疾病传播的风险。此外,由于缺乏卫生设施和教育,儿童和成人在如厕后可能没有养成良好的卫生习惯,这也会进一步增加疾病传播的风险。

3. 丧葬文化　热带地区的丧葬文化多种多样,不同的民族和地区有着不同的传统和习俗。这些习俗通常与当地的文化、宗教信仰和自然环境有关,因此产生的对于死亡的观念和丧葬的习俗也有很大的区别。在某些南亚地区,葬礼会在寺庙中举行,随后为死者举行火葬并将骨灰撒入大海或河流中。特殊的丧葬文化会对尸体的变化产生一些特殊的影响,如改变尸体的腐烂速度、尸体周围的湿度、尸体的形态等,这可能对法医在判断死者的死因和身份时造成误导。

4. 女外阴切除　女外阴切除作为一种传统习惯、社会风俗,至今仍在热带非洲一些国家存在,阿拉伯半岛南部、马来半岛和马来群岛、拉丁美洲亦有少数报道。手术年龄从出生几周到十来岁或青春发育期前后。施行手术者大多是一些无医学知识的妇女,手术时毫无抗菌措施。手术引起剧烈疼痛、流血甚至休克(shock)。术后常发生局部感染,可发生破伤风或败血症,尿瘘也是严重的后遗症之一。该风俗除了会对女孩的健康造成影响外,也会给法医学性别鉴定及强奸案的认定带来挑战。

此外,一些与宗教信仰有关的习俗还有很多,如在肯尼亚西北部的图尔卡纳人有一种习惯——将人的尸体抛给犬为食,这就使人体的棘球绦虫得以在犬中延续,从而循环传播。再者,这个部落有一种土药方,其中成分之一是狗粪,这也可能是当地人患棘球蚴病较多的原因之一。与此同时,因为犬类对尸体的啃咬,死者生前的损伤亦可能会被遮掩或破坏,这增加了法医学鉴定的难度。

(四)热带地区的产业发展

热带地区以其独特的自然资源和地理优势,孕育了多元化的产业。其工业、农业和服务业中的旅游业发展各具特色,为当地的经济发展作出了贡献,但也存在不同的问题和风险,威胁着居民的健康,并带来了一些特殊的法医学问题。

1. 工业　热带地区的矿产资源丰富多样,包括石油、天然气、煤炭、铁矿、铜矿、金矿等。然而,受高温潮湿的气候、电力供应不稳定性以及交通物流成本高等因素的影响,热带地区的工业总体发展相对滞后。

工业生产过程可能导致直接的人身伤害,如烧伤、触电、机械损伤等。这些伤害可能导致身体器官的损伤或功能障碍,甚至可能导致死亡。工业事故可能导致间接的伤害,如中毒、窒息、失明等。这些伤害可能在事故发生后的一段时间内显现出来,也可能对患者的生命健康产生长期的影响。

热带地区的矿厂面临更多的自然灾害和极端天气条件,如暴雨、潮汐、台风等,这些因素可能导致矿厂发生事故。事故不仅会造成众多的人员伤亡,也会对周围的自然环境造成破坏。即使在正常的生产过程期间,也可能产生大量的废热和废水,部分热带地区气候高温多雨,这可能会导致工业废气和废水中的污染物更容易扩散和稀释。若未能采取有效的处理措施,将对热带地区的居民健康产生影响。

2. 农业　热带地区的自然环境使得动植物得以繁衍生息。然而,大多数热带国家的工业化程度较低,居民主要以农业为生。这些地区的农作物生产存在一定的差异。例如,东南亚地区以稻米为主,产量较高,而非洲和拉丁美洲则受殖民统治时期单一经济的影响,过度重视经济作物而牺牲粮食作物的生产,导致粮食供应不足。非洲主要种植玉米、小米、木薯和高粱等粮食作物,拉丁美洲则大量进口粮食,而经济作物主要包括大豆、花生、甘蔗以及水果等。此外,热带发展中国家的经济收入主要来源于可可、咖啡、橡胶、剑麻、棕榈、丁香、椰子和金鸡纳等经济作物。

农业生产过程中可能会对人体产生一定的伤害。高温和太阳辐射可能导致中暑(heat illness)、脱水等问题,长时间的农业劳动可能导致肌肉疲劳、腰背部不适、手腕部劳损等问题。此外,接触农药、化肥等化学物质也可能会对人体产生刺激和伤害,甚至导致中毒事件。

农业活动也伴随着各种农业工具的使用。虽然这些工具为农业生产提供了便利,但也可能对劳动者的健康产生威胁。锄头、镰刀等农业工具如果使用不当或操作不熟练,可能会造成伤害,如割伤、砸伤等。大型农业工具的使用过程中可能会产生噪声和振动,长期接触可能会对听觉和神经系统产生不良影响。例如,拖拉机、收割机等大型农业机械的噪声和振动可能会导致听力损失、头痛、疲劳等症状。除了意外导致的伤害,农业工具也可能被不法分子用于犯罪。

3. 服务业　服务业在热带地区扮演着重要的角色。其中,旅游业是热带地区的重要产业之一。热带地区拥有丰富的自然资源和独特的生态环境,吸引了大量的游客前来观光、旅游和度假。例如,东南亚的泰国、马来西亚、印度尼西亚等国的旅游业得到了大力发展。这些国家的旅游资源包括热带海滩、丛林、山区以及宗教和文化遗产等,吸引着来自世界各地的游客。然而,随着游客的流动性增加,热带地区的部分疾病也因此传播到了地球上的其他地区。此外,由于人口流动频繁、文化差异大等因素,热带地区的身份识别问题也时有发生。

(五)热带地区的基础设施

热带地区的基础设施建设对于促进当地经济的发展和提高居民健康水平具有重要意义。由于热带地区的特殊气候、地理和文化等因素,民居和交通条件也具有一定的特殊性。以下是与法医学实践相关的民居建设和交通建设的简要介绍。

1. 热带地区的民居建设　热带地区的民居条件千差万别,与当地的社会和经济、历史传统等多种因素紧密相关。不良的住房条件和缺乏卫生设施会导致疾病的传播,如室内空气污染、供水不当和卫生设施不足等。热带地区的一些部落过着游牧生活,经常需要迁移住址,故以帐篷和棚屋等为居住场所。这种原始的帐篷和棚屋仅能防御风雨、风沙,不能抵御各种热带病媒介昆虫的侵袭。此外,游牧民族居住的地区通常离医疗机构较远,医疗资源匮乏,这可能会使他们在患上疾病时得不到及时的治疗。

2. 热带地区的交通建设　热带地区的交通条件受天气和地形等因素影响,一些地区存在安全隐患。热带地区的农村交通通常不如城市发达,交通工具也较为简单。在一些偏远地区,交通可能非常不便,需要使用当地居民自己的交通工具如摩托车、拖拉机等,因此机械性损伤的事故也时常发生。某些热带地区拥有丰富的海洋资源,海上交通也是当地的重要交通方式之一。由于气候炎热潮湿,船只可能会遭受腐蚀和损坏,这可能会导致船只沉没或翻船,热带风暴和飓风等极端天气条件也可能导致船只受损和人员伤亡。此外,还会有罪犯选择在船只上进行违法犯罪行为。

第二节　热带环境对人体生理及心理的影响

人体的生理和心理经常受到当地气候、环境和社会文化的干扰,热带地区也不例外。尤其在强烈的紫外线和高温的环境下,人体可能会经历一系列的应激性或适应性改变。在极端情况下,热带环境可能会导致一系列健康问题,如中暑等热伤害疾病,以及加重心血管疾病、呼吸系统疾病和肾脏疾病等慢性疾病的症状。由于长期居住在热环境中,热带地区原住民也产生了热适应,这种适应不仅体现在他们的表型层面,也体现在基因型层面。从法医学实践的角度来看,法医学的检验目标决定了体表损伤是法医学检验的关键内容之一。因此,本节将专门介绍热带环境对体表的影响,同时也会分别介绍热带环境对人体各系统生理和心理过程的影响。

一、热带环境对体表的影响

热带环境的紫外线辐射强度较高,而皮肤作为全身最大、分布最广泛、最接近表面的器官,往往首先受到紫外线的影响。当人体皮肤长时间暴露在高强度紫外线下,曝光部位会出现界限分明的红斑,通常呈鲜红色。在严重的情况下,可能出现水疱、糜烂,并伴随明显的灼烧感或刺痛感,这些症状通常在 24 小时内达到高峰。随后,红斑颜色变暗、脱屑,可能会留下色素沉着。灼烧感或刺痛感会影响睡眠,轻度病例通常在 2~3 天内康复,重度病例则需要约 1 周时间恢复。部分患者可能伴有眼结膜充血、眼睑水肿。在严重的情况下,紫外线辐射可能导致全身症状,如发热、寒战、头痛、乏力、恶心和全身不适等,极端情况下甚至会导致休克。

长时间照射紫外线会导致皮肤内胶原蛋白和水分的过度流失,从而加速皮肤老化,并更容易形成皱纹。对经常在户外活动的人来说,如果皮肤长时间暴露在紫外线下,可能会导致体内 DNA 碱基配对的改变。在修复过程中,可能会出现碱基配对错误的情况,从而导致基因突变,诱发皮肤恶性细胞的增殖,最终引发皮肤癌。

紫外线辐射也会对皮肤黑色素的合成产生影响。长时间接受紫外线照射会使热带地区的非有色人种出现皮肤表面色素沉淀,从而出现晒斑、黄褐斑等。在进化过程中,为了适应紫外线的影响,热带地区有色人种的皮肤发生了一系列的改变,如皮肤常有干燥、鳞屑和灰质皮肤外观,显微镜下观察可见其角质细胞体积大、角质细胞密度大,另外,蛋白水解活性降低和脱屑率变慢。在显微镜下还可观察到他们的皮肤成纤维细胞数量众多、大且多核。这也从一定程度上解释了黑人及黑人后裔为何常有瘢痕疙瘩,并为相关的法医学临床鉴定提供了新的解释。

除热力作用外,真菌感染也是皮肤病常见且重要的发病原因。由于热带地区特有的环境和文化因素,这些感染的病原微生物和表现可能与工业化国家不同。例如,部分热带地区阳光充足,且持续的降雨导致湿度高,这种高温高湿的条件非常适合引起皮肤感染的真菌的生长,从而增加真菌感染的发病率。肉眼下,有些皮肤癣会表现出内科疾病(如糖尿病足)或类似外伤的表现,这也意味着当人体的皮肤出现伤口时,这些细菌会迅速繁殖,并产生更多的毒素;此外,热带地区的环境还可能削弱人体的屏障功能,使免疫力下降,若伤口未得到及时有效的处理,则可能会出现局部甚至全身感染。

二、热带环境对人体各代谢系统的影响

在热带环境中,人体的代谢情况会发生显著的变化,特别是在血流、心血管活动和消化系统等方面。这些变化与其他地区有所不同,下文将对此进行详细阐述。

(一)热带环境中人体血液的成分及分布特点

在热带环境中,人体血液的成分和分布会发生改变。首先,血液黏滞度会增加,这可能导致血管内凝血的风险升高,从而增加了脑血栓和冠状动脉血栓形成的风险。一项研究对 8 名健康的 18~25 岁青年的血液成分进行研究,发现他们在 41℃ 的空气中暴露 6 小时后,平均增加 9% 的血液中红细胞计数、24% 的血液黏度、18% 的血小板计数、14% 的血浆胆固醇含量。除了成分比例的改变外,热环境中的人体血液分布也有所不同,主要表现为皮肤血流量增加和内脏血流减少。

在热带地区,由于气温较高,人体为了维持体温平衡,与散热相关的生理活动会变

得特别活跃。体表皮肤末梢循环作为散热的主要机制之一,为了增加散热量,血管会处于扩张状态,增大局部血流量,加快流速。

内脏血流量减少的机制与血管阻力的增加有关,通常与内部温度的升高平行,最终可导致内脏血流量减少 20%~60%。热应激(heat stress)同样会增加肾血管阻力,导致平均肾血流量减少 15%~30%,由于内脏和肾脏血管收缩伴随热应激,加上皮肤血容量增加,会进一步减少内脏和肾脏区域的血容量。

热作用还会不同程度地降低脑血液灌注量。一方面,当体内温度增高时,会引起机体产生过度通气,进一步的过度通气会导致动脉二氧化碳分压(arterial partial pressure of carbon dioxide,$PaCO_2$)降低,而脑血管系统对 $PaCO_2$ 的变化非常敏感。另一方面,脑温升高导致交感神经活动增加,脑血流减少。另外,有学者提出热应激诱导的脑血管系统自动调节亦可导致机体自身的脑灌注减少,但这一观点未被广泛接受。

由于热带地区人体血流情况与其他地区的差异,其损伤发生后的出血程度、愈合过程同其他地区有所差异。同时,高温环境下的细菌便于繁殖,使热带地区损伤后的感染风险增加,也加重了人体损伤的后果。

(二)热带环境中人体心血管活动的生理特点

当人体被动地暴露在高温环境中时,心率会显著增快。研究发现,大约 40% 的心率增加可归因于心脏温度的升高,而剩余的 60% 则与自主神经系统活动有关。温度对心脏自身作用而提升心率的影响主要包括两个方面:一方面,温度直接影响心肌细胞和电信号的传导速度,表现为温度升高使窦房结和房室结细胞动作电位Ⅳ期斜率增加,动作电位持续时间缩短;另一方面,温度升高也会加快心肌间缝隙连接的传导速度,从而进一步缩短心脏动作电位的持续时间。

交感神经和副交感神经也会影响心肌细胞的活动以及脉冲在心脏中的传播。在热环境中,机体可被视为处于一种全身性的肾上腺素亢进状态:去甲肾上腺素能信号传导活动加强、循环儿茶酚胺含量增加。这种状态下,交感神经活动增强,副交感神经活动减弱,进而导致心率增加,但每搏输出量并未增加,而是维持在一个相对稳定的状态。然而,热应激还可能导致心脏前负荷降低,从而降低每搏输出量。同时,心脏的耗氧量也会增加,冠状动脉的供氧需求增加,可能诱发易感个体的心肌缺血。

与热导致的心血管疾病和死亡有关的可能病理生理机制包括过度的体温调节机制和全身炎症。当体温调节能力衰竭时,核心体温可能会急剧升高,进而引发全身炎症反应,导致内皮功能障碍和直接细胞毒性作用,最终引发急性冠脉综合征。

（三）热带环境中肾脏及水盐代谢特点

在高温环境中，人体的最大出汗率可能接近甚至超过 2L/h，这很容易导致脱水。由于汗液中含有大量的水分和无机盐，大量出汗会导致体内水分和无机盐的大量流失。当水分大量流失后，血液中电解质浓度会升高，血浆的钠含量会高于正常范围，这会导致细胞外液的渗透压明显升高，从而引发高渗性脱水。

细胞内脱水引起的高渗、低血容量状态会导致一连串的包括肾素-血管紧张素-醛固酮系统的激活和血管升压素（vasopressin, VP）释放在内的激素反应，以促进机体保留水的功能。体循环脉管系统中的压力感受器检测到血容量减少，会使肾交感神经活动和肾素分泌增加，产生血管紧张素Ⅱ。血管紧张素Ⅱ不仅可以激活肾脏相应的受体，通过刺激肾小管外侧细胞的钠钾泵和钠氢交换剂，增加钠重吸收，进而增加水的重吸收，还可以刺激肾上腺皮质的肾小球细胞分泌醛固酮，通过醛固酮作用于远曲小管和集合管中的盐皮质激素受体，增加 NaCl 重吸收和 K$^+$ 排泄，激活血管紧张素受体，收缩包括入球小动脉和出球小动脉在内的组织血管，降低肾小球有效滤过压，进而减少尿液的产生。此外，血管紧张素Ⅱ还通过激活受体来促进口渴感，使人体主动补充水分。

脱水会增加循环中的血管升压素，通过提高远曲小管和集合管上皮细胞对水的通透性，从而增加水的重吸收，浓缩尿液，减少尿量，因此 VP 也被认为是抗利尿激素。VP 还能通过增加髓袢升支粗段对 NaCl 的主动重吸收和内髓部集合管对尿素的通透性，增加髓质组织间液的溶质浓度，提高髓质组织间液的渗透浓度，促进尿液浓缩。但在生理状态下，VP 浓度较低，只有严重失血失液时，VP 浓度才会明显升高。

热带地区的高温环境可能导致慢性肾病、肾结石和尿路感染等疾病。慢性肾损伤的机制可能与体内温度升高、血液高渗状态激活多元醇-果糖激酶通路以及血管升压素对肾小管和肾小球的慢性损伤有关。此外，热和脱水的影响也会使尿液浓缩和酸化，导致尿液尿酸盐结晶并伴有肾小管损伤。

在热带地区的中心城市和高级别的医院，急性肾损伤的病因与非热带国家相似，主要是缺血、败血症和肾毒性病原体感染。但热带偏远地区急性肾损伤的病因呈现不同的趋势，在这些地区急性肾损伤通常由感染性腹泻或热带感染（45%~50%）、动物毒液或传统药物（15%~20%）、产科并发症（15%~25%）以及手术或创伤后原因（10%~15%）引起，既往研究将其归因于贫穷、营养不良、卫生基础设施短缺、预防性公共卫生系统不足和城市化失控。在对不同地区的死者进行死因分析时，应结合当地的具体情况。

（四）热带环境对人体消化系统的影响

在热环境中,人体肠道血流量会减少,造成胃肠道缺血,降低细胞活力和细胞壁通透性。由此产生的氧化和亚硝酸盐易损伤细胞膜,打开紧密的细胞间连接,这不仅可能损伤胃肠黏膜,增加胃肠道溃疡的可能性,还可能使内毒素和病原体进入体循环,使肝脏解毒功能受损,并带来炎症反应,甚至导致内毒素血症。对于已中暑的患者来说,这会加重其临床病情,甚至导致死亡。因此,法医学者在对怀疑中暑的死者进行死因分析时,应该考虑这一可能性。

除了热力对胃肠道的作用外,热带地区的其他因素也影响着居民和游客的消化系统功能。细菌的侵入和污染导致的肠道感染,是热带地区居民吸收不良最重要的原因。寄生虫感染和病毒感染也影响着热带地区居民的消化系统功能。因此,寻找并分析致病微生物,也是死因分析的一个方向。

部分热带地区居民的消化器官在结构上与温带地区居民存在着差异。例如,小肠黏膜的绒毛变短,隐窝变长,固有层淋巴细胞增多,这可能导致人体对脂肪、维生素和木糖的吸收不良。因此,在对该类死者进行显微形态学分析时,应注意分辨其消化器官结构的变化是自身特异性还是由疾病本身引起。

（五）热带环境中特殊人群的生理特点

老年人、儿童、孕妇、肥胖人群以及一些疾病患者由于其生理结构和生理状态的不同,在热带环境中受到的影响也不同,因此在法医学实践中需要对这些特殊人群进行特别考虑。

老年人的生理耐热能力通常较弱,这主要由于体温调节能力随着年龄的增长而减退。此外,老年人在面对热带环境时,汗腺排汗能力减弱、流向皮肤的血流量减少、心输出量增加较小以及内脏和肾脏循环的血液再分布减少,这些因素使得他们在高温环境中的死亡风险显著高于青壮年人。

儿童由于其活动性强,喜欢户外活动,与成人相比,他们的体表面积与质量比更大,使得环境和身体之间的温度更容易转移。儿童的心率、代谢率较高,体温及水盐调节不如成人,这使他们更容易受到极端温度的影响,出现肾脏疾病、发热和电解质紊乱。

在妊娠期间,孕妇的体温调节能力会降低,对热相关的不良健康影响的易感性也会增加。这主要由于正常的生理变化,如激素敏感性和循环及血容量变化,以及较高的脂肪沉积。孕妇暴露于高温环境下,会导致母体核心体温升高,脉搏加快,子宫收缩,还可以引起胎心心率过快。体温过高还可能导致增殖细胞死亡或细胞凋亡,以及破坏胚胎发生和器官发生的正常过程,这期间产生的过量活性氧和高浓度的血清热休克蛋白会增加妊娠并发症和异常分娩的风险。此外,怀孕会增加血容量,也提高了孕妇对水分的需求,使其更容易发生脱水。如果孕妇出现脱水,与热暴露相结合可引发早产宫缩,并改变流向胎盘的血流,可能导致更严重的并发症,如胎盘早剥和胎儿生长受限。热量还会刺激血管升压素和催产素的分泌,进而引发子宫活动。在法医学实践中,除考虑自身的遗传、疾病以及外力作用外,还应结合孕妇所处环境来判断孕妇子痫、死胎、流产等的原因。

对于肥胖人群,肥胖会增加热量生成、体表面积与体重的比例,从而干扰机体的散热过程。此外,肥胖人群经常伴有代谢障碍,导致在高温环境下更容易出现心血管疾病和糖尿病等并发症。超重和肥胖成人发生热休克的死亡风险可为正常体重人群的3.5倍。

热环境对某些疾病患者也有负面影响,如心力衰竭患者和糖尿病患者。在高温环境下,皮肤血管扩张,全身血管阻力降低。然而,对于心力衰竭患者,由于血流动力学受损和心脏储备有限,在热应激期间可能无法维持血压或充分扩张皮肤进行体温调节,增加与热相关伤害的风险。糖尿病患者可能比非糖尿病患者更容易患上与热相关的疾病和死亡,这可能与热影响血糖稳态的维持、胰岛素的吸收及脱水导致的电解质紊乱有关。此外,糖尿病患者的神经病变可能损害出汗反应,增加高热的风险。

在热作用下,药物使用也可能增加患某些疾病的风险。这可能涉及药物导致的利尿和电解质失衡、镇静和认知障碍、体温调节改变、口渴识别能力降低、汗液产生减少、低血压和心输出量减少。具体而言,药物可能改变下丘脑设定的温度,妨碍体温感受器的功能,损害产热和胆碱能系统的功效,影响汗液产生或限制皮肤血管扩张,限制热量的散发。例如,三环类抗抑郁药具有强效的抗胆碱能作用,会导致体温调节失常;选择性5-羟色胺再摄取抑制药会降低患者的警觉性、判断力和温度感知能力。如果患者同时使用多种药物,热作用诱发疾病的风险将显著增加。在这种情况下,即使摄入的药物剂量在正常范围内,药物的影响也可能对人体产生损害,甚至导致死亡。

值得注意的是,随着现代科技的发展,空调等制冷设备的出现使部分热带地区的居民能够直接改善其居住环境的舒适度,以应对气温变化。然而,长时间暴露在空调营造的凉爽环境中可能会削弱人体对高温的适应能力。当这些居民再次进入较热的环境时,他们对热的反应和感受可能比长期处于自然环境中的居民更强烈、更不舒服。这可能是因为后者在温度上升时皮肤温度改变更快、出汗更多、热休克蛋白 70（heat shock protein 70，HSP70）表达更多。仅将室外环境的情况与法医学问题结合，可能会导致分析结果不全面。

三、热带环境对人体心理活动的影响

高温环境同样会对人的精神和心理层面产生影响。研究证明，在高温环境下，大约 16% 的人群可能出现情绪和行为的异常，特别是中老年人，这种情况被称为"夏季情感障碍"。这种情况与气温、出汗、睡眠时间和饮食不足等因素有密切关系。当环境温度超过 30℃，日照时间（insolation duration）超过 12 小时，湿度大于 80% 时，气象因素对下丘脑情绪调节中枢的影响会显著增加，情感障碍的发生也会明显增多。此外，出汗等因素导致人体内电解质代谢障碍，影响大脑活动，从而产生情绪和行为方面的异常。

高温环境会影响大脑中神经递质血清素和多巴胺的水平和平衡，这些神经递质在情绪、认知功能和复杂任务表现中发挥作用。当高温持续数天或数周时，大脑对个人的生理和行为的调节可能会受到挑战，人可能出现烦躁、自我控制能力下降、冲动、易怒、耐性下降、急躁等变化。

高温环境还会导致神经炎症，并导致精神障碍，如抑郁症和认知障碍。有动物研究表明，在热应激下大脑海马体中出现了显著的神经炎症反应和神经元细胞死亡，大脑下丘脑区域的神经炎症也有出现。单次体温过高也可导致短期神经功能障碍，在某些情况下可能会对注意力、记忆力或人格产生长期影响。大脑中的这些固有变化可能会降低人们对环境的认知意识，以及进行适应性行为的能力，这反过来又导致人体更容易受到热应激的影响，故患有精神疾病或神经系统疾病的人可能更容易受到高温的影响。

此外，夜间高温可能会导致睡眠障碍和睡眠剥夺，老年人更容易出现这种情况。睡眠不足不仅会增加烦躁、沮丧等负面情绪，还与几乎所有精神疾病（即痴呆、情感障碍、成瘾、精神分裂症等）的发生有关。

总的来说，与温带地区相比，热带地区的高温环境因素可能会导致不良的精神心理状态，促使药物滥用和饮酒等危险行为的发生，也会增加人体损伤事件的发生风险，如暴力和自杀。在进行法医学鉴定时，这可以作为考虑因素之一。当然，人的行为受文化背景、宗教信仰、个人成长史和是非观、价值观等多种复杂因素的影响，是综合因素共同作用的结果，不能只考虑热带环境而忽视其他因素的作用。

四、热带居民对热带环境的长期适应

短期访问热带地区的游客更容易呈现出与热带环境相关的生理特征,这主要是因为长期生活在热带环境中的人体对热带环境的热作用产生了一定程度的适应,即热适应(heat adaptation)。热适应是指人在热带环境中生活、工作一段时间后,对热负荷产生适应能力的过程。为了实现热适应,机体需要进行一系列生理调整,如降低皮肤温度敏感性、改变出汗时间和部位以及调整体温等。

当感受器接收到刺激物的刺激时,会产生兴奋。这种兴奋会以神经冲动的形式沿着传入神经向中枢传递。中枢神经系统会对这些传入的信息进行整合处理,然后向效应器发出信号,从而引起相应的活动。温度感受器主要分布于皮肤和黏膜,持续接受热刺激后,皮肤和黏膜对热刺激的反应性降低,即出现了热适应。这种适应可表现为皮肤热敏感性的变化。皮肤热敏感性的变化可能由皮肤热感受器结构和功能的改变引起,例如,皮肤中冷觉与温觉感受器的数量变化、神经传递速度的变化,以及单个冷反应单位的最大放电活动降低。

热带原住民经过长期的热适应过程,拥有了更有效的体温调节系统。由于皮肤温度较高,热带原住民可通过干辐射和对流来进行更大的热交换,而较少依赖汗液的产生和蒸发来控制温度。研究表明,热带原住民的直肠温度更高,且出汗温度和耐热性阈值可能高于温带原住民,这可能在潴留水分方面具有重要意义。与温带原住民相比,热带原住民的出汗程度和汗液盐浓度更低。汗腺导管会对汗液进行重吸收,汗腺管腔对NaCl的重吸收主要是通过基底侧的钠泵对钠离子的主动转运,且受出汗率的影响很大,由于导管重吸收的能力有限,并且从重吸收逸出的电解质的量随着导管中汗液流量的增加而增加。热适应后,汗腺重吸收钠离子的能力增强,这可能是由于肾上腺皮质激素分泌增加和对醛固酮的反应性改变。此外,还有人认为,当汗液分布均匀时,会有更大面积的体表变得湿润,从而在炎热潮湿的环境中为蒸发汗液流失提供优势,热带原住民出汗的均匀分布很可能是由于机体对炎热潮湿环境的适应。

另外,还有一种观点认为,人类起源于热带或亚热带,人体最初就适应了热带的气候。不同温度带的人类群体间之所以会出现生理差异,是因为迁徙至温带和寒带的人类通过进化,让机体逐渐能适应较冷的气候。

热适应者对热的耐受能力增强,可以有效地防止中暑发生。但人体热适应有一定限度,如超出适应能力限度,仍可引起生理功能紊乱,严重者发生中暑。中暑在经济社会发展落后的热带地区屡见不鲜,这也是热带医学、热带法医学工作的重要内容。

除上述在温觉调控、体温调节等方面的适应外,在长期的自然选择和进化过程中,生活在赤道附近的人,由于强烈的光照和高气温,他们的体貌特征也出现了适应。这些人大多是黑色人种,除了前文所说的皮肤特点,黑色人种的其他体貌特征也有助于抵御酷热气候。例如,他们的脖子短、体型前屈、头型前后长、鼻子较阔,这些特点有助于散发体内的热量,维持体温平衡。黑色人种的头发也通常为卷发,这也有助于降低头部温度。黑色人种的手掌和脚掌汗腺比白种人和黄种人更为发达,这意味着在相同的条件下,他们能够更有效地通过排汗散热,进一步调节体温,适应炎热的气候环境。

在肉眼看不见的层面,热带环境中人体基因型也因其特殊的环境发展出了一些特征。热带地区的部分生活条件和生活方式会对当地居民的基因产生影响,而某些基因型相对于其他基因型具有更高的适应度,从而在人群中逐渐增加其频率。这种选择作用可以促进有利基因的累积,使这类人群适应性的增强,同时这也增加了其遗传多样性。此外,当气候条件发生变化时,还可能会引发大规模的迁移,这些迁移可能跨越山脉、河流、沙漠等地理障碍。这种大规模的迁移可能会导致不同地区人类族群之间的基因混合,改变群体基因结构。

第三节   热带特殊条件对法医学实践的影响

在热带环境中,人体的生理和病理变化及环境对生物检材的影响以及热带生物的特性,都会对热带地区的法医学鉴定工作产生独特的影响。同时,热带地区的经济发展速度、社会生活水平、文明类型和群体相对开放程度与其他地区有所不同,也会对法医学工作的开展产生影响。因此,无论是现场勘查(scene investigation)、证据采集,还是对尸体和活体的直接检查,或是实验室的相关理化分析、利用动植物和微生物协助鉴定等过程,都会受到热带特殊环境和人文活动的影响。本节将简要概述这些特殊影响,具体内容详见后续相应章节。

一、热带特殊条件对尸体检验的影响

在法医学尸体检验中,环境因素对尸体现象的影响巨大。在热带地区,由于自然环境温度较高、光照充足,这些因素对死亡时间和损伤时间的准确推断产生了显著影响。高温和高湿环境会加速尸体腐败(putrefaction)的速度,同时湿度还会促进微生物和嗜尸性昆虫的生长发育,进一步加速尸体腐败进程,从而影响死亡原因(cause of death)和致伤方式的推断准确性。

在热带地区的法医学实践中,腐败尸体的现象常见,因此如何在尸体腐败的情况下通过法医学检验获取更多的信息,成为热带地区法医学实践的重要课题。腐败会通过掩盖创口、改变创口、新造创口等形式破坏损伤,从而增加法医学实践中损伤的诊断难度。因此,在热带地区特有的生活习惯和自然条件下,会发生一些特殊的死后变化表现,值得研究者在热带法医学实践中高度关注。

在热带地区,生前损伤和死后损伤的表现与其他地区有很大的不同。生前损伤通常会表现出更加明显的临床症状和体征,而死后损伤则可能因为尸体腐败等因素而难以被发现。热带某些地区特有的丧葬习俗、对尸体的处理方式不仅会影响死后变化的进程,还会对尸体造成人为的破坏。因此,法医工作者必须尽可能地了解当地居民的生活方式和风俗习惯,充分考虑相关因素,防止误判的发生。

二、热带特殊条件对活体检验的影响

热带地区的气候和人文、社会环境与其他地区不同,也导致了一系列不同于其他地区的法医学损伤案件。以最常见的机械性损伤为例,从致伤物种类、损伤表现和愈合特点等多个方面,都存在程度不等的差异。

热带地区特有的动植物和农具渔具等物品,会成为很多案件中的致伤物,它们形成的损伤具有特殊的损伤特征和表现,通常为热带地区特有或少见于其他地区。因此,热带地区致伤物推断过程中必须充分考虑到这些影响因素,以便得出可靠、可信的符合真实情况的鉴定意见,避免误判、漏判。

此外,热带地区天气炎热,人们常年穿着单薄,缺乏较厚衣服的衬垫和缓冲作用,因此损伤往往更为严重;热带地区较高的气温也使人体表皮肤血管末梢处于扩张状态,以便于体表散热,这种现象使得同样程度的损伤在热带地区体表损伤的出血程度要比寒带地区严重。同时,高温环境下的细菌更易于繁殖,使得热带地区损伤后的感染风险增加,也加重了人体损伤的后果。因此,在热带地区进行法医学鉴定时,需要考虑这些特殊因素,以更准确地判断损伤的性质和程度。

三、热带特殊条件对生物性检材的影响

热带地区的高温环境会导致生物检材的降解速度加快,因此如何防止和减少腐败降解,以及如何从已腐败降解检材中获取更多包括 DNA 在内的信息,成为热带地区法医学实践中的重要问题。此外,热带地区的特殊生活习惯可能会产生一些与法医物证中常见的血液斑痕类似的物质,如槟榔斑等,需要特别注意并进行鉴别。在案件侦破中,有时还需要对现场中热带地区常见的嗜血性蚊虫等特殊检材进行提取和检验。

热带地区的地理环境、气候因素和生活条件对当地人群基因组的影响程度不同,导致其法医学检测基因座的遗传多态性、基因型和表现型与其他地区有所不同。在对热带地区检材中提取到的 DNA 进行分析时,也存在和其他地区不一样的问题。从直观上来看,热带地区的人群在体型体格、发育遗传、相貌特征等方面存在不同于其他地区人群的特征,因此遗传标记的选择必须考虑热带地区人群的特殊性,必须对当地人群的相关信息进行研究和总结。

为了应对这些挑战,法医学领域需要不断探索新的技术和方法,以提高鉴定结果的准确性和可靠性。例如,可以采用更高效的 DNA 提取技术来处理降解的生物检材;通过对比分析不同地区人群的遗传特征,选择更适合热带地区人群的遗传标记;利用新一代测序技术和遗传标记的应用来处理腐败降解检材等。

四、热带特殊条件对利用生物证据解决法医学问题的影响

近年来,生命科学的迅速全面发展推动了动植物在法医学实践中的应用,而热带地区丰富的动植物资源为解决相关法医学问题提供了新的解决方案和思路。

例如,现场发现的不同地区和种类的植物可能有助于确定犯罪嫌疑人或揭示犯罪行为的地点。某些植物品种具有特定的生长习性和地理分布范围,可以为侦查人员提供线索。例如,硅藻和花粉常被用于推测死者的死亡地点(location of death)和死后的移动轨迹。热带地区物种丰富且植物生长繁殖速度快,为法医提供了更多的植物证据选择。

另外,昆虫的生长发育规律与其所处的环境密切相关,不同的气候和地理环境有不同的昆虫种类和独特的生长发育规律。同一种昆虫在不同环境下的生长发育规律也有所不同。热带地区的气候和地理环境独特且拥有丰富的昆虫种类。然而,目前世

界上主流的法医昆虫学知识主要建立在温带基础上。因此,研究热带气候下嗜尸性昆虫的种类和生长发育特点,对推断该环境下尸体的死亡时间、地点和原因等具有重要意义。

微生物在不同地域人群中存在差异,这可能与其所处的地理位置、工业化程度和生活习惯有关。在法医学实践中,可以利用这些差异进行死者同一认定。同一个体的不同部位,微生物种群分布也不同,这对于生物检材的溯源也有帮助。人体死亡后,微生物在尸体上的演替还有望用于推测死亡时间。

五、热带特殊条件对解决法医毒物相关问题的影响

热带地区(沙漠地区除外)的气候特征以高温和高湿度为主,这种环境为动植物的生长和繁殖提供了有利条件。因此,有毒动植物的种类和数量在热带地区逐渐增多,导致热带地区毒物中毒事件的发生频率高于温带和寒带地区。热带地区常见的动植物引起的中毒表现与其他地区的差异也更为显著。

然而,这些有毒动植物并未被纳入常规毒物药物的筛查范围,而且随着高科技高智商犯罪的增多,利用非常规毒物进行投毒和毒品制作也增加了法医毒物分析检测的难度,对热带法医学实践中毒、药物的检验提出了更高要求。此外,热带地区的尸体腐败发生早且迅速,毒、药物成分在生物组织检材中的降解减少,也加大了热带地区法医毒物分析的难度。近年来,全球科技大发展伴随着交通运输便捷性和效率的提升,使得犯罪分子可以扩展投毒地区,因此,热带法医毒理学的研究和应用面临着巨大的挑战。

此外,热带地区的气候特点还可以影响人体代谢过程,增加毒物对机体的伤害。在非热带沙漠气候区的热带地区,高温高湿的环境特点还可以通过促进毒物分解、挥发和提高毒物毒性,增加中毒的风险,特别是对于某些化学性毒物而言。某些干旱的热带地区,由于干旱对地质的影响,还会出现局部地区重金属的沉积,造成当地居民的重金属中毒事件,在法医学实践中应当予以重视,防止遗漏。

六、热带特殊条件对法医现场勘查的影响

热带地区的生物多样性丰富。在寻找致伤物和生物检材时,繁茂的植被覆盖和动物活动可能会对现场勘查产生影响。不同种类的动植物可能对痕迹和物证的发现、提

取和保存产生影响。部分热带地区的土壤和地质条件独特,如沼泽、沙土、岩石等。这些土壤和地质条件可能影响损伤和死亡发生过程中各客体的活动轨迹和状态。因此需要具备相关方面知识的勘查人员进行分析和提取。

热带地区还经常发生自然灾害事故,而自然灾害往往会对事故现场的证据产生破坏性的影响。例如,洪水、飓风等灾害可能导致现场的建筑物、道路和其他结构遭到破坏,使得勘查人员难以找到完整的证据。此外,灾害还可能导致物证被淹没、覆盖或丢失,使得勘查工作更加困难。自然灾害发生后,事故现场的安全风险可能增加。损坏的建筑物和道路可能存在坍塌、滑坡等危险,使得勘查人员面临更高的安全风险。

热带地区还存在着一部分传染病疫区,勘查人员在与受污染的环境、物品或人群接触时,容易受到病原微生物的感染。在勘查过程中,如果存在传染病病原体,还可能会对证据收集和保存造成困难。

七、热带特殊条件对法医学工作程序的影响

热带地区的社会因素,如文化背景和宗教信仰等,可能对人群在事件中的行为模式产生影响,这需要法医学实践工作全面关注。在某些案件中,需要在这些背景因素下进行思考和推断,才能获得正确的判断。例如,在面对死亡时,某些热带地区的文化可能更推崇"死者为大"和"尽快入土为安"等观念,而不关注死亡原因,早早按照习俗对尸体进行处置,这可能让法医学失去最佳检验时间甚至失去检验条件。在某些闭塞的村落,居民还会避免谈及死亡相关话题,对死亡讳莫如深,因此案情调查困难重重。同时,宗教信仰可能影响人们的死亡观念和尸体处理方式,这也可能给法医学鉴定带来一定的困难和挑战。

在涉及犯罪的鉴定中,鉴定程序的启动和执行也会受到当地文化和风俗的影响。例如,某些文化背景下的人们可能对暴力犯罪和性侵犯等行为有不同的看法和态度,这可能影响法医学鉴定中的证据收集和判断。在进行鉴定工作前,了解当地的文化和宗教信仰,可有效避免在证据收集和分析中产生误解和文化冲突,以及确保鉴定工作的准确性和可靠性。

总的来说,与温带地区相比,热带地区的高温环境因素可能从不同程度上影响人的行为和思维方式,进而对热带地区法医学工作开展产生不同影响。

第四节 热带地区案例分析

　　热带地区的法医学实践受到多种因素的影响,有些因素甚至是热带地区所独有的。因此,在热带地区的法医学实践中,应该时刻关注并分析可能影响检验结果的相关特殊因素。如果对热带法医学实践面临问题的特殊性认识不足,未能重视这些因素,按照常规的法医学方法进行检验,可能会得到偏离实际情况的检验结果。本节分享一例因热带植物覆盖于尸体表面,而表现出不一样的死后变化的案例。

一、案情简介

　　某年 10 月 7 日 11 时许,一村民路过位于海南省的某村偏僻池塘时,发现长满水上浮游植物绿藻的池塘水面上有一处与其他地方不同,靠近观察发现池塘水面上有一具浮尸,尸体表面被浮游植物完全覆盖,随即报警。

二、现场勘查

　　池塘水体表面漂浮大量绿色藻类。尸体位于鱼塘东南角,距离鱼塘东、南岸分别为2.3m、1.2m。尸体呈俯卧位,尸体背面覆盖大量绿色藻类植物(图 1-2)。余无特殊发现。

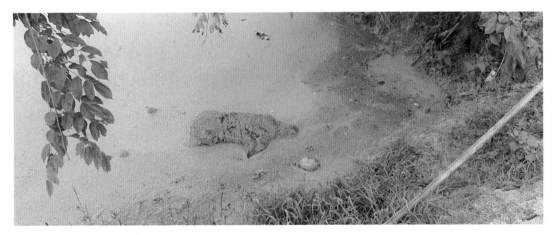

图 1-2　尸体发现时的原始状态

三、法医学检验主要发现

于尸体打捞出后的次日进行尸体解剖检验。

（一）尸表检验

复阅打捞出来时的照片,可见死者上身着红色棉质有领短袖,下身着米白色化学纤维长裤,未穿鞋袜,未戴手套;尸体呈不均匀腐败现象,腐败主要发生于四肢末端及面部衣物未遮盖部位,躯干及四肢近端皮肤表面未见明显腐败现象;头面部、颈部和上胸部呈暗红色,舌膨大明显突出并紧塞于齿列之间。

尸体检验见尸体腐败明显,呈巨人观,四肢呈屈曲状(类拳斗姿势),尸僵(rigor mortis)已缓解,全身皮肤表面呈现不均匀腐败现象,大部分区域皮肤呈污黑色,其间部分皮肤腐败不明显。头面部、颈部和上胸部呈明显污红黑色改变,舌膨大突出于口腔外;双手皮肤部分呈脱套样改变。余体表检验未发现确切的损伤,全身未触及骨折征。

（二）尸体解剖

颈部皮下及肌肉未见明确出血,喉头及气管内无异物,喉头轻度水肿,未检见舌骨及甲状软骨骨折。颅腔、胸腔及腹腔见少量混浊暗褐色腐败液。

（三）内脏器官大体及组织病理学检验

全身各器官组织腐败、自溶显著,以脑组织及双肾、胰腺最为明显,呈液化状。余诸器官均呈污黑色,质软。双肺水肿,增重明显,右肺900g,左肺800g,左右支气管内可见绿色片状植物,和现场水中漂浮绿藻一致。胃内少量液体,见少量与现场水中浮游藻类一致的绿色片叶状物,十二指肠内空虚。余器官组织呈腐败状,未检见异常。

（四）实验室辅助检查

1. 硅藻检验　尸检时取死者肺、肝、肾组织进行硅藻检验,均检出同现场水样类似的椭圆形及梭形硅藻。

2. 毒物检验　取死者肝脏组织进行常规毒药物检验,未检出常见毒药物成分。

3. DNA检验　取死者肋软骨进行DNA检验,成功获得死者DNA信息数据。

四、案情调查

根据调查,死者居住于池塘边废弃的、长期无人居住的棚房中已有很长一段时间,其死亡时间无法确定。

五、案例的热带特殊性分析

热带地区的植被丰富多样,水中、陆地或者架空的尸体周边的植物都可能不同程度地影响尸体现象的发生。

本例的特殊性在于,由于热带地区水中浮游植物生长迅速,尸体表面覆盖了一层绿色植物。这种绿色植物的自我温度调节机制以及对尸体表面阳光的遮挡作用,不仅会影响尸体从外界获取热量的能力,还会影响其皮肤表面微生物和昆虫的生长,进而对尸体的死后变化产生影响。基于此,本例中的尸体一半处于水中,一半被绿色植物覆盖,显著延缓了尸体腐败的过程。因此,在发现尸体时,体表的腐败表现并不严重。然而,当尸体出水后,仅一日就出现了高度腐败的现象,这进一步证实了绿色植被对尸体腐败过程的减缓作用。因此,在这种情况下,如果仅通过尸体的变化现象来判断死亡时间,很可能会出现显著的偏差。

（邓建强　胡丙杰　罗斌　王起　徐静涛　赵枢泉　马一新　左旭含）

参 考 文 献

［1］丛斌.法医病理学［M］.5版.北京:人民卫生出版社,2016.

［2］贺联印.热带医学［M］.2版.北京:人民卫生出版社,2004.

［3］王保捷,侯一平.法医学［M］.7版.北京:人民卫生出版社,2018.

［4］王庭槐.生理学［M］.9版.北京:人民卫生出版社,2018.

［5］王建枝.病理生理学［M］.9版.北京:人民卫生出版社,2018.

［6］周元平,侯金林.热带病学［M］.北京:人民卫生出版社,2013.

［7］张国威 . 拉丁美洲地区毒品政策研究［D］. 北京：中国人民公安大学，2019.

［8］TYLER C J, REEVE T, HODGES G J, et al. The effects of heat adaptation on physiology, perception and exercise performance in the heat：a meta-analysis［J］. Sports Med, 2016, 46（11）: 1699-1724.

［9］TAYLOR N A S, NOTLEY S R, LINDINGER M I. Heat adaptation in humans：the significance of controlled and regulated variables for experimental design and interpretation［J］. Eur J Appl Physiol, 2020, 120（12）: 2583-2595.

［10］NAVA R, ZUHL M N. Heat acclimation-induced intracellular HSP70 in humans：a meta-analysis ［J］. Cell Stress Chaperones, 2020, 25（1）: 35-45.

［11］PARSONS I T, SNAPE D, O'HARA J, et al. Echocardiographic changes following active heat acclimation［J］. Journal of Thermal Biology, 2020, 93: 102705.

［12］MOSS J N, BAYNE F M, CASTELLI F, et al. Short-term isothermic heat acclimation elicits beneficial adaptations but medium-term elicits a more complete adaptation［J］. Eur J Appl Physiol, 2020, 120（1）: 243-254.

［13］IWUALA C, TAYLOR S C. Structural and functional differences in skin of colour［J］. Clin Exp Dermatol, 2022, 47（2）: 247-250.

［14］RITTIÉ L, FISHER G J. Natural and sun-induced aging of human skin［J］. Cold Spring Harb Perspect Med, 2015, 5（1）: a015370.

［15］SKLAR L R, ALMUTAWA F, LIM H W, et al. Effects of ultraviolet radiation, visible light, and infrared radiation on erythema and pigmentation：a review［J］. Photochem Photobiol Sci, 2013, 12（1）: 54-64.

［16］ADEGBOYE O, FIELD M A, KUPZ A, et al. Natural-product-based solutions for tropical infectious diseases［J］. Clin Microbiol Rev, 2021, 34（4）: e0034820.

［17］CORRÊA MDE P. Solar ultraviolet radiation：properties, characteristics and amounts observed in Brazil and South America［J］. An Bras Dermatol, 2015, 90（3）: 297-313.

［18］CRAMER M N, GAGNON D, LAITANO O, et al. Human temperature regulation under heat stress in health, disease, and injury［J］. Physiol Rev, 2022, 102（4）: 1907-1989.

［19］TAYLOR N A. Human heat adaptation［J］. Compr Physiol, 2014, 4（1）: 325-365.

［20］PÉRIARD J D, TRAVERS G J S, RACINAIS S, et al. Cardiovascular adaptations supporting human exercise-heat acclimation［J］. Auton Neurosci, 2016, 196: 52-62.

［21］LIM C L. Fundamental concepts of human thermoregulation and adaptation to heat：a review in the context of global warming[J]. Int J Environ Res Public Health, 2020, 17(21): 7795.

[22] BOECKMANN M, ROHN I. Is planned adaptation to heat reducing heat-related mortality and illness? A systematic review[J]. BMC Public Health, 2014, 14: 1112.

[23] ARIFWIDODO S D, CHANDRASIRI O. Urban heat stress and human health in Bangkok, Thailand[J]. Environ Res, 2020, 185: 109398.

[24] NAVAS-MARTÍN M Á, LÓPEZ-BUENO J A, ASCASO-SÁNCHEZ M S, et al. Heat adaptation among the elderly in Spain(1983-2018)[J]. Int J Environ Res Public Health, 2023, 20(2): 1314.

[25] NOTLEY S R, TAYLOR E A, OHNISHI N, et al. Cutaneous vasomotor adaptation following repeated, isothermal heat exposures: evidence of adaptation specificity[J]. Appl Physiol Nutr Metab, 2018, 43(4): 415-418.

[26] HANNA E G, TAIT P W. Limitations to thermoregulation and acclimatization challenge human adaptation to global warming[J]. Int J Environ Res Public Health, 2015, 12(7): 8034-8074.

[27] SOBOLEWSKI A, MŁYNARCZYK M, KONARSKA M, et al. The influence of air humidity on human heat stress in a hot environment[J]. Int J Occup Saf Ergon, 2021, 27(1): 226-236.

[28] HEATHCOTE S L, HASSMÉN P, ZHOU S, et al. Passive heating: reviewing practical heat acclimation strategies for endurance athletes[J]. Front Physiol, 2018, 9: 1851.

[29] TOCHIHARA Y, WAKABAYASHI H, LEE J Y, et al. How humans adapt to hot climates learned from the recent research on tropical indigenes[J]. J Physiol Anthropol, 2022, 41(1): 27.

[30] NOTLEY S R, MEADE R D, AKERMAN A P, et al. Evidence for age-related differences in heat acclimatisation responsiveness[J]. Exp Physiol, 2020, 105(9): 1491-1499.

[31] ADNAN M S G, DEWAN A, BOTJE D, et al. Vulnerability of Australia to heatwaves: a systematic review on influencing factors, impacts, and mitigation options[J]. Environ Res, 2022, 213: 113703.

[32] LEE J B, KIM J H, MUROTA H. Perspiration functions in different ethnic, age, and sex populations: modification of sudomotor function[J]. Curr Probl Dermatol, 2016, 51: 109-119.

[33] SCHANZ M, KIMMEL M, BÜCHELE G, et al. Gender-specific differences of renal heat tolerance in older adults during heat waves[J]. Gerontology, 2022, 68(9): 1018-1026.

[34] XU Z, HU X, TONG S, et al. Heat and risk of acute kidney injury: an hourly-level case-crossover study in Queensland, Australia[J]. Environ Res, 2020, 182: 109058.

[35] CHAPMAN C L, JOHNSON B D, PARKER M D, et al. Kidney physiology and pathophysiology

during heat stress and the modification by exercise, dehydration, heat acclimation and aging［J］. Temperature (Austin), 2020, 8 (2): 108-159.

［36］TRACHSEL L D, BARRY H, GRAVEL H, et al. Cardiac function during heat stress: impact of short-term passive heat acclimation［J］. Am J Physiol Heart Circ Physiol, 2020, 319 (4): H753-H764.

［37］RACINAIS S, WILSON M G, PÉRIARD J D. Passive heat acclimation improves skeletal muscle contractility in humans［J］. Am J Physiol Regul Integr Comp Physiol, 2017, 312 (1): R101-R107.

［38］RAMAKRISHNA B S, VENKATARAMAN S, MUKHOPADHYA A. Tropical malabsorption［J］. Postgrad Med J, 2006, 82 (974): 779-787.

［39］SHIBENDUGHOSH C V, Yusuf S A. Malabsorption spectrums in India［J］. J Assoc Physicians India, 2022, 70 (4): 11-12.

［40］BALMAIN B N, SABAPATHY S, JAY O, et al. Heart failure and thermoregulatory control: can patients with heart failure handle the heat［J］. J Card Fail, 2017, 23 (8): 621-627.

［41］BAHARAV Y, NICHOLS L, WAHAL A, et al. The impact of extreme heat exposure on pregnant people and neonates: a state of the science review［J］. J Midwifery Women's Health, 2023, 68 (3): 324-332.

［42］KUEHN L, MCCORMICK S. Heat exposure and maternal health in the face of climate change［J］. Int J Environ Res Public Health, 2017, 14 (8): 853.

［43］REN M, ZHANG C, DI J, et al. Exploration of the preterm birth risk-related heat event thresholds for pregnant women: a population-based cohort study in China［J］. Lancet Reg Health West Pac, 2023, 37: 100785.

［44］SAMUELS L, NAKSTAD B, ROOS N, et al. Physiological mechanisms of the impact of heat during pregnancy and the clinical implications: review of the evidence from an expert group meeting［J］. Int J Biometeorol, 2022, 66 (8): 1505-1513.

［45］HE S, KOSATSKY T, SMARGIASSI A, et al. Heat and pregnancy-related emergencies: risk of placental abruption during hot weather［J］. Environ Int, 2018, 111: 295-300.

［46］CAROLAN-OLAH M, FRANKOWSKA D. High environmental temperature and preterm birth: a review of the evidence［J］. Midwifery, 2014, 30 (1): 50-59.

［47］NYADANU S D, TESSEMA G A, MULLINS B, et al. Prenatal exposure to long-term heat stress and stillbirth in Ghana: a within-space time-series analysis［J］. Environ Res, 2023, 222:

115385.

[48] CHERSICH M F, PHAM M D, AREAL A. Associations between high temperatures in pregnancy and risk of preterm birth, low birth weight, and stillbirths: systematic review and meta-analysis [J]. BMJ, 2020, 371: m3811.

[49] DAYRIT J F, SUGIHARTO A, COATES S J, et al. Climate change, human migration, and skin disease: is there a link [J]. Int J Dermatol, 2022, 61 (2): 127-138.

第二章　热带地区尸体组织的死后变化

热带地区特殊的自然地理、人文风俗和社会环境,使得人的死后变化和其他地区存在很大不同,属于热带法医学最具特色的内容之一。

第一节　影响死后变化的气候与环境因素

死后变化(postmortem change)是指人死后受内外环境的物理、化学以及生物学等多因素影响及其共同作用引起尸体组织发生的一系列变化。尸体表面和内脏组织的死后变化所呈现的可视性征象和可测性变化,称为尸体现象(postmortem phenomena)。一般情况下,死后变化的发生、发展有一定的时序性规律,但因尸体内外环境影响因素多,加上人为因素的影响,而出现不同程度的加速、减慢或暂时停止变化,甚至出现一些特殊的死后变化情况,如尸体自身因素(年龄、性别、体型、疾病、外伤、死因和尸体姿态体位等)、尸体所处的室内外环境因素(温湿度、日晒、阴雨、水浸以及衣着和覆盖物等)、人为因素(冷藏或冷冻、停尸载体等)。因此,这些不同影响因素的不同组合,特别是在较强烈的尸体内外环境因素及其相互作用下,死后变化具有明显的气候地域特异性,如热带、温带、寒带以及干旱的沙漠地带等。

气候上,热带地区相较于温带地区等其他地区,不仅具有相对直射的强烈日光照射及高温、雨水多的闷热高湿等特点,还有气候晴雨多变,以及与气候相应的果蔬食物及饮食风俗习惯相关的人体微生物、嗜尸性昆虫种群等特殊性。此外,热带不同区域之间的环境差异较大,如热带季风气候地区的强降雨、热带沙漠地区的干旱、热带雨林地区植被繁茂和热带草原地区植被稀疏等,均呈现出不同甚至完全相反的地域特点。特殊的外界环境对于死后变化影响各不相同,但其发生、发展亦有一定的规律。因此,全面、系统地研究热带地区的死后变化规律,对于热带地区法医学科研、教学及司法鉴定质量的提高具有重要意义。近年来,全球温室化效应加剧,气温有逐年上升的趋势,各类极端天气频繁,导致温带地区死后变化的尸体现象亦有新变化趋势,因此,无论处于热带还是温带地区,法医工作者均须研究、熟悉所在地域气候与环境对死后变化的影响,更好地服务所在地区的法医学实践需要。

一、热带地区死亡发生的影响因素

随着人类认识水平和科学技术的不断提高,人类对生与死的认识也随之改变,不同的生死观反映不同的认识水平和思维观念。从生物学和法学的角度,生与死是相对的。研究死亡与研究生命与疾病一样,有利于疾病的防治、健康的维护、生命的延续以及社会的稳定,死亡的研究是法医学不同于其他医学学科的重要特点之一。热带地区特殊的气候环境,如热带高温、极端多变天气、有毒动植物等,对某些致死性疾病和外伤具有明显的特殊性。

(一)温度对死亡发生的影响

随着全球气候变暖的影响,高温、高湿、高辐射和季风的热带地区气候给人类带来了无尽的阳光、美景和独特的生活体验。但与此同时,已有许多研究证实了热带气候因素对疾病和健康的影响。

1. 从病理性死亡的角度　高温天气对心脑血管疾病的影响尤为显著,会增加心脏病、脑卒中和高血压等疾病发生的风险。随着旅游业的兴起,热带地区特殊风土人情吸引着来自其他地区的旅游人群。与热带地区原住民相比,不同地区的旅游者更多的是短期性体验热带气候环境,但是,短期极端高温的变化往往会引起某些器官系统疾病的发作,如哮喘和慢性阻塞性肺疾病等。同时,无论长期居住还是短期停留于热带地区的人,都面临中暑等健康问题。此外,在热带地区的高温度和湿度下,蚊虫生长发育所需时间更短并有着更好的活动度,各类病原微生物存活期更长,一些热带特殊的传染性疾病,如疟疾、登革热等更容易传播。这些因素都表明了热带地区气候环境下的病理性死亡原因的特殊性和多发性,有其不同于其他地区的特点。

2. 从暴力性死亡的角度　高温天气亦会对暴力行为产生影响。社会学家研究证实,炎热气候会使人感到更加沮丧、易怒和不耐烦,高温与多种暴力行为及其犯罪事件之间存在着一定的正相关性。此外,高温环境还会损害人的心理健康,包括增加自杀风险等,不应忽略高温环境对暴力行为的心理影响。从全球范围来看,一些热带地区的暴力性死亡案件远高于其他地区。因此,不断深入进行热带法医学研究和实践,对于热带地区犯罪事件及其死因的防范、调查取证,特别是为法医学鉴定获得更准确和全面的证据信息,以及法治建设等方面,具有重要的理论和实践价值。

(二)湿度对死亡发生的影响

对于热带沙漠干旱气候以外的其他热带地区,除高温外,高湿度也是特殊性气候之一。热带地区的湿度对人类健康的影响复杂多样,湿度高意味着空气中的水分多,使人们感到更加闷热不适,再加上高温环境的影响,会进一步地诱发潜在性暴力犯罪。高湿度环境对人类健康可产生多方面的影响,在很多致死性疾病的发生发展过程中起到不可忽视的作用。

1. 高湿度影响人体的热调节机制   高湿度增加人体汗液蒸发散热的难度,导致体温升高,从而引发中暑等疾病。尤其对老年人和心血管疾病的人群来说,高湿度天气会进一步加重其心脏负担,增加心脏病和脑卒中的发生风险。

2. 高湿度环境为一些传染病的传播提供有利条件   湿度高使得空气中的病原体更容易存活和传播,如细菌、病毒和真菌等。热带地区常见的疾病如登革热、疟疾和霍乱等,都与湿度高的环境密切相关。湿度高还会增加空气中的花粉和尘螨等变应原的浓度,引发各类变应性疾病(如哮喘和变应性鼻炎等)。

(三)热带地区生物对死亡发生的影响

热带地区,特别是雨林和大草原等地区的气候,均具有极其丰富多样的生物种类,是地球上生物多样性最丰富的地方之一。然而热带国家大多是低收入国家,医疗水平较为落后,难以像发达地区那样对周围环境中的致病、致伤、致毒生物(如蚊、虫、有毒动植物等)实施有效防控,甚至导致热带地区居民死亡。本文从生物学的角度讨论这些热带生物与死亡的联系。

1. 昆虫   包括蚊子和蝇类,是许多致死性疾病(疟疾、登革热和黄热病等疾病)的传播载体,每年会导致热带地区 200 多万人发病。尽管现代医疗发展了许多预防措施和技术,但在一些贫困和医疗资源匮乏的地区,这些疾病仍然是主要的健康威胁,虫媒传播成为这些疾病发生最主要且难以防控的根源。

2. 动物   热带大草原地区的各种野生动物,如狮子、猎豹等肉食类动物以及食草类动物对人类都有潜在的生命威胁。热带原始雨林深处潜藏的诸多有毒性动物,如非洲的黑曼巴蛇和南美洲的箭毒蛙等,都是世界上最致命的动物,热带地区每年都有有毒动植物导致死亡的相关报道。

3. 植物　作为植物王国的热带地区,有毒植物极其丰富,如果误食或接触,会导致人体发生疾病甚至死亡。如热带雨林中的毒番石榴树结出的"死亡苹果"含有一种强烈的神经毒素,可致食用者呼吸停止和心搏骤停而死亡。箭毒木是一种剧毒植物和药用植物,其树皮内的乳白色树液含有剧毒,一经接触人畜伤口,即可致人心脏停搏(或心律失常)或血液凝固,血管堵塞而死亡,人们俗称其为"见血封喉",广泛分布于我国广东(雷州半岛)、海南、广西、云南南部,以及斯里兰卡、印度(包括安达曼群岛)、缅甸、泰国、中南半岛、马来西亚、印度尼西亚等热带地区。

4. 微生物　热带地区除了肉眼可见的动植物危险,还有许多看不见的危险同样致命。热带独特的气候、丰富的动植物资源,产生了种类繁多的病原微生物,令人恐惧而避之不及的人类免疫缺陷病毒和埃博拉病毒等都源自热带地区,还有登革病毒、黄热病病毒、霍乱弧菌、疟原虫等。这些致病性、致死性疾病已为热带地区的医生和法医工作者所熟知,接触或进行疑似这类疾病死者的尸检时,需注意采取相应的防护措施。

二、影响热带地区死后变化的热带气候因素

大部分热带地区的高温高湿度等特殊气候条件,均可加速尸体腐败过程和影响法医病理解剖学的检验鉴定。死后变化的发生和发展过程,是尸体内部因素与周围环境相互作用的过程,影响因素多而复杂,尤其是气温的影响较大,因而决定了热带高温地区的尸体死后变化具有一定的特殊性。死后变化的影响因素一般可分为环境方面因素和尸体方面因素。环境方面因素包括气温、湿度、空气流通,以及室内室外、尸体停放位置及其衬垫物和覆盖物等情况;尸体方面因素包括胖瘦、年龄、疾病种类,特别是因地域和族群饮食生活习惯不同而影响体内细菌组学差异性等。

(一)热带温度和湿度对死后变化的影响

热带地区高温高湿环境因素是死后变化的最主要影响因素。高温高湿的环境大大加速了尸体组织的死后变化进程,其所表现出的各类尸体征象也会相对和现行的经典法医学所描述的广大温带地区的差异较多且明显。因此,在热带高温地区法医学实践中,分析和鉴定死后变化时,不能简单地运用经典传统法医相关理论知识,必须充分考虑热带地区特殊环境因素的作用。特别是热带地区气候的显著特点是全年气温较高、四季界限不明显、昼夜温湿度变化大于季节温湿度变化,而热带地区气候还分为热

带雨林气候、热带草原气候、热带沙漠气候、热带季风气候 4 种不同气候特点,对尸体组织死后变化的影响与其他地区存在明显差别。由于高温高湿环境及丰富物种的特点,热带雨林更易出现毁坏型死后变化,如腐败、霉尸、昆虫和野生动物毁坏等。同时,也有一些相反的保存型死后变化,如热带沙漠气候的高温低湿度环境可促进尸体发生"木乃伊样"变化,热带沼泽湖泊中水尸易发生泥炭鞣尸样保护型尸体等。

1. 温度作用　决定尸体腐败速度的最重要因素是尸体温度。人死亡后,机体产热停止,尸体热量通过传导、辐射、蒸发和对流多重散热方式与周围环境进行热能交换,环境温度越高,尸温下降越慢,越有利于体内腐败菌生长繁殖。最有利于腐败的尸体内部温度为 21~38℃,尸温 37℃时,腐败梭菌生长最旺;尸温低于 10℃时,可抑制腐败菌及其分解尸体内脏组织的活动。较高的环境温度及其影响下的尸温,可增强尸体组织细胞溶酶体酶和腐败菌水解酶的活性,加速器官组织的自溶和腐败过程。同时,环境温度高,挥发的腐烂气味播散得远,亦可吸引更多的嗜尸性昆虫、啮齿动物和食肉动物以尸体组织为食而毁坏尸体。

热带地区相较于其他地区,人们衣着多较单薄,尸体温度与环境温度的温差小,易于达到两者的温度平衡。如果尸体处于强烈的阳光照射下,尸体温度可能不降反升,而不出现其他地区的尸冷(algor mortis)现象,导致尸体腐败的进展明显加速。但是并非所有热带尸体均不出现尸冷,例如,由于海风潮湿、盐分高、风速快,以及潮汐和多变阴雨天气淋湿尸体,亦可加速尸温下降,甚至尸温低于环境气温。

2. 湿度作用　目前普遍认为湿度对尸体腐败亦有促进作用,且湿度高有利于嗜尸性昆虫的生长繁殖,进一步加速尸体腐败和毁坏进程。热带地区的热带沙漠气候、热带草原气候、热带季风气候、热带雨林气候,按照顺序各地区的湿度依次递增。热带地区高湿度环境对尸体的影响主要在于:①提供了细菌和真菌生长所需的理想条件,大量的微生物快速分解尸体组织,加速尸体腐败过程;②促进嗜尸性蝇类和蚊虫等昆虫产卵、孵化及蝇蛆生长繁殖,噬食尸体组织,加速尸体毁坏腐败;③高湿度环境下,尸体水分蒸发率低,尸体组织长时间水分保留而湿润,利于细菌和真菌生长繁殖,腐败过程更快,腐败气体释放量和扩散范围广,吸引更多的昆虫和动物,亦增加尸体破坏和腐败速度。

(二)热带季风气候对死后变化的影响

热带季风对尸体的影响是多方面的,其带来大量雨水和极端天气,加速尸体腐败,不同程度地干扰法医的尸检判断。对于法医工作者来说,在热带季风雨环境中尸检,需要综合考虑多方面因素,并采取相应的措施,以保证鉴定的准确性和可靠性。

1. 热带季风雨带来的高温和湿度为细菌提供所需的水分,加速细菌的生长繁殖,加剧尸体腐败进程,尸体组织腐败产生的有机物质及其腐败气味,亦可吸引更多的嗜尸性昆虫和野生动物,加速毁坏尸体。

2. 在热带季风雨的作用下,狂风暴雨冲刷尸体表面,导致自溶腐败的尸体皮肤溶解和脱落,尸体外观毁坏和变形。此外,由于雨水渗透,尸体组织肿胀和腐烂,加重腐败性尸体组织泥化、液化和白骨化。这些极端的死后变化,对于法医判断死亡时间和鉴定死因造成很大的不利影响。

3. 热带季风雨还会冲刷尸体表面的痕迹和残留物,破坏现场环境和案件遗留的痕迹,影响现场勘验时发现、提取呕吐物和排泄物的分析毒物检材,以及发现其他痕迹。此外,雨水浸泡的稀释效应亦可导致尸体组织的毒物及其代谢物浓度下降,影响毒物分析的结果及判断。

4. 热带季风雨环境对尸体组织的破坏与嗜尸性昆虫及其他食腐动物的破坏混杂,可影响死因和死亡时间的尸检鉴定。

(三)热带光照对死后变化的影响

1. 热带地区位于赤道附近,年度太阳直射时间长,阳光中紫外线强烈,且温度湿度高,加速尸体腐败进程。虽然阳光中的紫外线照射会一定程度地杀灭尸表细菌等微生物,但对尸体内微生物影响不大。反而,因日照可增高尸温,促进尸体内脏组织腐败菌的生长繁殖,加速尸体内脏器官组织腐败过程。此外,热带沙漠气候地区的高温低湿环境,可快速蒸发尸体组织水分,抑制尸体腐败进程,形成干尸(所谓木乃伊)现象。

2. 热带地区的强烈阳光及紫外线暴晒会破坏皮肤色素细胞及组织结构,产生蚀刻样外观改变,加重尸体皮肤组织皮革样化变黑或褪色。法医鉴定时,可以通过这一尸体皮肤颜色变化现象,推断死亡时间和尸体状况。

3. 热带地区阳光中的紫外线照射,可促进尸体组织腐败气体分子挥发,尸臭气味更浓烈,更容易吸引嗜尸性昆虫和野生动物,导致尸体破坏严重。这对热带地区的法医工作者而言也是一个不小的挑战,需注意分辨尸体的毁坏状态,以便准确地判断死亡时间和死因。

三、影响热带地区死后变化的其他因素

热带环境对死后变化有着显著的影响,无论是生物学方面还是当地居民风俗习惯

方面,对尸体的变化的影响都很明显。热带地区的气候"孕育"了热带地区独特的风土人情,也是热带地区丰富的动植物及微生物赖以生存的条件。在这些因素的共同作用下,尸体的死后变化呈现出与其他地区不一样的表现。

(一)热带地区的生物因素

生物因素对死后变化的影响主要体现在嗜尸性昆虫,热带地区高温高湿的气候环境造就了热带地区的生物多样化,嗜尸性昆虫种类丰富且生长发育快速,活动范围广,从而加速尸体腐败的过程。同时,不同热带地区的昆虫种类又各不相同。

1. 热带动植物对死后变化的影响

(1)嗜尸性昆虫:虽然全球范围内关于嗜尸性昆虫的研究较多,但目前很少有人研究热带气候对嗜尸性昆虫生长发育的影响。嗜尸性昆虫中,大头金蝇是与尸体组织破坏腐败相关的最常见物种之一,也是比较典型的一类参与死后变化的嗜尸性昆虫物种,广泛存在于各个地区,但目前缺乏在热带地区内的相关生长发育数据。

2023 年,Ivorra(马来西亚学者)等人研究了大头金蝇在 27.0 ℃、29.5 ℃、32.0 ℃ 和 34.5 ℃ 4 个温度条件下从卵到成虫的发育数据,发现 27.0 ℃时从卵到成虫的总发育时间和 32.0 ℃相比明显降低,各个发育阶段中卵和幼虫状态的时间无明显变化,而蛹期阶段的时间随温度的升高而明显降低,进一步说明了温度的升高对大头金蝇各发育阶段的时间都存在影响。在热带地区的温度条件下,嗜尸性昆虫具有更短的生长发育周期以及更高的存活率。

总之,热带地区的嗜尸性昆虫相较于温寒带地区对尸体具有更大的破坏作用。一方面是由于热带地区温度和湿度促使尸体快速腐败,吸引了嗜尸性昆虫向尸体聚集并以尸体为食,加速其分解过程;另一方面是由于热带地区的温度作用使嗜尸性昆虫的发育和存活率升高,与温寒带相比,在相同时间内有更多嗜尸性昆虫生长发育,加速了对尸体的分解作用。

(2)其他动植物:热带地区的环境条件多样、植被密集、动物种类丰富,这些环境条件均可对死后变化产生影响。前述的某些热带地区存在攻击性动物(如毒蛇等),会对尸体造成特有的毁坏表现,影响尸体的保存状况和病理学分析;热带地区的食腐类哺乳动物如秃鹫、鬣狗等,是清理野外尸体的重要角色,它们强大的食欲和锋利的牙齿及其消化系统功能,进一步推动了尸体毁坏作用。同时,热带地区特有的一些食肉性植物可通过其特殊的捕食器官消化吸收尸体组织,供养其生长和繁殖。

2. 热带微生物对死后变化的影响　不同气候环境对微生物种类及其生长繁殖的

影响不同,热带地区独特的气候环境造就了热带地区微生物与其他地区的存在明显不同。研究表明,高温环境下铜绿假单胞菌、金黄色葡萄球菌、放线菌等致病菌的活跃度增高。同一年度,热带地区的尸体伤口内细菌数量较其他地区环境下显著增高,且随时间的延长呈增长趋势,达到感染临界值的时限也早于一般常温常湿环境(12小时),而且肠道细菌更容易扩散入血造成肠源性感染。因此,热带地区的特殊气候条件促进了腐败菌的活跃程度,并导致尸体腐败的进展快于其他地区。若尸体存在生前损伤,微生物侵入尸体组织并在体内扩散的速度明显增高,促进腐败发生发展。

同时,热带地区的高温高湿环境有利于腐败菌生长和繁殖,尸体上腐败菌的生长和繁殖明显快于其他地区,腐败菌分解蛋白质、碳水化合物和脂肪等有机物质的过程中,产生的分解代谢产物释放出恶臭的腐败气体,如硫化氢、氨和甲硫醇等。由于热带高温、高湿的影响,这些气体和化学物质扩散的速度加快、范围增大,影响尸体周围的环境气味,加上热带多样的生态环境,使尸体周围的昆虫动物发现尸体位置的可能性增加,发现速度加快,促进其他生物对尸体组织的毁坏作用及尸体形态变化。微生物的生长和代谢产生的腐败气体还会驱动腐败液体和气体在尸体组织中聚集和扩散,形成死后循环,产生皮肤腐败气泡、泡沫器官,整个尸体膨胀呈巨人观,脱肛,或造成孕妇死后分娩,尸体表面会出现颜色改变、皮肤溃烂和肌肉组织腐烂等现象,进而尸体组织细胞崩解腐烂、泥化、液化,直至白骨化。这些变化不仅使尸体变得难以辨认,更影响法医病理学检验。

热带地区常见的腐败菌对人的尸体组织有多种影响,不仅通过分解有机物产生恶臭气味、改变尸体结构和形态,还影响周围生态系统的营养循环,共同完成了复杂的腐败和分解过程。因此,在热带地区的法医学实践中,应考虑其特殊之处。

(二)热带地区的丧葬文化因素

热带地区大部分国家属于不发达或发展中国家,其中某些国家存在一些特殊的风俗习惯和宗教信仰,这些风俗文化中,丧葬文化占据着不可忽视的一部分,一定程度上影响到法医的尸检工作。

1. 水葬文化　水葬是世界上比较古老的丧葬形式,即将死者遗体投于江河湖海。热带地区的水葬文化将逝者的遗体置于水中,与土葬或火葬相比,水葬对死后变化产生一些特殊的影响:①水葬文化使法医工作者不仅需要严谨地辨别溺死和抛尸入水,还需要根据当地的风俗习惯判断水中尸体是因水葬习俗入水还是刑事案件的抛尸入水;②热带地区水域的高温高湿可加快尸体的腐烂速度,水不仅能更多地吸收和分散气味,从而减轻尸体的浓烈气味,还可以保持尸体的湿度,使其不能脱水和干燥;③尸体在水中运动的过程中,水流冲击和摩擦可促进尸体肌肉松弛和组织分解,导致尸体失去原本的形状和结构,变得扭曲或肿胀;④尸体长时间浸泡在水中,还可受到水化作用、水中微生物及其他食肉生物等的影响,导致尸体解体,最终残留骨骼残骸。

2. 食人丧葬习俗 热带地区的某些原始部落仍保持着食人丧葬的风俗。食人习俗会导致尸体破坏,使尸体上有关死因等的证据丧失。我国早有案例报道食人案件,死者遗体往往遭到极大的破坏,很多时候因残留的骨骼而被发现。

第二节 热带地区死后变化的特殊表现

热带地区的各种气候、环境、动植物和微生物,以及人们饮食、丧葬和体质等各方面的特殊性,均不同程度地影响尸体组织的死后变化进程及尸体征象的特殊性。即使尸体内环境与其他地区相同,由于尸体所处周围环境的差异,与尸体组织相互作用产生的死后变化也可存在一定的不同,这方面值得深入研究。因此,只有充分了解气候对于尸体死后变化的影响,才能更好地开展法医学鉴定工作。

死后变化的发生、发展虽然有一定的时间规律,但受很多因素的影响,尤其是外界环境因素(包括地域气候、尸体所处环境)等对尸体组织死后变化的影响,环境因素差异性越大,对死后变化的影响越大。因此,在热带地区的法医学实践中,应当充分考虑当地气候与环境因素与其他地区的差异性及其对死后变化的影响,因时因地,具体问题具体分析,从实际情况出发,不能生搬硬套其他广大地区已经研究较成熟、传统经典的死后变化及尸体征象的时序性发生、发展规律和判断标准。

一、热带地区特殊的早期死后变化

在传统法医学理论体系中,早期死后变化一般指人死后 24 小时内尸体发生的变化,主要包括肌肉松弛、尸僵、尸体痉挛、角膜混浊(corneal opacity)、尸冷、尸斑(livor mortis)、皮革样化等。同时,这些死后变化也呈现一定时序性变化的尸体征象,可用于推断死后经过时间(postmortem interval, PMI)。实际上,早期死后变化所认定的时间与晚期死后变化所认定的时间没有严格的界限,24 小时只是一般条件下的人为划分。一般来说,在尸体发生腐败之前出现的死后变化称为早期死后变化,这个时期由于受到各种因素的影响,在不同的条件下早期死后变化出现和持续的时间并不一样。但是,热带高温地区相较其他地区的尸体死后腐败进展更快,早期死后变化出现和持续的时间较短。室外尸体常见死后灼伤样改变、局部压迫的皮革样化和尸暖(postmortem warming)等特殊尸体现象,甚至冷冻尸体在解冻过程中就直接进入腐败期。

(一)死后灼伤

死后灼伤(postmortem burnt-like change)是发生在热带高温地区的一种特殊死后变化。由于热带地区阳光充足、热辐射强,当尸体暴露于阳光下或与环境中高温的物体(如水泥地面、物体等)接触时,阳光直射的某些裸露部位皮肤或与高温的物体接触部位皮肤可发生表皮与真皮的分离现象,类似烫伤样改变,称为死后灼伤。以往的法医学文献中未见死后灼伤的记载,但热带地区法医学实践中多见,极易与生前烫伤相混淆,导致案件的侦破方向及案情性质和死因鉴定方面的错误,因此,应当引起热带地区法医工作者的注意和重视。

死后灼伤多见于面部、肩背部、臀部及四肢等体表裸露突出部位,主要表现为局部皮肤表皮与真皮的分层,偶有间隙液体渗出;分层的表皮往往很快变黑、皱缩、剥离,暴露的真皮早期湿润,但易皮革样化。死后灼伤成因主要为这些体表裸露突出部位皮肤易被暴晒,特别是与周边环境中的高温物体接触,面积大小与暴露部位和接触炽热物体的面积相关,形状不规则。死后灼伤的局部皮肤水分蒸发,加之,缺乏生活反应,一般局部多无渗出,较干枯(图 2-1)。

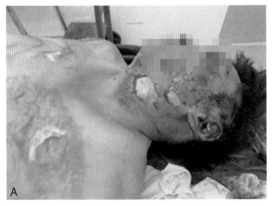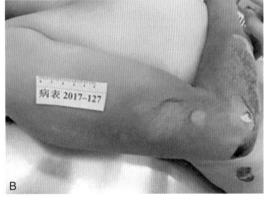

图 2-1　死后皮肤灼伤

A. 面部、胸部与高温路面接触所致的死后皮肤灼伤;B. 裸露于短袖衫外面的右上肢被暴晒形成的死后灼伤。

在热带以外的地区,死后灼伤很少见,属于热带地区特殊的早期尸体征象之一,因其形态表现与生前灼伤或烫伤极为相似,很容易混淆,从而造成对死因鉴定及案件性质和侦查方向等方面的误判误导,法医尸检鉴定时,需注意甄别。

1. 死后灼伤亦易与腐败水泡相混淆,两者形成机制截然不同,死后灼伤是由于局部炽热作用所致,而腐败水泡则是由于尸体组织腐败作用的死后循环及其渗出所致,其周围组织乃至整个尸体伴有不同程度的其他腐败征象,如尸绿、静脉网、水泡、巨人观等。

2. 死后灼伤多发生在与炽热承载物接触的尸体低下部位,也就是发生尸斑的部位,如果死后尸体未被移动,尸斑发生在未受压的尸体低下部位,所以死后灼伤创面表现为中央部苍白色、周边暗红色;如果尸斑形成后移动了尸体,死后灼伤创面则呈红色或者红白相间,与生前烫伤难以区别。因此,对于生前烫伤和死后灼伤的鉴别,应综合尸体所处的气候地理环境和尸体表面接触的物体等现场情况,以及生前灼伤和烫伤的局部组织病理学的生活反应所见,切勿盲目下结论,需要全面审慎检验,综合分析判断。

(二)死后局部压迫的皮革样化

人体皮肤的薄嫩部位,由于死后血循环及其推动的组织液生成交换停止,局部水分蒸发较快,而比其他部位易于发生局部干燥变硬,呈淡黄色或黄褐色的羊皮纸样外观,称为皮革样变(parchment-like change),又称局部干燥(local desiccation)。温带和寒带地区的皮革样化多发生于皮肤存在生前轻微表皮擦伤,以及口唇、颈部皮肤沟纹和阴囊等皮肤较薄部位。热带高温地区具有空气温高、水分蒸发快的特点,皮革样变多发生在没有皮肤损伤的尸表裸露的突出部位(如面部、颈部、肩部、肘关节、髂前上棘、膝关节及外踝部等),特别是接触高温的地面和其他高温物体表面的部位,更易于出现皮革样化现象,发生快而明显,部位多,范围大。此外,热带地区尸体腐败或死后灼伤、烫伤的水疱破裂后的皮肤,水分容易快速蒸发或脱水干枯形成皮革样化,容易与生前伤(antemortem injury)的皮革样变混淆。需要注意仔细甄别,这类热带地区特殊的皮革样变现象属于尸体突出部位皮肤接触较热的物体,局部日光暴晒、热体挤压及脱水等多种因素共同作用的结果,属于体外环境因素作用的死后变化,常表现为形态不规则、境界不清、面积较大、干燥、呈深棕褐色,无生前伤相关组织病理学生活反应。而生前伤的皮革样变与致伤物及其损伤形态相对应,可见擦伤的表皮剥脱,多呈黄褐色,组织病理学检验可见不同程度的表皮剥脱、出血、炎症细胞浸润等生活反应改变(图 2-2)。

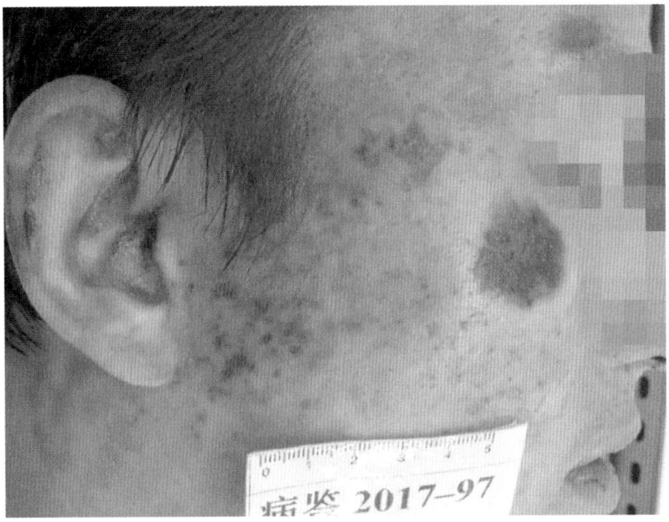

图 2-2　体表突出的眉弓外侧、颧部皮肤死后受压所致的皮革样变

（三）尸冷与尸暖

一般情况下，非热带地区的人死后，血液循环、新陈代谢停止，体内再无产热以维持机体恒温，尸体组织的温度高于环境温度时，通过向周围环境中空气辐射和对流、尸表水分蒸发，以及与接触物体传导等散发方式，尸温逐渐下降达到与环境温度平衡，或略低于环境温度的现象，称为尸冷（algor mortis）。尸冷是体内外诸多因素共同作用的结果，但主要还是尸体所处环境温湿度、衣着和覆盖物，以及与尸体接触的承载物等因素的影响较大。

热带地区环境温湿度与温带和寒带地区的差异大，环境温度越高，尸温下降越慢，加之，人们一般衣着比较单薄，不利于保暖，热带环境温度与人体生前体温的温差较小，以致尸温更容易下降，与环境温度平衡。如果尸体处于强烈的阳光直射下，或环境温度高于 37℃左右的体温，尸温不降甚至反升，而不出现经典的尸冷现象，称之为尸暖（postmortem warming）。这种尸暖现象应属于热带地区一种特殊的早期尸体征象。据观察，出现尸暖现象的条件大多见于 3 种情况：①热带地区烈日直射；②热带地区的极端高温天气会使一些特殊材质的载体或包裹物温度升高，对尸体具有保温作用，如沥青路面、水泥路面、铁皮载体或遮盖物等；③热带地区高温高湿天气下的密闭小空间也会对尸体起到保温作用，如南方地区极端高温高湿天气下空气不流通的狭窄出租屋就属于此类型。海边的尸体，由于海风湿润、盐分高、风速快，以及时常涨潮或阴雨天气等影响而出现尸冷现象，但通过热带的尸冷现象推断死后经过时间的尸温下降规律与温带和寒带的不同，具有一定的特殊性，需要深入研究。

（四）热带地区其他的早期尸体征象

热带地区的其他早期尸体征象特异性并不强，形态及表现与温带地区基本相同，如角膜混浊、尸僵、尸斑等，但仍有一定的差异性，法医学实践中需要注意。

1. 角膜混浊（corneal opacity）　死后尸体眼球角膜透明度逐渐降低，直至不能透视瞳孔的现象称为角膜混浊。一般认为，人死后，角膜内层细胞自溶，眼房水进入角膜中层，角膜出现乳白色云雾状斑块，角膜混浊程度可用来判断死亡时间。角膜混浊与角膜组织中黏多糖和水分的含量以及角膜 pH、离子含量和蛋白质变化有关，因此，角膜混浊速度受眼睑闭合情况和周围温湿度等因素影响。

（1）热带干燥地区：人死后随着角膜内黏多糖的水合作用受阻，水分增加，角膜开始混浊并逐渐加重。热带部分地区的尸体角膜混浊现象与温带等地区不同，具有明显的热带地域特殊性。在热带高温干燥地区，尸体眼球因周围环境的低湿度以及外界蒸发作用，角膜内水分不因黏多糖水合作用受阻而致眼球内水分增加，尸体的眼球易于脱水干涸而呈凹陷状态，角膜混浊的进展程度也慢于其他地区。

（2）热带高温高湿地区：尸体组织内细菌生长和繁殖快，可显著促进尸体腐败过程，加快蛋白质分解速度，促进眼球组织分解、液化渗出，一定程度地加速角膜混浊过程。同时，在高温高湿度环境下，尸体及其眼球表面水分蒸发速度减慢，相对地保持角膜湿润，亦可加快角膜混浊的速度。

角膜混浊程度作为一种常用的粗略推测死后经过时间的尸体现象，因其发生发展受环境因素影响较大，与广大温带地区经典的角膜混浊的差异性，以及热带高温干燥地区和高温高湿地区的特殊性，亦要求法医工作者在法医学实践工作中予以注意。

2. 尸僵（rigor mortis）　一般情况下，尸体均呈一过性的全身肌肉松弛（muscular flaccidity），表现为经过 1~2 小时肌张力消失后，全身肌肉瞬间松弛。研究认为，肌肉松弛是人刚死亡时，中枢神经系统反射消失，包括维持肢体肌张力和体态姿势的肌梭和腱器官感受器及其非随意肌神经反射弧功能丧失的结果。之后，全身肌肉收缩而致肢体各关节固定僵硬的尸体现象，称为尸僵。尸僵多呈下行性，即从头面部咬肌开始，逐渐向躯体四肢肌肉扩展。目前认为，尸僵的发生发展是由于死后肌细胞新陈代谢及能量代谢停止，维系细胞组织生理功能活动的腺苷三磷酸（ATP）能量物质逐渐减少和消失，肌纤维生物膜质膜（特别是储存钙离子的肌质网和三联管）上的钙离子泵及钙离子通道蛋白失活，钙离子逐渐扩散进肌质内而不能回收，肌质钙离子持续性浓度升高，激活粗肌丝的肌球蛋白头（横桥）ATP 酶分解 ATP 生成腺苷二磷酸（ADP）和磷酸，同时，释放能量,启动与细肌丝的肌动蛋白偶联,拉动粗细肌丝相对滑动致肌节缩短,肌纤维及肌群强直性收缩而不缓解,即表现为尸僵状态,直至肌细胞内 ATP 降解耗竭和溶酶体酶释放入肌质,分解肌原纤维的粗细肌丝(即肌细胞)自溶,尸僵开始逐渐缓解。在热带高温地区,环境温度及其所致的肌肉组织温度升高,ATP 分解加速,尸僵发生早且程度强,缓解快。而在热带湿度大的环境中,尸僵发生较缓慢。同时,热带地区的尸体腐败进程快且程度强,也一定程度地促进尸僵缓解,但是,未及时冷冻或冷藏保存的尸体,腐败气体聚集于皮下组织,尸体膨胀而导致局部肢体关节僵硬,即胀僵(swelling rigor)。另外,在热带高温地区,炎炎烈日下的路面、沙滩或石板炽热甚至可以煎熟鸡蛋,若尸体倒在其上,可致死后皮肤热灼伤,致大范围皮肤肌肉脱水,肌肉蛋白热变性凝固,而呈现类似烧死者的死后肢体僵硬,即热僵(heat rigor)。因此,热带地区尸僵发生发展和缓解的时序性过程,也存在一定的不同于其他地区的特殊性,故在法医学实践中,利用尸僵推断死亡时间时应注意考虑尸体的外部环境。

尸体痉挛现象属于特殊情况的尸僵,多发生于遭受致死性损伤后,死亡过程中精神极度紧张及挣扎的强烈应激状态下,源于运动神经中枢的兴奋性冲动持续性传递到肌肉的神经 - 肌接头,激发肌膜终板及肌质网膜动作电位,引起钙离子大量而持续释放进入肌质,形成难以缓解的兴奋收缩偶联,而不经过死后早期的肌肉松弛阶段,立即形成尸僵,并保持死前的姿态体位。尸体痉挛现象常见于溺死者双手抓握杂草或其他异物,与对手拼死搏斗时抓握致伤物等情况。

此外,尽管死后早期冷藏或冷冻尸体可抑制尸体自溶和腐败进程,保留尸体组织的伤病情况,但尸体组织冻结亦可致尸体僵硬,即冻僵(frozen rigor),冰冻组织细胞中形成的冰晶裂隙也可一定程度地破坏组织形态结构而影响原发性伤病的观察鉴定。裸露尸体长时间冷冻或冷藏,亦可造成尸体组织脱水干枯,即尸体冻干现象(图 2-3)。因此,在尸体自溶腐败前,短时间内冷藏尸体和尽早尽快进行尸体检验,更有利于法医病理学检验。

3. 尸斑(livor mortis) 人死后,心跳及血液循环停止,血液受重力作用坠积于尸体低下部位的血管内而呈现的皮肤血色斑迹,称为尸斑。尸斑的血液坠积过程分为沉降期、扩散期、浸润期。沉降期尸斑的血液仅局限于血管内,用手指按压尸斑血液分散褪色,解除按压尸斑重新出现;切开尸斑处皮肤,血液从血管切断处流出,无凝血易擦去,或易被流水冲走。此期内变换尸体位置,原尸斑可消失,而在新的低下部位再出现尸斑,即尸斑转移。在热带高温条件下,尸斑出现早、发展快、扩散广,多呈缺氧的暗紫色尸斑,常混有瘀点样出血。相反,在低温情况下,尸斑出现晚、发展慢、分布面积小,多呈含氧

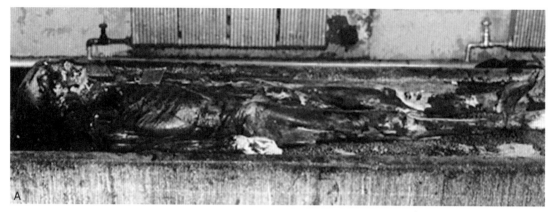

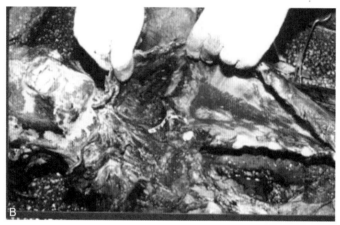

图 2-3　裸尸冷藏 2 年多的冻干现象

A. 体表冻干情况；B. 体腔内组织冻干情况。

性淡红色。因此，在热带高温地区的法医学实践中，为防止尸体快速剧烈的死后变化及腐败的影响，应尽早现场尸检，或要求现场办案人尽早冷藏尸体，并注意冷冻或冷藏尸体的尸斑颜色由深变浅的情况，以防止反映尸斑血液性状的死因线索遗漏。

　　由于常年的高温气候，热带地区较温带和寒带地区尸体的溶血发生发展快，扩散期和浸润期尸斑也发生得早、发展快、扩散范围广，尸斑区血氧耗散快而呈暗紫色，与挫伤性皮下出血相似，容易混淆，需要尸检时注意鉴别（表 2-1）。

表 2-1　热带地区尸斑与皮下出血的区别

内容	尸斑	皮下出血（挫伤）
部位	尸体低下部位未受压处	身体挫伤部位
范围	广泛，由深渐浅，境界不清	局限，境界清楚
指压变化	坠积期指压褪色	指压不褪色

内容	尸斑	皮下出血（挫伤）
切面形态	血管内血液流出,组织内无凝血,血液可用纱布擦拭,水冲消失	局部组织内凝血、纱布擦拭和水冲不易去除
热带特点	尸斑发生早,溶血早,扩散期、浸润期进展快而广	高度腐败时,血液向周围组织浸润,与周围组织境界不清
组织学所见	早期尸斑,毛细血管和小静脉扩张淤血;晚期尸斑,血管内皮细胞肿胀,脱落,红细胞泡影及溶血的红细胞碎片淤积	血管周围出血,大量红细胞,纤维蛋白网形成,组织疏松水肿,挤压血管萎陷;可见炎症细胞浸润

热带地区多为河流湖泊水系、水网密集地域,水中尸体多见,由于尸体多头重脚轻,随水流漂泊翻滚,尸斑多分布于头面 - 颈 - 上胸部的体前或体后面,加上热带地区水温较高,水中尸体自溶腐败较早较快,很快形成巨人观而浮出水面,造成浮尸情况。同时,水中尸体在漂浮过程中,易发生表皮黑褐色变（日光暴晒）,被水中鱼类等生物噬咬（图 2-4 ）或与船体和其他漂浮物的擦碰等死后伤,均易与尸斑混淆,需要在法医学实践中予以注意和审慎鉴别。

4. 内脏器官血液坠积（visceral hypostasis ）　与尸斑处皮下组织血管内血液坠积一样,尸体内脏器官组织的血液同样因重力而坠积于相应器官组织的低下部位血管和扩散浸润血管周边组织内,称为内脏血液坠积,一般表现为内脏器官低下部位暗紫色淤血肿胀,浆膜表面光滑湿润;镜下可见组织血管红细胞淤积,周边组织间隙疏松水肿或肺泡粉染浆液淤积。但不同于炎性淤血时,血管内白细胞聚集和血管周围炎症细胞浸润及相应的生前伤病情况。死后血液坠积不仅发生于体表形成尸斑,同时也发生于尸体的内脏器官低下部位,血液淤积性变色,需要特别注意与生前伤病相鉴别,特别是肺、肝、脾、肾、胃肠的血液坠积。其中,肠管的血液坠积呈阶段性淤血,尸检取材和阅读病理切片时必须考虑到血液坠积的影响。

在热带高温的地区,有时会出现内脏器官低垂部位出现散在分布、片灶状、不均匀

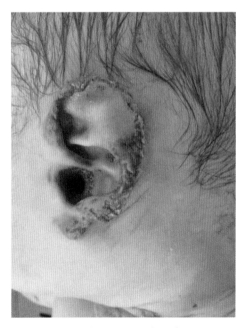

图 2-4　水中尸体耳郭被鱼类咬食的死后变化

尸斑的现象。尸体表面或内脏器官局部温度较高,血液坠积进展快、腐败发生早,形成不均匀血液坠积和腐败情况,表现为器官低垂部位呈散在分布、片灶状的坠积性尸斑,与不同部位的自溶和腐败发生发展程度不均一有关,大体观察更易与生前挫伤出血瘀斑或感染混淆,肺部更易出现这种情况。因此,在法医学检验中需要予以仔细甄别,防止误判,组织病理学检验是目前甄别的有效方法。

在热带地区,由于尸斑和内脏器官血液坠积进展快、溶血及相关周围组织的扩散期和浸润期发生早,尤以血液供应丰富的脑组织和双重血液循环的肺、肠组织为显著,易被误认为组织损伤和出血。

（1）颅脑:尸体仰卧位的枕部头皮帽状腱膜下疏松结缔组织以及颅内相应部位的大脑枕叶、顶叶后部、小脑等处蛛网膜、软脑膜的血液坠积,以及颅后窝的横窦和乙状窦的血液坠积或凝血块,易被误认为头皮挫伤、脑组织冲击伤或静脉血栓,尸检时需注意甄别。

（2）肺:肺脏血液坠积最明显,仰卧位的尸体,其肺叶背后部（低下部）肺组织呈周边渐进性浅淡、境界模糊的暗紫红色血液坠积,而肺叶前部（即上部）含血液少,呈相对弥漫性深浅过渡性的浅淡灰白色或灰褐色,镜下组织学检查可见血液肺组织坠积区肺组织淤血、肺泡清淡浆液淤积。如前所述,热带地区肺组织不均匀腐败所致的离散分布的局限性血液坠积,易与肺挫伤性出血或感染灶混淆。在法医学实践中,需注意结合大体和镜下观察,特别是体表、周边组织及其他器官组织的伤病情况综合分析判断（图 2-5）。

（3）胃肠:胃后壁、迂曲盘转的肠管下垂部位常呈节段性血液坠积。由于小肠内有正常菌群,在热带高温地区,腐败进展特别快,溶血发生早,血浆和红细胞降解物向周围组织扩散和浸润,以及粪便淤积部位的不均一自溶腐败分布现象,易被误认为损伤出血或坏死病变（图 2-6）。

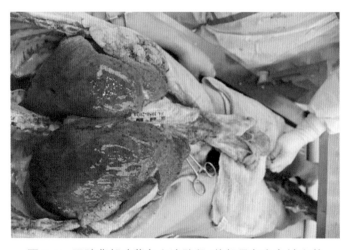

图 2-5　双肺背部暗紫色血液坠积,前部呈灰白色缺血状

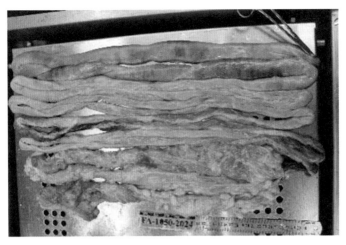

图 2-6　空肠早期腐败呈灰绿色，回肠节段性死后血液坠积，坠积区腐败呈灰绿色

5. 心腔和大血管的死后血液形状（postmortem blood traits）　人死后，机体血液循环停止，早期血液停留于心腔和血管之内，特别是可保留生前伤病组织的小动脉充血、小静脉和毛细血管淤血情况。随着尸体血液坠积和死后溶血，心腔和大血管内流动性血液逐渐流失，但死后早期形成的死后凝血和鸡脂样凝血均可长期保留，直至自溶和腐败而溶解消失。死后血液性状可以一定程度地反映死因及死亡过程，一般可分为 3 种情况。

（1）血液流动不凝：尸体心腔和大血管内残留完全液态的流动性血液，多提示死亡过程短暂快速的病源性猝死或外伤性急死情况。

（2）死后凝血（postmortem coagulation）：心腔和大血管内存在不同程度的凝血块，特别是右心房室及其连接的上下腔静脉最易发生死后凝血，表现为均匀的暗紫红色，湿润，有弹性，多提示死亡过程缓慢的慢性衰竭性疾病，但已有少数例外，笔者曾遇到 1 例手术麻醉意外快速死亡者心腔 - 大血管充盈大量死后凝血（图 2-7）。在法医学实践中，需要进行生前血栓与死后凝血的鉴别（表 2-2）。

（3）鸡脂样凝血（chicken fat blood clots）：早期尸检呈灰黄色，状如鸡脂样，故得此名。随着死后时间延长，血浆浸染后呈淡红色的条片状凝块，多提示死前存在严重感染或败血症，并且死亡过程较缓慢，而在死亡过程中和死后血中比重轻的大量白细胞析出与比重大的红细胞分层黏集所致（图 2-8）。同其他组织一样，热带地区高温亦可一定程度地加速死后凝血和鸡脂样凝血自溶和腐败，而降解消失。

6. 自溶（autolysis）　热带环境温度高，尸冷下降不明显。而环境温度高于体温时，尸温不降反升，包括自溶在内的几乎所有死后变化及尸体现象均呈发生早、进展快的特点。其他地区尸体组织的自溶，一般于死后 24 小时出现，但在热带地区，自溶要更早发

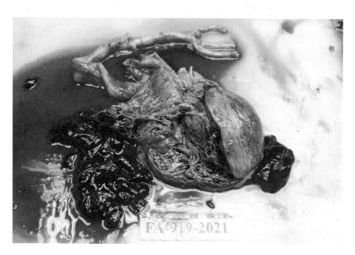

图 2-7   右心房室大量死后凝血

表 2-2   血栓与死后凝血的区别

内容	血栓	死后凝血
原因	血栓形成三要件	血液坠积、黏集
临床表现	原发病	死亡过程缓慢
形态	头 - 体 - 尾,污浊、干燥、松脆易碎,无光泽,不易剥离	均质暗紫色,湿润,弹性好,有光泽,易与血管内皮剥离

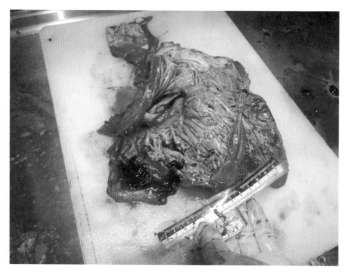

图 2-8   右心室鸡脂样凝血的血液浸染

生,甚至如肝、肾等自身溶酶体丰富的内脏组织,早期组织细胞可以迅速而彻底自溶分解和消失,残留一些不易自溶的结缔组织,特别是在胰腺、胃肠道和胆囊还有各类消化酶外溢的自身消化(autodigestion)作用下。同理,热带地区的孕妇尸体子宫内的胎儿浸软(fetal immersion)现象,也发生得早而剧烈。因此,热带地区的尸体自溶对法医组织病理学诊断的影响较大,在法医学实践工作中,即使具备条件,尸体也不能长时间冷藏,一般要求1周内进行尸检,以最大限度地降低自溶的影响。

二、热带地区特殊的晚期死后变化

晚期死后变化主要是尸体组织腐败(putrefaction),属于对各类尸体伤病的组织病理学证据破坏性最大的一类终末期尸体现象,常规的尸体冷藏或冷冻等防腐处理,主要是针对尸体腐败的操作。在热带地区高热高湿的自然环境下,同早期死后变化一样,晚期尸体组织腐败也较其他地区发生早、进展快,不能直接套用传统经典的以死后24小时为临界点划分的早期尸体现象和晚期尸体现象。如前所述,鉴于热带地区的气候环境变化大,特别是山地、海滨、草地、湿地等多种多样的局域性特殊地理气候环境交错混杂,很难简单地划分早期和晚期死后变化及其尸体征象的时间点,应当根据实际死后变化的具体情况,具体分析,作出相应的尸体征象判断。

腐败同样受尸体内外部环境的诸多因素影响,其中最主要的是环境温度对寄生于人体胃肠道内腐败菌滋长繁殖的影响。一般情况下,最适宜腐败发生的温度为20~35℃,0℃以下腐败几乎停止,50~60℃以上尸体脱水干燥亦可抑制腐败。热带高温高湿地区的气候大都非常适宜腐败菌滋长繁殖,故尸体腐败发生早、进展快。除外部温度湿度的环境影响外,热带高温地区多发热射病和日射病,死亡前后体温高,腐败进程远快于其他死因。此外,生前病变和损伤部位常表现出腐败发生早、进展快的特征,在法医学实践中,除要尽早尸检和早期冷藏冷冻尸体减缓腐败之外,对于全身高度腐败发生之前,早期不常发生腐败部位而出现明显的腐败,应注意鉴别局部是否存在生前伤病情况。

例如,一位失踪46小时的男子,其尸体被发现于某海滨,现场照片示尸体腐败不明显,显示颜面弥漫淤血、散在擦挫伤和血污,颈部索沟呈典型的血流截断现象,即潮汐征(tide marker)。但停尸3天后尸检时,尸体已严重腐败,体表损伤均已破坏或消失,法医曾认为颈部索沟的破裂口符合水中生物咬噬所致,考虑为意外落水死亡。后来,复阅对比现场和尸检的两次体表检验照片及其所反映腐败征象,确定其死亡和落水浸泡时间不超过24小时,符合失踪后在陆地上被勒死后,抛尸入水的情况(图2-9)。

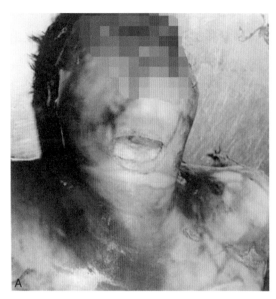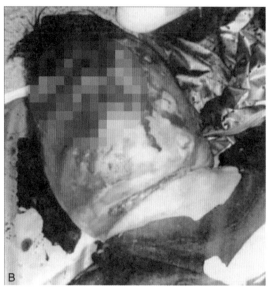

图 2-9   水尸

A. 刚打捞上岸时,颈部勒颈的索沟及其上下血流截断现象明显;B. 3 天后,尸体腐败严重,原颈部索沟及血流截断现象消失,哆开的颈部索沟创口曾被认为是水中生物咬食性死后伤。

一般的腐败征象呈一系列时序性并相互重叠的变化过程: 右下腹→全腹尸绿、四肢→全身腐败,静脉网形成、腐败水泡→脱皮、巨人观、胃肠道胀气、内脏泡沫器官、胸腹盆腔腐败积液、内脏组织→皮肤组织泥化、液化→白骨化(图 2-10)。

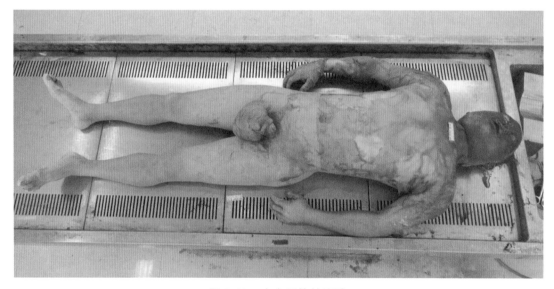

图 2-10   水中尸体的腐败

呈巨人观,头面部弥漫淤血性黑褐色,胸腹部胀气膨隆,阴囊肿胀,皮肤水泡破裂脱皮,双足皮肤发白、皱缩改变。

（一）热带地区特殊的腐败现象

常见的晚期死后变化有霉尸、白骨化及其他一些特殊类型的晚期死后变化。而即使在热带区域不同地方的特殊环境条件下，形成的尸体征象也截然不同，如泥炭鞣尸更多见于热带雨林地区沼泽，干尸现象多见于热带沙漠干燥地区等，需要因时因地，具体案件具体分析。

热带地区的高温高湿为各种腐败菌提供了良好的生长、繁殖环境，因此，腐败发生早、进展快，可严重破坏尸体潜在的伤病组织形态，使法医学检验鉴定的难度增大。其他地区的一些法医学常规检验方法及其指标有时会成为热带地区的鉴定难题。研究证实，通过早期死后变化推断死亡时间，其他地区的腐败过程一般需要 10 日，甚至 20 日左右。在热带地区城市（如海南省三亚市），尸体甚至在 3~5 日内即完全白骨化，而且死后腐败产生的尸臭、尸绿、腐败气泡、泡沫器官、腐败静脉网、死后呕吐、口鼻血性液体流出、肛门或子宫 - 阴道脱垂和死后分娩、巨人观等各种尸体征象均十分常见，呈现早期重合性表现，显示了腐败过程的显著性地域差异。

1. 不均匀性腐败（uneven putrefaction） 热带地区不仅在腐败的速度方面快于温带地区，同时，还有一些特殊性腐败现象，如：尸体大部分已出现高度腐败现象时，仍然残留部分部位呈现腐败较轻的，甚至依然保持着早期尸体现象，称为不均匀性腐败。这种现象与其他地区的组织器官腐败顺序不同步情况一样，即胰腺、胃肠、肺等器官组织腐败发生得早而快，皮肤、血管、肌腱、韧带、软骨等器官组织腐败晚而慢。由于热带地区尸体组织器官间腐败变化进程时间差相对增大，以致高度腐败部位与未明显腐败部位之间的腐败变化程度相差较大，多见于四肢远端、肝、肺等部位器官组织尚处于早期死后变化，与其他地区一般情况下的尸体征象相似，而其他部位的器官组织已经呈晚期高度腐败程度的死后变化。这类不均匀腐败现象是热带地区常见的特殊现象（图 2-11）。在热带地区的法医学实践中，需要注意观察，避免死亡时间的判断误差；对于高度腐败尸体的证据保留和个人识别，可选用肋软骨等腐败较慢的组织作为生物学检材进行 DNA 检测。

2. 腐败性皮肤创（skin wound by putrefaction） Byard 等检验 1 例高度腐败尸体时，在其下腹部正中和左侧腹股沟区发现创口，两处均呈创缘平滑整体，具有锐器创的特征，高度怀疑生前损伤，但案情调查排除该死者生前遭受损伤的可能情况。死者病史调查证实该两处创口的位置与其生前手术愈合瘢痕的位置一致，确定为死后皮肤创。因此，在高度腐败尸体的法医检验中，对于皮肤创口，需审慎甄别，防止误判，必要时可以通过组织切片对弹性纤维带沉积于皮肤断面两端进行判断。

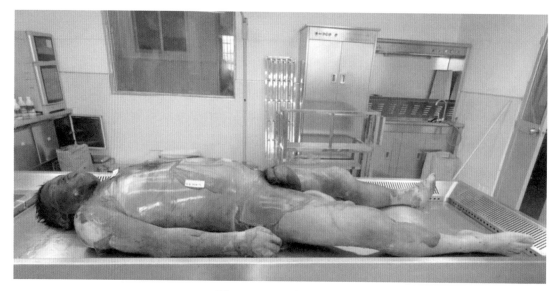

图 2-11　不均匀性腐败

海南省乐东黎族自治县，男，死后约 32 小时，全身除右小腿下段及右足外，呈现高度腐败征象。

3. 腐败性内脏组织挫裂伤（visceral laceration by putrefaction）　高度腐败尸体的内脏组织也会发现腐败所致挫裂伤，被认为是腐败气体胀破器官组织的较薄弱部位所致，常见于右心耳、膈肌、胃肠道、肝、脾等，但极少发生于肾、胰等周围包裹软组织的器官，也极少发生于肺等质软而韧性大的器官以及子宫等壁厚质韧的器官组织。这类内脏组织挫裂伤的迷惑性较大，特别是在合并其他损伤时，更增加了法医学尸检鉴别的难度。

4. 腐败性拳斗姿势（pugilistic attitude by putrefaction）　在尸体高度腐败的情况下，由于腐败晚的坚韧皮肤包裹，四肢皮内肌肉软组织腐败气体聚集致肢体膨大，同时，体腔内脏组织腐败气体和液体扩散也积聚于四肢皮肤下，两者共同作用产生四肢肿胀。其与溺死的尸体痉挛和烧死的拳斗状外观相似，如前所述，三者发生机制各不相同。在热带地区的法医学鉴定实践中，由于腐败性拳斗状姿势与死后体位相关，可用于判断是否死后移动尸体，有助于案件经过重建，需注意观察，防止误判。

（二）木乃伊化

木乃伊化（mummification）是一类特殊的保护型死后变化的晚期尸体现象，热带地区明显多于温带地区。尸体自然形成木乃伊化一般需要特定气候条件组合：①高温。24 小时最高环境温度 >30℃，太阳辐射平均负荷 >600W/m²。②干燥。日均环境湿度 <50%。③风大。白天风速 / 阵风 >30km/h。这样的木乃伊化环境条件组合，在温带地区很少见,仅出现在少数特殊的干旱年份,但在热带沙漠地区,则是全年的常态。自然木乃伊化的时间差异很大,从几天到几年不等,其中不到一个月发生的自然木乃伊化称为早熟木乃伊化。在温带地区自然木乃伊化形成平均时间约 3 个月,因此,早熟木乃伊化现象普遍出现在热带高热低湿多风的地区,其发生机制主要是致使尸体组织迅速脱水干枯,抑制溶酶体酶活性而阻止组织细胞自溶和腐败菌生长繁殖,阻止腐败。

早熟木乃伊化尸体不仅需要高热低湿多风的条件,热带地区部分土壤中含有较高含量的腐败抑制物质(如盐分和硫酸盐等)。这些物质渗入尸体,抑制微生物生长,促进组织脱水干燥而长期保存。同时,在炎热干燥的气候环境下,尸体水分迅速蒸发,脱水的皮肤收缩,形似干燥的皮革。由于热带地区日均温度多在 20℃以上,木乃伊化尸体通常呈现均匀性脱水、皮肤干燥皱缩明显的特征,即身体各部分水分流失相对均匀。而温带地区昼夜温湿度和日照方位角度变化大,木乃伊化尸体脱水干燥不均一,呈表面突出部位与背光凹陷部位皮革样变不均一的混杂现象。此外,热带地区木乃伊化尸体上通常存在更多的不同发育阶段的昆虫标本,与热带地区丰富的昆虫资源及其种类和繁殖快等特殊性相关,昆虫成虫、幼虫及卵的保存率较高。

(三)尸蜡样变

湿土或水中尸体的皮下脂肪组织皂化和氢化作用形成灰白色或黄白色蜡样物质,称为尸蜡样变(adipoceration),属于晚期死后变化的一类特殊保护型尸体。由于热带地区水系水网及江河湖海和沼泽多,水温高,湿土或水中各类矿物质丰富,均构成促进尸蜡发生的有利地质环境,因此,热带地区的尸蜡现象远较温带地区多见,这正是热带地区的特殊性。

印度学者对 31 例尸蜡案例的回顾性研究证实,大多数尸蜡(27 例,87%)形成于夏季和雨季的 5 月至 10 月。其中,14 例死后 3 天内出现尸蜡现象,4 例男性死者 1 天内形成尸蜡,且大部分形成尸蜡的尸体发现地点是陆地。该研究进一步说明,与温带气候相比,炎热潮湿的亚热带和热带气候更有利于尸蜡形成。

尽管学界广泛认为潮湿环境或浸没水中的尸体有利于形成尸蜡,但有报道在澳大利亚的干旱沙漠环境的洞穴中,发现了被干草、土壤和皮革包裹的恶臭尸体骸骨,该尸骸小腿上有灰白色碎裂的尸蜡样脂肪附着,研究者认为其尸蜡是由于皮革材料包裹尸体,形成了一层不透水但具有吸收性的屏障,隔离并保存了尸体水分,虽然在非常干旱的地方,但也构成了尸体局部尸蜡形成的条件。

第三节　热带地区法医学实践的注意事项

　　热带地区常年高温高湿的独特气候、地理及其生态环境,导致尸体的死后变化规律及现象与其他地区具有显著的特殊性。同时,既往大多数有关法医学死后变化研究和传统法医学教科书中,均主要记述人类聚集的亚热带和温带地区的尸体死后变化及尸体征象规律,而很少专门论述热带地区的特殊性。这些都给热带地区的法医学实践造成了缺少理论依据的特殊困难情况,必须因时因地制宜地结合现场的气候、生态和人文环境等诸多可能的影响因素,综合思考、分析和鉴定,不断总结和积累经验,特别是开展相关科学研究,不断提高对热带地区死后变化及尸体征象规律的理论知识及认识水平,以指导实践。

一、热带地区的死亡时间推断

　　死亡时间(time of dead)是指尸体的死后经过时间(postmortem interval, PMI),即发现和检验尸体时逆推其死亡经过的时间间隔。准确地推断死者的死亡时间,提供侦破线索,对于办案机关快速破案,以及后续的案件审理等均有重要的证据价值,乃是法医鉴定,特别是刑事案件实践中重要的关键性内容之一。因此,无论在温带地区还是热带地区,死亡时间一直是法医学研究的重点也是难点课题。早在300多年前,意大利法医学先驱就明确指出:死亡时间推断是法医学实践中首先要解决的问题之一。影响死亡时间的体内外因素众多,特别是热带地区与温带地区的环境因素差异性大,经典教科书和权威专著的适用于温带地区的死亡时间推断理论知识及其计算方法,不能简单地照搬用于具有特殊的气候和地理环境的热带地区。截至目前,无论热带还是温带地区,许多死亡时间推断研究方法均不甚完善和准确,常需采用多种方法以及结合现场和案情等相关证据资料,综合地分析判断。

(一)依据早、晚期死后变化推断死亡时间

　　推断死亡时间时,无论温带还是热带地区,法医实际工作中多结合尸温下降规律、尸斑、尸僵和角膜混浊等早期尸体征象和腐败征象等晚期尸体征象,以及胃肠内容物的消化情况等,进行综合性推断。亦有研究应用面部肌肉收缩的超生反应、眼球玻璃体液

和血清钾离子浓度、某些酶活性、DNA 和 RNA 降解、器官组织降解的生物化学（或代谢组学）及其生物力学、法医昆虫学、尸体周围土壤植物变化等综合性理化和生化检测，同时，构建相关监测指标的开放性电脑大数据神经网络自主学习系统，进行推断死亡时间。但是，迄今仍未能实现公认准确的实际鉴定应用。

1. 依据尸冷（algor mortis）推断死亡时间　温带地区的尸温下降所呈现的尸冷现象规律已有许多研究及实践应用，如依据尸冷变化推断死亡时间的计算公式及不同尸体环境和衣着的矫正曲线和公式。我国常用的温带地区尸冷推断死亡时间方法：①春秋季节（16~18℃），尸体颜面、手足等裸露部分冷却感，提示死后 1~2 小时以上；着衣部分皮肤冷却感，提示死后 4~5 小时；死后最初 10 小时内，尸体直肠温度平均每小时下降 1℃；10 小时后，平均每小时下降 0.5~1℃；肥胖尸体死亡后最初 10 小时，尸温平均每小时下降 0.75℃，消瘦的尸体平均每小时下降 1℃。②夏季尸冷速率约为春秋季的 0.7 倍，冬季尸冷速率约为春秋季的 1.4 倍；暴露在冰雪天气里的尸体，尸温在死后数小时即降至与环境温度相同。

但是，在热带高温地区，年平均气温大多在 27℃以上，尸温下降的速度和幅度远小于其他地区，死后 5 小时内，平均每小时尸温下降约 0.5℃；此后下降速度减慢，平均每小时下降约 0.3℃。而当环境温度超过 40℃时，尸冷不发生，甚至可出现尸温大于一般人体恒温 37℃以上的特殊尸暖现象。在热带地区法医尸检时，就国内而言，目前对于尸温推断死亡时间的研究绝大部分是温带地区的研究，温带地区的研究成果间接包含了所有温带地区的影响因素，应用在热带地区则大都不适用，我国热带地区的气候主要以高温高湿为特点，与其他地区存在较大差异，热带地区法医工作者应立足当地，研究热带地区尸温下降规律及适合于热带地区的尸温推断死亡时间方法。

2. 依据胃内容物的消化程度推断死前进食时间　一般情况下，人体胃肠内容物的消化排空速度不存在明显的热带和温带地区差异，主要参照胃及不同阶段肠道的食物消化和排空时间的生理规律，推断死亡进餐时间，再根据死前最后进餐时间，间接地推断死亡时间。一般认为，胃内充满未消化食物为进食后不久死亡；胃内食物大部分排入十二指肠和空肠上部，约为摄入常规中量食物后 2~3 小时死亡；胃内几乎完全空虚或仅有少量食物残留，十二指肠内含消化的食物残渣，而肠内容物抵达回盲部，一般为进食后 4~5 小时死亡；胃和十二指肠均已空虚，约为进食后 6 小时以上；升结肠粪便淤积，约餐后 8~12 小时死亡；降结肠粪便淤积，约餐后 20 小时以上死亡。需要指出，胃肠内食物的消化和排空受许多因素影响，包括食物种类和性状、进食量、进食习惯、胃肠功能状态和健康状况、精神状态、药物和饮酒等。一般来说，流体食物比固体食物排空快，小颗粒食物比大块食物排空快,碳水化合物比蛋白质排空快,蛋白质比脂肪排空快。因此,根据胃肠内容物消化程度推断死亡时间时,应充分考虑这些影响因素。

但是,热带地区每天的日照时间较长,即昼长夜短,人们的晚餐时间大多偏晚,或有夜宵习惯,因此,依据胃内容物判断死亡时间,也需要结合当地居民的生活饮食习惯。观察死者胃肠内容物的种类和成分,有助于查明死者最后一餐进食的地区、生活习惯和经济状况,为侦查机关提供线索,食物的种类越特殊,时间性特征越明显,对推测死亡时间的价值越大。

3. 依据角膜混浊推断死亡时间　观察角膜混浊程度是一种常见的大致判断死亡时间的方法之一,但目前大部分的角膜混浊推断死亡时间方法均以温带地区的研究为基础,即角膜混浊随死后时间延长而加重的规律性,故角膜混浊程度可作为推测死亡时间的参考:死后5~6小时,角膜上出现白色小斑点,至10~12小时,角膜斑点逐渐扩大呈云雾状斑片,但尚可透视瞳孔,为轻度混浊;15~24小时,角膜云雾斑片扩大呈半透明状,仍可透视瞳孔,为中度混浊;48小时以后,斑片增厚扩大不透明,覆盖整个角膜,不能透视瞳孔,为重度混浊。角膜混浊的程度和进展速度亦受眼睑是否闭合和周围环境温湿度等因素影响,上述的时序性变化规律有所改变,如在寒冷环境中或冷藏条件下,死后48小时角膜仍透明,可较清晰透视瞳孔。在热带地区高温和高湿度环境中,角膜混浊的发生发展速度可加快,故推测死亡时间时要予以综合考虑。因此,在热带地区法医实践中,依据角膜混浊程度推断死亡时间仅具有粗略的参考价值,目前尚未有公认的较准确的根据热带地区角膜混浊变化程度推断死亡时间的方法,仍主要参考温带地区角膜混浊的时序性规律,结合其他死后变化以及尸体外部环境加以判断。

(二)依据尸体外部环境改变推断死亡时间

1. 尸体蝇类生长繁育情况　在其他地区的夏季,蝇类会在尸体的口角、鼻孔、眼角、外耳道、肛门、外阴以及创口等处产卵,卵变蛆成蛹,蛹破壳成蝇,具有一定的时序性演化规律。研究嗜尸性昆虫,特别是蝇类生长繁育周期的规律特征推断死亡时间,乃是法医昆虫学的主要内容。由于蝇的种类繁多,具有一定的地域性分布,不同种属蝇类的虫卵孵化、幼虫生长周期及化蛹和迭代的时间又各不相同,因此,推断死亡时间时,先要鉴别尸体上蝇的种属,知晓不同蝇类的生长周期及其生长繁育周期的环境影响因素等情况。因此,近几年来嗜尸性蝇类种属的鉴定及其繁殖演化周期等研究,已是法医昆虫学的研究热点。昆虫的生长受气候、温度和自然环境的影响较大,因此,热带地区法医学昆虫和其他地区的差别较大,需要专门性研究才能应用于法医学实践。

2. DNA 等生物大分子降解的时序性变化　存在于细胞核中的 DNA 是一类具有显著生化稳定性的核糖核酸遗传物质,同一物种的各器官组织细胞核中 DNA 含量恒定。人死后,由于自溶作用逐渐降解细胞的结构性和游离性生物大分子,其中在脱氧核糖核酸酶的作用下,核染色质双螺旋结构的 DNA 也逐渐降解为多核苷酸、单核苷酸及其最小功能性碱基分子,呈核酸生物大分子、中分子和小分子物质,具有一定的此消彼长的时序性变化规律。理论上,利用凝胶电泳技术和质谱学仪器检测技术检测不同死亡时间的尸体时,不同器官组织降解产生的相关大、中、小分子含量或其相对浓度的时序性变化规律,可以用于推断死亡时间。

同理,尸体不同器官组织的蛋白质、脂肪和多糖等生物大分子物质亦存在同样的多肽 - 寡肽 - 氨基酸等相应的大分子、中分子、小分子物质,或长链 - 中链 - 短链脂肪酸 -烃、羟、羧、烯、烷、芳香族化合物及其酯、醚、醇等相应的大分子、中分子、小分子物质,多糖 - 寡糖 - 单糖等相应的大分子、中分子、小分子物质,均存在一定的时序性降解规律,应用气相质谱仪和液相质谱仪等高通量高精度理化检测仪器,检测不同死亡时间的尸体不同器官组织降解产生的相关大、中、小分子含量或其相对浓度的时序性变化规律,也可以用于推断死亡时间。理论上,不同地域环境、不同器官组织、不同生物大分子的降解速率不同,均在不同的推断死亡时间"窗口期",可用以相互弥补、相互矫正,更准确地推断死亡时间,但这些方法尚处于实验研究阶段。此外,热带地区的尸体自溶腐败进程快,亦需要进行专门性研究,才能用于法医学实践。

3. 依据植物生长规律推断死亡时间　热带地区具有独特的气候地质条件,植被覆盖率较高,植物种类丰富且四季常青,野外尸体周围野生植物会因打斗、移尸、掩埋尸体等行为活动出现折断、拔起以及被压迫的现象。当植物被折断、拔起、压迫后,可一段时间内保留案发现场的当时状况,如观察用来遮盖隐蔽尸体而折断或拔起的植物高度、断枝和落叶枯萎和折断处修复情况等,均可一定程度地辅助推断死亡时间。另外,尸体下面被压或与尸体一同被掩埋的植物,因缺乏日光照射而停止光合作用,植物枝叶逐渐褪色,变成黄色、棕色,但一般的植物枯萎腐败均晚于尸体腐败,故可以利用植物枝叶褪色枯萎变化的时序性规律,推断死后时间。热带地区高温高湿以及多变的气候因素致尸体死后变化的发生发展进程快速且不同,仅通过尸体的死后变化推断死亡时间,容易出现较大的误差,因此,在针对野外尸体的现场勘验时,应尽可能地结合尸体周围植物的生长情况对照折断植物、尸体下面被压植物叶绿素变化等情况,综合推断死亡时间。

此外,还可通过观测现场和死者衣物上血痕的陈旧度,胡须和指甲的长度,膀胱尿量,以及遗留的报纸、日记、信件、食品包装袋、快递接收单、车船机票的日期及其风化退变情况,以及手机等的信息记录时间,死者衣着的季节性等进行综合分析,来推测死亡时间。特别是随着小型化电子手表的日益普及,其自动记录人体心率、血氧、血糖、血压等重要生理功能指标的功能,不仅有助于准确地推断死亡时间,更重要的是记录死前最后时间段的相关生命体征,有助于判断死因。这对于法医病理学工作者鉴定人类最常见的心脏性猝死、过敏性休克、毒物中毒、中暑、电击等缺乏特征性病变的"功能性死亡"难题,具有不可忽视的客观证据价值,甚至有望作为常规法医病理学死因鉴定不可或缺的重要科学证据。

(三)以广州为例的热带地区尸体肛温推断死亡时间的研究

机体死后影响尸温变化的因素在不同地区均有不同,如气候、体型、着装特点、盖被习惯等差异。基于数据来源地区的研究结果隐含了影响尸温下降的所有因素,研究结果应用在不同地区存在适用性问题,根据尸温推断死亡时间难以有一个统一的适用方法。以广州为例的热带地区地处北回归线以南,年平均气温可达 22.1 ℃,7、8 月份为广州最热的时候,极端高温可达 38 ℃,1 月是广州最冷的月份,平均气温可达 13.2 ℃,相当于北方的春秋季。同时以广州为例的热带地区全年雨量多、湿度大,年平均湿度在 79%~84%,偶尔极端的回南天则湿度可为 90% 以上。特殊的气候特点使影响尸温下降的因素及条件有别于其他地方,因此研究以广州为例的热带地区尸体肛温推断死亡时间的方法有其合理性及必要性。

杨安顺团队在多年工作中以统一标准采集了 385 例尸体肛温多因素数据,数据的环境温度为 13~33 ℃,尸体年龄跨度为 9~97 岁,其中男性 281 例,女性 104 例。经动物实验及查找文献资料,选择环境温度、衣着及覆盖物、载体、环境通风情况、体型、死因、湿度、性别、年龄进行分析,探究以广州为例的热带地区肛温推断死亡时间的应用方法。经统计学相关分析及偏相关分析,研究显示死亡时间与环境温度、衣着及覆盖物、载体、通风情况、体型、死因、湿度的相关性较大,与性别及年龄的相关性较小。

研究者通过对衣着及覆盖物、载体、通风情况、体型、死因进行量化评分(表 2-3、表 2-4、表 2-5、表 2-6)并采用多重线性回归分析,建立了 4 个在不同环境温度下运用的多元回归方程式如下(Y 为死亡时间,X_1 为肛温,X_2 为环境温度,X_3 为衣着及覆盖物,X_4 为载体,X_5 为通风情况,X_6 为体型,X_7 为死因,X_8 为湿度):

Y_1(13~<18 ℃)=39.525−1.143X_1+0.201X_2+0.088X_3+0.270X_4+0.066X_5+0.912X_6+0.114X_7−0.002X_8

Y_2(18~<23 ℃)=51.209−1.350X_1−0.098X_2+0.074X_3+0.615X_4+0.108X_5+0.510X_6−0.130X_7+0.027X_8

表 2-3 躯干部衣着及覆盖物评分表

躯干部衣着及覆盖物	评分
赤裸及仅着文胸、内裤	0
T恤、衬衫、裙子	1
薄毛衣、轻薄外套、卫衣	2
厚毛衣、夹层外套、轻羽绒、薄棉外套	3
羽绒服、厚棉外套	4
毛巾被、空调被	2
毛毯、薄棉被	3
厚棉被	4

表 2-4 载体评分表

载体类型	评分
金属类	−2
水泥地、瓷砖地、沥青路、沙地、草地、泥土地	−1
无载体（如悬空）	0
木质、皮制物	1
床褥	2

表 2-5 环境通风情况、体型评分表

内容		评分
通风情况	室外	−1
	室内	0
体型	瘦	−1
	中等	0
	胖	1

表 2-6 死因评分表

死因	评分
大失血	−2
内失血	−1
自然死亡	0
颅脑损伤	1
中毒（催眠镇静药及麻醉药中毒除外）	1
机械性窒息	2

Y_3（23~<28℃）=48.312−1.548X_1+0.419X_2+0.146X_3+0.275X_4+0.654X_5+0.525X_6−0.005X_7−0.002X_8

Y_4（28~<33℃）=53.862−1.661X_1+0.154X_2+0.762X_3+0.184X_4+1.168X_5+0.910X_6−0.029X_7+0.070X_8

经统计学检验，4 个回归方程的 P 值均 <0.05，均有统计学意义。4 个方程的决定系数（R^2）分别为 0.914（13~<18℃）、0.765 9（18~<23℃）、0.716（23~<28℃）、0.619（28~33℃），均超过 0.5，达到预期。

由于以广州为例的热带地区全年具有高温高湿的特点，收集到的数据绝大部分环境温度介于 13~33℃。推导出的 4 个不同环境温度下的方程式符合以广州为例热带地区的实际工作需要。但高温组（28~33℃）的拟合效果相对差，原因可能是较高的环境温度使影响因素的评分失真，如环境温度高时，某些加速降温的载体在高温下可能会对尸体起到保温作用；又如高温时室外比室内热，使室外尸体温度下降慢。基于以广州为例的热带地区全年湿度大的特殊气候，杨安顺团队选择并测量湿度进行分析，发现湿度与死亡时间的相关性较大（偏相关系数为 0.218），也符合以广州为例的热带地区高湿的特点。

应该注意的是，影响尸温下降的因素不胜枚举，诸如女性生理期、生前疾病状态、生前精神状态、药物等可能会影响尸温的下降，该研究仅选择了几个主要因素，难以面面俱到。再者，尸温的下降快慢有时也会出人意料，甚至无法明确原因，在实际运用中应严格运用影响因素的量化评分且不应忽略其他早期尸体现象的发生与发展，仍应结合其他早期尸体现象综合推断死亡时间。

二、热带地区特殊死后变化的鉴别

热带气候环境造成了热带地区特殊的死后变化，年轻法医的工作经验不足，对于这些特殊的死后变化及尸体征象，往往简单地直接运用传统法医学的经典尸体征象进行判断，可能会引发相关的死后变化混淆和困惑，甚至出现误判、误鉴情况，如将死后灼伤的尸体现象误判为生前烫伤，误导侦查办案方向。因此，在热带地区的法医学实践中，特殊的死后变化及尸体征象应以现有法医学经典理论知识为基础，结合热带地区环境及其所影响的特殊尸体征象特点，进行全面系统的综合性分析判断。

（一）死后灼伤的鉴别

热带地区的高温和高辐射天气，常可致野外工作和活动者中暑及因其他原因晕倒在炎热的地面和金属类物体上,而造成生前灼伤。同样,各种原因致死的户外死者也可发生尸体的死后灼伤,这也是热带地区法医学实践中常见的死后变化。因此,对户外死者进行尸检时,需注意体表的死后灼伤与生前烫伤的鉴别。广义的烧伤分为3种情况:①火焰烧烤所致的烧伤(burn);②高温液体或气体所致的烫伤(scald);③炙热固体所致的灼伤(cauma)。这些不同形式的热作用损伤主要伤及皮肤或黏膜及皮下组织,如肌肉、骨骼、关节,甚至内脏。生前烧伤按四度四分法分级:Ⅰ度表现为局部皮肤红、肿、干燥,无创面;浅Ⅱ度表现为局部红肿明显,表皮层水疱形成,含淡黄色或淡红色清澈液或蛋白浆液,水疱底面为红润潮湿的真皮,质软,毛细血管网充血扩张,呈颗粒状或脉络状;深Ⅱ度表现为局部皮肤全层(表皮 - 真皮)坏死,苍白或半透明厚壁水疱,多伴水疱破裂脱皮,创底灰白,混在细小红点的残存皮肤附件及其周围充血的毛细血管丛,水疱可有可无;Ⅲ度表现为皮肤全层及皮下组织凝固坏死,呈半透明褐色焦痂,硬如皮革,创底可见皮下淤滞或栓塞的粗大血管网;Ⅳ度表现为组织中水分丧失,蛋白凝固,组织收缩,变硬变脆,伤及皮下浅筋膜、肌肉、骨骼以及体腔内脏,外观呈黑色焦炭状(即炭化)。

　　死后灼伤是热带高温地区的一种特殊死后变化,形态学表现类似于灼伤,主要表现为局部皮肤表皮与真皮的分层,一般不形成间隙,偶见间隙形成和组织渗液,分层的表皮往往很快皱缩并变黑,裸露的真皮湿润,易于脱水而皮革样化,一般面积较大,形状不规则。死后灼伤好发部位多为易接触周围环境高温物体或日光暴晒的体表突出裸露部位(如面部、肩背部、臀部和四肢)。死后灼伤出现皮肤分层间隙渗液时,容易与腐败水泡相混淆,但两者形成机制截然不同,前者是局部热作用所致,后者则是尸体腐败作用所致。此外,由于死后灼伤部位亦多发于尸体低下部位,而与尸斑混杂,还需要注意两者之间的鉴别:在没有死后移动尸体的情况下,死后灼伤位于皮肤受压部位,尸斑环绕其周边,呈死后灼伤创面的白色及皮肤损伤位于中央区,尸斑的血色位于周围;如果出现尸斑形成后被移尸的情况下,则呈死后灼伤的创面与尸斑混杂的红白相间形态,与生前烫伤有时很难鉴别,需要结合现场案情,特别是病理组织学检验观察有无生活反应进行区分(表 2-7)。

表 2-7　死后灼伤的鉴别

内容	死后灼伤	腐败液气泡	烫伤 / 灼伤
发生时间	死后早期发生	死后晚期	生前损伤
发生部位	面部、肩背、臀部、四肢等体表裸露突出部位或阳光直射部位	全身	与生前案情相关,非接触炙热地面或物体部位
形成机制	局部热作用	尸体腐败	热作用

续表

内容	死后灼伤	腐败液气泡	烫伤 / 灼伤
生活反应	无	无	有
形态特征	创面干燥、不洁、面积较大,形状不规则,与尸斑混杂、中央部白色、周边尸斑样血色	液气水泡大小不一、表面湿润,伴其他腐败征象	创面轻重不一,渗出湿润,烫伤具有一定的泼洒、喷溅或流淌方向性,灼伤境界清楚

在热带地区的特殊环境下,死后灼伤是极特殊的一种早期死后变化,而其他地区此类死后变化罕见,其形态学变化与生前烫伤或灼伤极为相似,如果不能准确将其区分,法医学实践中很容易发生误判,导致侦查方向、死因鉴定等不良后果。因此,对于生前烫伤和死后灼伤的鉴别,应当结合当时尸体所处的环境和案情,特别是取材进行镜下法医病理组织学检验加以判断,切勿盲目依据经验给出鉴定意见和结论。

(二)死后局部压迫所致皮革样化的鉴别

皮革样化形成的因素主要受环境温度和湿度的影响,温度高、空气干燥且流动快的环境下易形成皮革样化;温度低、空气湿度大时则发生较慢或不出现。由于热带地区气候环境的影响,热带地区出现皮革样化的情况相对于其他地区较易出现。皮革样化的时间短,颜色较浅,呈蜡黄色;时间越长,颜色越深,呈深褐色。热带地区高温干燥、日光照射等因素,促进皮肤水分快速蒸发,皮革样化形成较其他地区快而明显,而水尸不发生皮革样化。

热带地区的皮革样化好发部位与温带地区相似,多见于表皮薄弱部位,如口唇、鼻尖部、阴囊、阴唇以及颈部等皮肤皱褶(特别是婴儿的颈项部)。生前皮肤损伤的表皮剥脱部位,如颈部索沟、扼痕,性侵案的女子尸体大腿内侧,以及腐败、生前烫伤的水疱破裂区等。但是,热带地区皮革样化的部位与其他地区存在一定的不同点,如尸体的体表突出裸露部位、受压的皮肤(尤其是面部),以及死后灼伤等部位也易形成皮革样化。热带地区无论是生前损伤还是死后损伤,都易出现皮革样化,皮革样化可让生前损伤更显而易见,两者的区别要点在于死后损伤形成的皮革样化呈蜡黄色干燥,且镜下组织学检查无生活反应;生前损伤形成的皮革样化呈暗褐色,特别是对于面部、肩部、肘部、膝关节、踝关节等体表突出部位皮肤,即容易生前受伤,亦容易死后接触炙热的地面及其他物体和受压而发生皮革样化,应注意区分是损伤还是死后压迫所致。

此外,与其他地区一样,眼睑闭合不严,外露部位的眼球结膜和巩膜部位,由于水分蒸发而干枯变薄,巩膜下面脉络膜层黑色素显露而呈干燥斑,称为巩膜黑斑(tache noire)或称 Larecher 斑。

(三)热带尸斑的鉴别

尸斑是重要的早期死后变化之一,具有多方面法医学尸检的证据价值,如尸斑的颜色、分布发展阶段,可提示死因、死亡时间、死亡前后的体位姿态等,有助于判断死亡方式和案情性质。尸斑的颜色可反映死因,如:①猝死,机械性窒息死者血氧含量低,尸斑呈暗紫红色,分布广泛,常混有瘀点。②氰化物中毒死者的血中氰化血红蛋白可致尸斑呈桃红色;一氧化碳中毒死者的血中碳氧血红蛋白可致尸斑呈较鲜红色;氯酸钾或亚硝酸盐中毒死者血中形成正铁血红蛋白可致尸斑呈灰褐色;硝基苯中毒死者的尸斑呈蓝绿色;硫化氢中毒死者的尸斑为暗绿色。③冻死者因寒冷情况下组织氧耗量减少,低温抑制血氧解离,故尸斑呈氧合血红蛋白丰富的鲜红色,但死后早期冷藏或冷冻的尸体,尸斑也较鲜红或浅淡,而热带地区发现的尸体一般会尽快冷冻保存以终止其腐败进程,进行尸斑颜色判断时,应考虑冷藏冷冻的影响因素,需要注意甄别。

但是,在热带地区高温高湿环境下,尸体腐败速度快、程度强,因此法医尸检时,容易出现高度腐败影响尸斑颜色、性质的现象,误导法医的观察判断。此外,相较其他地区,热带地区死后变化的溶血过程亦发生发展快,尸斑的扩散期、浸润期出现时间相对早而强,且多呈暗紫色的特点,容易与挫伤性皮下出血混淆,如果发生死后损伤的情况则更容易误判为生前损伤,因此,在热带地区进行尸检时,应注意与皮下出血相鉴别。2021 年,毛彦辉等的研究证实马松三色染色、丽春红 - 维多利亚蓝(P-VB)特殊染色可有效地辅助常规 HE 染色的组织病理学检验,用以鉴别生前挫伤和死后尸斑(图 2-12、图 2-13、图 2-14、表 2-1)。

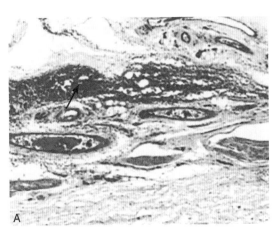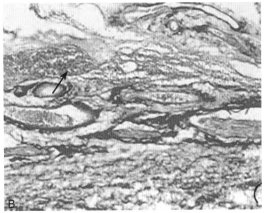

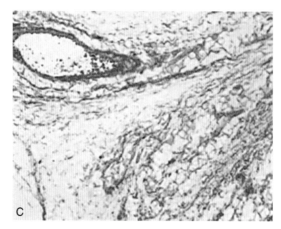

图 2-12 大鼠左右大腿挫伤后处死,放置于人工气候箱内(恒定温度 25℃、湿度 75%)1 小时
A. 皮下浅筋膜结缔组织挫伤出血区红细胞完整,HE 染色,×100;B. 同 A,挫伤出血区红细胞完整,
P-VB 染色,×100;C. 右大腿尸斑区皮下结缔组织血管扩张淤血,P-VB 染色,×100。

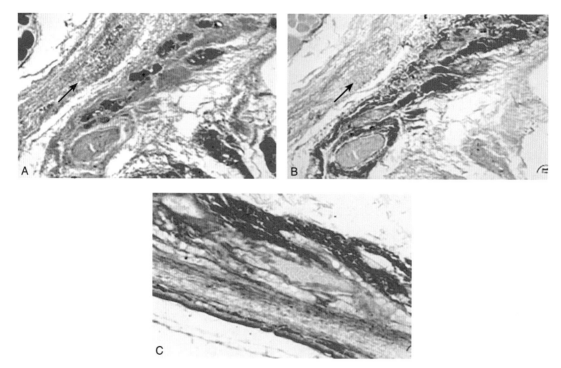

图 2-13 大鼠左右大腿挫伤后处死,放置于人工气候箱内(恒定温度 25℃、湿度 75%)4 天
A. 皮下浅筋膜结缔组织挫伤出血区红细胞溶血破碎,周边组织血浆扩散较局限、疏松水肿,HE 染色,
×100;B. 同 A,挫伤出血区红细胞溶血破碎,周边组织血浆扩散较局限、疏松水肿,P-VB 染色,×100;
C. 右大腿尸斑区皮下缔组织血管扩张红细胞碎片淤积,周边组织血浆扩散局限,P-VB 染色,×100。

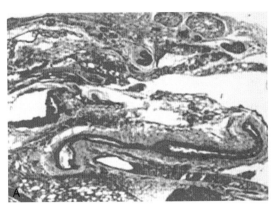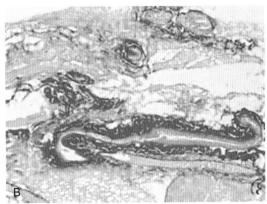
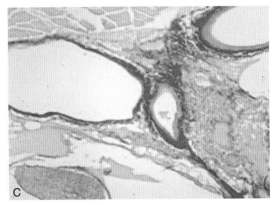

图 2-14　大鼠左右大腿挫伤后处死,放置于人工气候箱内(恒定温度 25℃、湿度 75%)8 天

A. 皮下浅筋膜结缔组织挫伤出血区红细胞溶解液化,周边组织血浆浸润弥漫,HE 染色,×100;B. 同 A,周边组织血浆浸润弥漫,P-VB 染色,×100;C. 右大腿尸斑区皮下结缔组织血管扩张浆液淤积,周边组织血浆浸润弥漫,P-VB 染色,×100。

(四)高度腐败尸体的检验

热带地区的特殊自然环境决定了高度腐败尸体的法医学实践中,部分地区甚至有"十尸九腐"的情况。由于尸体腐败对于尸体软组织损伤和疾病的病理形态产生难以辨认的破坏,例如,某些毒物中毒(如腐败组织可致血、胃内容物较高浓度酒精死后降解和再分布等),以及严重影响生前伤与死后伤鉴别等,很容易导致误判。

Anny 等回顾性研究了 2002—2004 年加拿大魁北克省法医局 230 例法医尸检结果,发现 18 例死后伤被误认为生前伤外伤,这类错误主要见于 5 种尸检变化:积液 12 例(66.7%),尸斑 5 例(27.8%),皮革样化 4 例(22.2%),腐败肿胀 4 例(22.2%),皮肤剥脱 1 例(5.56%)。这项研究表明,即使加拿大魁北克省是温寒带湿润气候,非热带气候,尸体腐败变化也可能被误解为生前创伤,误导人们怀疑暴力性死亡。因此,在热带地区对腐败尸体进行检验,必须高度注意,避免这类误判情况。基于目前热带地区法医学实践的总结,为防止高度腐败尸体检验时发生误判,建议特别重视以下几种情形:①慎重判断移尸与否;②慎重判断颈部损伤(颈部衣领所致的假性结扎沟等);③腹部创伤性肿胀;④内脏器官死后创形成(如心耳、膈肌、肝、脾等);⑤腐败液被误认为生前出血;⑥皮下气肿被误认为气胸;⑦生前手术瘢痕胀裂被误认为生前创;⑧生前损伤的特征变化与消失;⑨死亡时间推断。

三、热带地区法医实践的工作条件和个人防护

热带地区高温高湿的气候环境导致尸体极易高度腐败,加之热带地区动植物、微生物种类丰富,因此与其他地区相比,热带地区尸体检验现场高浓度腐败的有毒气体更易对法医检验人员的健康造成危害,各类热带传染病感染风险较高。因此,为了确保热带地区法医工作者的健康安全和尸检鉴定质量,需要有一定的特殊工作条件和个人保护措施。

(一)必要工作条件

1. 法医学尸体解剖室的设备条件　热带地区常见高度腐败尸体,尸体内部产生许多对人体明显有害的有毒气体和有毒液体,如硫化氢、二氧化硫、尸胺等,所以在热带地区解剖室必须具备良好的通风、地面抽气排气系统和空调设备装置,减少腐败气体的扩散和积聚。解剖室还应具备供水、排水和排污通畅的解剖台,良好的照明、摄影装置,紫外线灯等消毒设备,以及隔离的更衣间及喷淋设备等;有条件的解剖室应安装恒温恒湿设备,确保室内温度湿度可控,降低解剖期间尸体的进一步腐败;配备必要的消毒药物,以备尸检解剖人员意外受伤时进行及时消毒、包扎等紧急处理。此外,必须配备专人定期清洁和消毒尸检室及其周边场所,防止细菌和病毒等病原微生物传播。

同时,热带地区法医尸检解剖前,应注重尸体的保存和采样,特别是应尽快冷藏或冷冻尸体,因热带地区的高温高湿环境可使尸体在一天内即发生高度腐败,冷藏或冷冻尸体可减缓或抑制腐败进展及其对尸体器官组织的破坏,避免影响鉴定质量。

2. 常规病理组织学检验的要求　热带地区高温高湿环境下,人体会产生特殊的死后变化,如死后灼伤、死后压迫所致皮革样化以及尸斑等,大体肉眼观察的形态学变化极其相似,如果误判则很有可能导致办案方向偏离,出现错误认定嫌疑人、错判等不

良情况。因此,必须及时取材,进行常规病理组织学切片检验,鉴于常规 HE 组织切片染色难以鉴别腐败情况下的生前皮肤和皮下结缔组织挫伤出血,建议应用马松三色染色和丽春红 - 维多利亚蓝(P-VB)特殊染色,可有效区分生前皮肤和皮下结缔组织挫伤和尸斑(图 2-15),降低此类生前伤与死后变化的错判概率。因此,地市级及以上公安机关法医学实验室、高等医学院校法医学鉴定中心和地方法医学鉴定机构均应具备常规的病理组织学切片染色及检验鉴定的技术条件,并配备有尸体解剖及取材、固定、脱水、包埋、切片、染色等专门技术人员,生物显微镜及病理组织图像采集处理系统,以及具有丰富实践经验的法医病理学诊断专业鉴定人员。

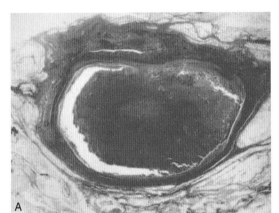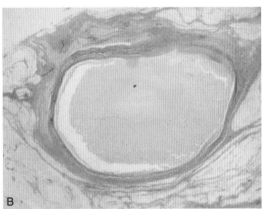

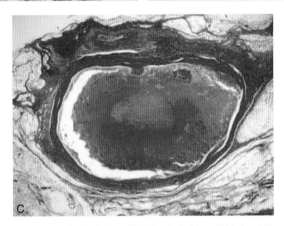

图 2-15　高度腐败尸体颈部大血管 3 种染色对比

A. 常规 HE 染色,×200,血管壁、血液(自溶的红细胞碎片浆液)、管周结缔组织呈均质嗜酸性粉染; B. 丽春红 - 维多利亚蓝(P-VB)染色,×200,血管壁及管周结缔组织呈红色,血液及管周红细胞碎片浆液呈黄色;C. 马松三色染色,×200,血管壁及管周结缔组织呈蓝色,血液及管周红细胞碎片浆液呈紫红色。

(资料来源:CHEN Z Y,YU X J,ZHU Y L,et al. Conventional HE staining combined with two special staining methods to identify antemortem stab wound in case with highly decomposed mutilated corpses[J]. Forensic Sci Med Pathol,2024,20:305-309.)

3. 专门知识储备   热带地区植被茂盛,尸体易被遮掩而难以发现,加之热带地区野生动植物种类繁多,且有毒动植物混杂其中,需要法医工作者具备一定的野外生存技能和对动植物的基本认识,以避免遭受动植物的伤害,更有效地开展现场勘验、就地尸体检验或搬运尸体。

热带地区法医学工作者不仅需要有过硬的专业知识储备,还应充分了解并尊重当地的民族风俗习惯。至今,部分热带地区族群仍保留着强烈的崇尚死者为大的思想和习俗,对于法医尸体解剖工作较为排斥,对此情况应当在尊重当地风俗习惯的基础上,请当地政府相关工作人员协助,耐心仔细地做好死者家属的工作,结合案情和尸表检验,排除死后变化的不利影响,初步判断案件性质和死亡方式,对于疾病死者或确定非刑事案件的情况,可以考虑尊重死者家属及当地习俗,不强制进行尸体解剖,但对于明显他杀等涉及刑事案件的尸体,必须依法进行尸检,这就需要法医学专业人员有较高的专业技能和工作经验。

(二)检验人员的个人防护

热带地区环境条件对于尸体死后变化及尸体征象的特殊性不利影响,不仅对法医学工作者的专业素养提出了更高的要求,也给法医自身的身体素质带来了不小的挑战。在热带地区的法医实践中,应当切实重视加强个人自身保护,包括使用高质量的口罩、手套和防护服,避免感染相关的疾病。

1. 现场勘验的保护   人员伤亡现场的情况有时可相当复杂,例如,悬崖峭壁下的尸体,含有毒气体的山洞或地窖中的尸体,接触电源或高压电线的尸体,遗留爆炸物的现场,以及潜在毒蛇猛兽或有毒植物的现场等。遇到这些具有潜在危险的现场,法医工作者应有充分防护预案或预判,考虑潜在的危险性并采取必要的防护措施,现场勘验和尸检时要格外小心,避免受到相关的损害。法医学工作者既不应害怕,也不可莽撞行事,避免造成无谓的损害,必须胆大心细,触摸尸体时须戴手套;检查死者衣物时,须用器械夹取,防止被衣兜内注射针等锐器伤及手指;提取血迹、分泌物等人体组织检材时,须用相应的注射器或器皿,并及时包装、密封,防止泄漏、污染。

2. 预防传染病感染   热带地区是世界公认的各类传染病的高发地区,热带地区法医工作者在进行尸体解剖鉴定的过程中,需要特别注意预防潜在的传染病感染及传播。因此,接触不明死因的尸体和进行法医学尸体解剖时,需要采取严格的防护措施,特别是对于可疑传染病死者,必须严格按照防传染病尸检规范,做好自己及现场人员的防护,对于确定患有传染病的死者,还必须依照《中华人民共和国传染病防治法》,按不同传染病分类的上报时限,及时通报给所在地的疾病预防控制中心。同时,对吸毒者、同性恋者、卖淫嫖娼者等潜在的艾滋病高危人群进行法医病理学尸体解剖时,要特别注意采取针对性防护措施,必须在独立的防传染病尸体解剖室进行,解剖者应穿戴高质量的防传染病透明面罩或防护镜、N95 级别口罩、隔离服、手套、长筒靴,以及准备防止开颅和锯骨时发生组织碎屑飞扬的电锯等。尸体解剖完毕后,一次性器械及其他用品必须立即按生物医学废弃物无害化包装处理;需要保留重复使用的器械及其他用品,必须立即进行规范化消毒,整个解剖室的房间和地面必须彻底冲洗消毒。

综上所述,热带地区的法医实践工作相比其他地区存在诸多特殊性挑战,对法医个人综合素质和工作条件提出更高的要求,需要法医学专业人员在熟悉掌握传统经典的法医学理论和技能的基础上,基于热带高温高湿及其他独特的环境条件,具备更开阔的视野、更积极的探索精神、更充沛的体力,特别是目前热带法医学的概念提出不久,相关研究刚刚起步,更需要热带法医工作者以进取、饱满的爱岗敬业态度,投身于热带法医学的理论研究与实践事业之中。要认真总结法医鉴定工作期间的经验教训,坚持理论、实践、再理论、再实践,感性认识到理性认识的热带法医学发展的认识论循环,从实践中发现问题、提出问题、科学研究、解决问题,提升专业技能和充实理论知识,确保法医学鉴定工作的质量。同时,还要注意加强个人和环境保护意识,制定一套适合热带地区法医学鉴定实践的工作操作规程和注意事项,以确保工作的安全和准确性,避免受到热带病及相关不利环境因素的影响,确保法医学工作者自身和公众的健康和安全。

第四节　热带地区案例分析

热带地区的法医学尸检实践中,经常面临一些与传统教科书中描述有所差异的死后变化,极易引起误判。特别是尸体死后变化的法医病理学观察和判断主要依赖于检验者的工作经验积累,对于接受传统的温带 - 亚热带 - 寒带法医学教育的法医工作者,到热带地区从事法医学工作,自身的实践经验不足、原有的理论知识体系偏差,均可能出现不同程度的误判错鉴。在热带法医学工作实践中,一定要综合现场环境因素、案情和全面系统的法医病理学检验,进行综合性分析判断,切忌简单片面地主观臆断。因此,本节提供几个实际案例,以供读者举一反三地借鉴参考。

一、杀人碎尸案中高度腐败的颈部刺创

1. 案情简介　某年 6 月 4 日和 9 日,某地清理河道作业的工人在相距约 1km 的河底淤泥里,分别发现 1 个旅行箱内装下半身尸块、1 个塑料编织袋装上半身尸块。

2. 尸检所见　6 月 12 日,法医首次尸检,尸体高度腐败,为成年男性,约死后 9 天。颈部平甲状软骨体 -C_5 椎体处完全离断,创缘光滑,断端皮肤、肌肉、甲状软骨、血管神经、颈椎骨见多处切创和砍创,未见明显生活反应,判断为死后碎尸形成。颈部断缘下左侧一单刃锐器创口长约 2.8cm,深达肌层(图 2-16A)。余全身体表和内脏器官组织弥漫高度腐败,呈灰白缺血状,未见明显体腔出血和伤病情况,胃内充盈未完全消化食物约 500g。7—12 月 3 次法医专家会议鉴定意见如下:①死者排除机械性窒息死亡、急性疾病死亡,但颈部锐器碎尸断头致切创、砍创、刺创混杂,自溶腐败破坏严重,难以鉴别和判定其中的生前致死性损伤和死后碎尸性损伤;②尸斑浅淡,心腔和大血管空虚,全身体表和内脏器官组织呈苍白贫血貌,符合失血性休克(hemorrhagic shock)死亡特征;③最后进餐约死前 1~2 小时,尚无法确定死因。

12 月 14 日行第 3 次尸检,发现颈左侧刺创口下 - 锁骨上下窝 - 左肩前背皮肤表面有条片状棕褐色斑迹,切开锁骨上窝斑迹区,可见一皮下创道,长约 5cm,最宽处约 2cm(图 2-16B),局部分别切取组织检材,进行常规 HE、P-VB 和马松三色染色组织切片染色。结果显示 3 种染色的皮肤及皮下软组织均已自溶腐败:①HE 染色见皮肤表面附着一层疏松淡粉红色无定形血性物,真皮层胶原纤维致密,嗜伊红粉染;PV-B 染色和马松三色染色见皮肤表面分别附着一层疏松淡黄绿色、淡紫红色无定形血性物,真

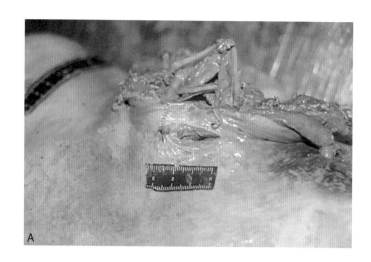

A

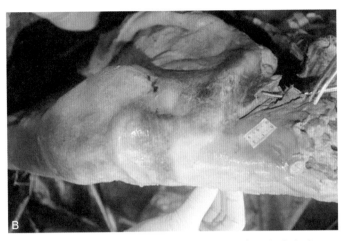

图 2-16 颈部尸检所见：颈部碎尸断端高度自溶腐败

A. 6 月 12 日首次尸检，颈部断端创缘呈多次切创和砍创，断缘下方左侧一单刃锐器创口长约 2.8cm，深达肌层；B. 12 月 14 日第 3 次尸检，颈左侧刺创口下 - 锁骨上下窝 - 左肩前背皮肤表面有条片状棕褐色斑迹，切开锁骨上窝区皮肤，见皮下创道。

皮层胶原纤维致密，分别呈红色、深蓝色，染色反差明显，轮廓分明，符合皮肤表面附着物为血液阳性物质（图 2-17）。②皮下胶原纤维围绕的创道内淤积多量无定形物颗粒、斑片状血性物质。HE 染色见创壁和创腔组织均呈嗜伊红粉染；PV-B 染色和马松三色染色创壁分别为橘红色、深蓝色胶原纤维组织轮廓，创腔内分别为黄绿色、紫红色血性物充盈（图 2-18），符合生前刺创的创道及出血的特征性改变。结合本案侦破抓捕凶手和现场勘验等证据，最终鉴定结论认定，本案系凶手因经济纠纷蓄意使用单刃水果刀刺创伤者颈部致死后碎尸和抛扔尸块。

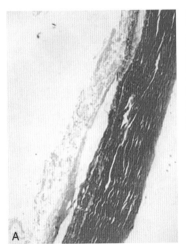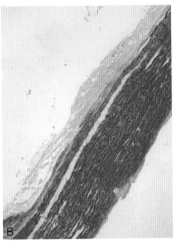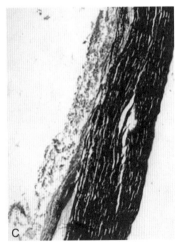

图 2-17 颈左侧棕褐色变色区皮肤三种染色结果（×200）

A. HE 染色；B. P-VB 染色；C. 马松三色染色。

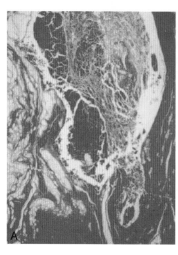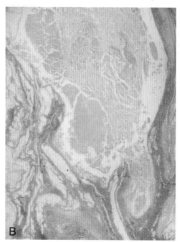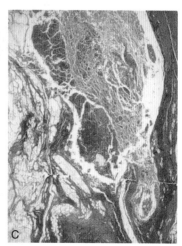

图 2-18   刺创道深部组织 3 种染色结果（×200）

A. HE 染色；B. P-VB 染色；C. 马松三色染色。

（资料来源：CHEN Z Y, YU X J, ZHU Y L, et al. Conventional HE staining combined with two special staining methods to identify antemortem stab wound in case with highly decomposed mutilated corpses［J］. Forensic Sci Med Pathol, 2024, 20: 305-309.）

二、类生前出血现象

1. 案情简介   2023 年 4 月 6 日 15 时许，在河中抽水机附近发现男性浮尸。18 时许，尸体被运至法医学解剖室进行体表检验，法医在其右侧颈部抽取静脉血备检，流血不止，予止血钳夹针孔处止血，随后将尸体冷冻 3 天后进行法医病理学尸体解剖。

2. 现场勘查   现场未见明显打斗痕迹，尸体位于河中抽水机旁，呈俯卧姿态，河岸勘查仅发现死者的脚印，余无异常发现。

3. 尸检所见   右侧颈部皮肤见一注射针孔，针孔周围皮肤有钳夹痕迹（图 2-19A），局部皮肤与周围皮肤色泽一致，未见红肿、青紫等生活反应，余颈项部皮肤未见损伤，颈部活动度无增大。右侧颈部皮下组织于穿刺部位有片状出血，并向周边组织间隙扩散，呈血凝块样，按压疑似出血区域组织，暗红色不完全消失，呈轻度褪色，少量液体渗出，类血凝块区域组织表面湿润，血凝块可部分擦除（图 2-19B、C）。气管及双侧支气管腔有细碎泡沫状液体淤积；双肺饱满膨胀，与胸壁无粘连，表面可见肋骨压痕，有散在点片状出血，切面呈显著水肿状，双胸腔少量积液。心脏表面有散在出血点。余未见明显异常。镜下检查示颈部疑似出血区组织局部形态正常，局部组织间隙有较多红细胞，部分呈弥散分布，部分呈团块状分布，但红细胞均呈独立状，未见细胞间粘连现

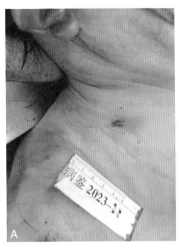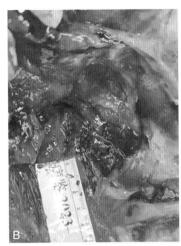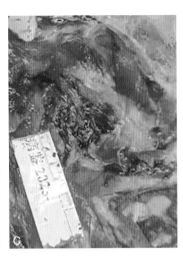

图 2-19　颈部抽血针痕及周围皮肤钳夹痕迹

A. 钳夹处皮肤及周围皮肤色泽均匀一致，未见红肿、青紫等生活反应；B. 颈部皮下疑似出血凝血区：擦拭前出血区表面湿润、光泽；C. 颈部皮下疑似出血凝血区：部分血块被擦拭掉，色泽变暗。

象，未见纤维蛋白网和血小板凝集，未见炎性细胞浸润（图 2-20）。双肺间质血管高度淤血水肿，肺泡腔弥漫嗜伊红渗出液，部分肺泡腔扩张，肺泡隔断裂；局部肺组织灶性出血；细小支气管壁有少量炎性细胞浸润。脑、肺、肝、肾、脾等多器官组织淤血水肿。对被鉴定人的肺、肝、肾、脾组织进行硅藻检验，检出较多硅藻且与落水区域的水样中的一些硅藻类型相一致。

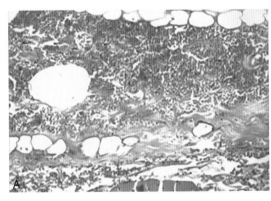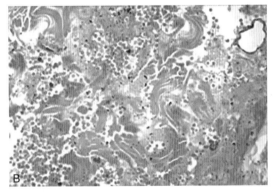

图 2-20　颈部出血区组织病理学检验

A. 组织间隙较多红细胞弥散分布；B. 组织间隙的红细胞互相独立散在。

4. 案情调查　综合现场勘查和调取现场监控、周边居民区走访调查等证据资料，分析认为本例死者因抽水机故障，自行下河中检查，发生意外溺死。案发时间为当天的正午最炎热时分，现场周边无行人，因此，没有获得及时救助而导致悲剧发生。

5. 本案的热带特殊性分析　颈部出血是因溺水时淡水进入死者的血液循环,特别是溺水窒息死亡过程中发生上腔静脉回流综合征,头颈部血管血液充盈,抽血过程中针头刺破血管,故血液外溢多。一般情况下,在机械性窒息死亡过程中,血液纤溶酶增多,抽血后很快冷冻尸体,低温抑制血液纤溶酶活性,以致外溢血液在组织间隙中形成血凝块,加上尸体迅速冷冻,使外溢血液在组织中冻结形成类似血凝块样。解剖前尸体在缓慢解冻过程中,局部血液向周围组织进一步扩散浸润,使局部组织染色难以擦除。对于深部出血,也可能会存在化冻难以彻底的情况,而呈微小血凝块样。因此,本例死者行颈静脉穿刺抽血后,尸体被迅速冷冻,尸体解冻后解剖检验发现颈部局部形成类似于生前出血的现象,若没有明确的事件前后现场勘验和视频监控录像等调查,仅就尸检所见的颈部局部表现,可能会导致误判为生前出血。在法医学实践中,出血一直被认为是生前损伤的特征之一。热带地区,由于尸体腐败进程明显快于其他地区,为避免腐败而致组织损伤的形态学证据破坏,通常要快速放于冰柜中速冻保存,因此,需要引以为戒。

（陈建华　邓建强　于晓军　萧开平　程文斌　郭立创　张建华　李英敏　罗　斌

李冬日　黎景全　权国林　杨安顺　段智奥）

参 考 文 献

［1］王保捷,侯一平.法医学［M］.7版.北京:人民卫生出版社,2018.

［2］邓建强.热带法医学［M］.北京:人民卫生出版社,2019.

［3］高津日洋.法医尸检手册［M］.赵东,译.北京:人民卫生出版社,2021.

［4］丛斌.法医病理学［M］.5版.北京:人民卫生出版社,2016.

［5］王博,徐玉钊,覃小诗,等.尸体颈部穿刺后冻存发生类生前出血样变化1例法医学鉴别［J］.临床与实验病理学杂志,2023（9）:1140-1142.

［6］毛彦辉,李波,冯龙,等.P/VB染色鉴定腐败结缔组织挫伤和损伤时间［J］.法医学杂志,2021,37（3）:412-415,422.

［7］李学博,于晓军.高度传染性疾病尸体解剖查验工作机制的探讨［J］.中国法医学杂志,2021,36（1）:72-75.

[8] 杨安顺,权国林,高云贵,等.尸体肛温与死亡时间推断[J].法医学杂志,2019,35(06):726-732.

[9] 杨安顺,龙定峰,高云贵,等.以广州为例的热带地区尸体肛温推断死亡时间的应用研究[J].中国法医学杂志,2020,35(05):473-476.

[10] 杨安顺,罗斌,吴锡福.死因影响尸体肛温下降的实验研究[J].广东公安科技,2019,27(4):33-36.

[11] 杨安顺,高云贵,汪君.广州地区不同环境温度下利用肛温推断死亡时间的研究[J].广东公安科技,2023,31(04):27-28.

[12] SIKARY A K,BEHERA C,MURTY O P. Adipocere formation in subtropical climate of northern India:a retrospective study[J]. J Forensic Sci,2019,64(1):260-263.

[13] BYARD R W,SIMPSON E,FORBES S L. Arid climate adipocere-the importance of microenvironment[J]. J Forensic Sci,2020,65(1):327-329.

[14] CHEN R,YIN P,WANG L,et al. Association between ambient temperature and mortality risk and burden:time series study in 272 main Chinese cities[J]. BMJ,2018,363:k4306.

[15] ALAHMAD B,KHRAISHAH H,ROYE D,et al. Associations between extreme temperatures and cardiovascular cause-specific mortality:results from 27 countries[J]. Circulation,2023,147(1):35-46.

[16] LECCIA C,ALUNNI V,QUATREHOMME G. Modern(forensic)mummies:a study of twenty cases[J]. Forensic Sci Int,2018,288:330. e1-330. e9.

[17] IVORRA T,KHORRI S M,RAHIMI R,et al. New developmental data of Chrysomya megacephala (diptera:calliphoridae)in tropical temperatures and its implications in forensic entomology[J]. Trop Biomed,2023,40(1):1-6.

[18] GUNAWARDENA S A,ABEYRATNE P,JAYASENA A,et al. Retrospective analysis of factors affecting rate of skeletonization within a tropical climate[J]. Sci Justice,2023,63(5):638-650.

[19] ALMULHIM A M,MENEZES R G. Evaluation of postmortem changes[M]. Treasure Island(FL): Stat Pearls Publishing,2023.

[20] MOITAS B,CALDAS I M,SAMPAIO-MAIA B. Microbiology and postmortem interval:a systematic review[J]. Forensic Sci Med Pathol,2023.

[21] ZHU Y L,CHEN Z Y,YU X J,et al. Identification of the cause of death of a corpse in water through immersion time combined with tide mark on neck and material mechanic measurement for suspicious rope of strangulation[J]. Annals of Case Reports,2022,7(6):1-5.

[22] CHEN Z Y, YU X J, ZHU Y L, et al. Conventional HE staining combined with two special staining methods to identify antemortem stab wound in case with highly decomposed mutilated corpses [J]. Forensic Sci Med Pathol, 2024, 20: 305-309.

[23] CHEN Z Y, ZHANG C Q, LIU C, et al. Hepatic venous gas secondary to pulmonary barotrauma: rat model study [J]. Forensic Sci Med Pathol, 2023.

第三章　热带地区机械性损伤

机械性损伤(mechanical injury)是指机械性外力作用于人体造成的人体组织结构破坏和功能障碍。热带地区机械性损伤的理论体系离不开经典的法医学机械性损伤相关理论,包括致伤物、作用力和人体组织特性等,是热带法医学机械性损伤的理论基础。热带地区机械性损伤在致伤原因和某些损伤的特征方面,存在其特殊的地域特点。

第一节　影响机械性损伤的气候与环境因素

不同的气候环境因素对于机械性损伤具有不同的影响。温度、湿度、压强、日照、微生物环境、人口、生活习惯的差异等,均为影响机械性损伤的重要因素。不同地区由于气候和地理因素不同,机械性损伤往往会有不同的表现。

一、影响机械性损伤的地理气候因素

(一)不同气候带对机械性损伤的影响

McGregor 等运用数学模型预测,揭示温度和压力共同影响软组织损伤形成,温度可以作为机械性损伤的减缓或加重因素,具体取决于损伤严重程度和所处环境温度。不同气候对微生物环境造成的影响也不同,如皮肤浅部真菌病的致病菌,受地域、气候变化的影响会有所差异;研究显示生物肠道内菌群的地理差异也很大。事实上,地理气候因素对机械性损伤的影响远比人们认识到的复杂,不同的气候条件对机械性损伤的影响有明显差异。热带地区损伤后的创口感染率较常温常湿及寒冷地区高且感染时间早,其创伤基础研究与临床救治方面有不同于其他环境的特殊性,表现在以下几方面。

1. 热带地区创伤的病理变化在同一时期应较常温常湿环境下明显,并进行性加重。高温造成体内水分大量丢失,在伤后失血的基础上,更加重了循环血容量的不足,造成全身各脏器灌注不足。另外,温暖潮湿的环境使伤口细菌繁殖迅速,产生大量毒素,加上机体屏障功能减弱,免疫力下降,易导致败血症或脓毒血症,从而进一步损害全身各脏器。与一般环境下的创伤相比,其全身病理生理改变应更加明显,对各器官系统的损伤也更广泛和严重,容易发生多器官功能障碍综合征(multiple organ dysfunction syndrome,MODS),病死率会明显增高。

2. 热带地区的伤口局部组织代谢旺盛,分解代谢增强,肌肉坏死进展快且严重,多为不可逆性改变,能量消耗应明显高于常温常湿环境。

3. 热带地区的伤口内细菌数量在同一时期比其他地区环境下高,且随时间的延长呈显著增长之势,达到感染临界数值的时限一般早于其他地区(12小时),并且肠道内细菌更容易入血造成肠源性感染。

从病理学改变到临床表现,热带地区的创伤救治研究均有其特殊性和规律。所以,军事医学中有热带战创伤的专门性学科。

(二)不同地理因素对机械性损伤的影响

除气候因素外,不同的地理环境对机械性损伤也会造成特殊影响。高原自然环境独特,气候寒冷、干燥,紫外线强度大,日照时间长,氧分压低,不利于需氧菌的生长繁殖;且由于大部分高原地区人口稀少,海拔高,空气、土壤表层细菌含量低等因素,高原地区创伤患者需氧菌感染率低,清创时限比平原地区延长,且伤口愈合良好。此外,高原地区的寒冷环境使外伤的转归过程与寒带极其相似。

而在沿海、环海地区,需要关注的是海水浸泡伤(seawater immersion injury)。特殊沿海、环海、临海地区海水浸泡开放性创伤并不少见,特别是与海洋军事科学、海事活动、渔业管理等相关,因事故落入海水的人员也可能遭受开放性创伤合并海水浸泡的威胁。海水具有高渗高碱性,含菌量高,水中细菌在水温较高时更为活跃。海水浸泡开放性创伤的损伤机制复杂,不仅与海水的特殊理化性质有关,还与开放性创伤的部位、大小、损伤时间及海水浸泡时间相关。

就目前国内外的研究状况来看,常温常湿环境下机械性损伤在国内外均有较多研究,高原、高寒环境下机械性损伤的相关研究作为环境医学研究的重要内容,国内外也已有较多报道。而高温、高湿环境医学的研究目前主要集中在热射病、热带传染病、寄生虫病及热环境下全身性病理生理变化等方面,而对于机械性损伤的研究较少。

二、影响机械性损伤的热带地区地理气候特点

热带地区由于其独特的环境,机械性损伤与其他地区具有较大差异。热带地区气候种类多,但共同特点为高温、长日照。这种独特的气候条件导致了机械性损伤具有易变化、易加重、难治愈的特点;加之人类社会发展水平不均一,医疗水平对于机械性损伤的转归也具有一定影响。以下从地区环境、生活习惯等方面展开讨论。

(一)热带地区环境因素对机械性损伤的影响

热带地区环境一般分为高温强辐射(干热环境)、高温高湿(湿热环境)等,干热环境主要指沙漠地区,体液丧失较其他环境快。而湿热环境夏季炎热多湿,太阳辐射强。这些特殊的环境因素增加了机体的代谢消耗,使人体较易发生内环境紊乱,从而处于内环境稳态失衡的状态。由高温导致的人体内环境变化,使人在面临突发事件,如外来打击、交通事故、意外等情况时,对突发危险的应激反应能力大大下降,对人体的损伤程度起加重作用。

高温高湿或高温干燥对于热带机械性损伤的影响存在差异,这些情况下若伤口暴露均会造成更高的感染率,增加医疗负担,这与环境中细菌含量、伤口组织腐坏、人体内环境等相关。如果创口的损伤发展炎症程度严重,可能影响预后。高温高湿环境下体温变化的研究显示,过热可使免疫功能减退,如免疫细胞在40℃时即可受到抑制,43℃时则可发生不可逆性损伤。研究发现温度对心血管疾病、呼吸、脑血管和缺血性心脏病的死亡率有显著的非线性影响。在高湿度时,30℃的环境温度即可使安静状态下的人体体温升高、脉搏加快、汗蒸发率下降,环境温度达35℃时影响则非常显著,故可认为高湿度对生理产生不良影响的温度界限是35℃。特别是户外工作者暴露于阳光直射的高热环境下,更容易造成脉搏快速而需氧量增加,而补水不足和散热不及时导致的热射病在热带并不少见。有研究表明,近年来由于全球气候变暖、城市化、工业化等原因,户外工作的人由于长日照和高温而入院的情况有所增加,并且呈现上升趋势。由于受到环境影响,人体发生稳态失衡、体力不支、精神恍惚等,会加大机械性损伤的发生风险,如高空坠落、车祸、挤压伤等。

高温干燥主要是沙漠干旱地区,比如热带沙漠气候地区。非洲的撒哈拉沙漠是世界上面积最大的热带沙漠气候地区,是世界上阳光最充足的地方,总面积超过900万km²。在我国,沙漠面积约占全国陆地总面积的13%,而我国的塔克拉玛干沙漠是温带沙漠;位于

中国新疆塔里木盆地东部的罗布泊，是中国塔克拉玛干沙漠的最东缘，是世界上著名的干旱中心。近年来沙漠旅行者增加，沙漠徒步的探险者随着装备的改进也在增加，这也意味着在高温干燥环境下发生户外损伤危险的人数会增加。

（二）热带地区人文、社会环境对于机械性损伤的影响

热带地区高温且太阳辐射强，日照时间长，故而人文、社会环境和其他地区有所差别。高温和长日照时间使当地居民的心理状况易受环境影响，情绪起伏大，特别是长时间处于户外工作和运动的人，情绪的波动可能会增加肇事概率。研究表明户外工作的人在体内稳态失衡的情况下，若发生损伤，更容易造成严重后果。心理学相关研究表明人的心理活动与温度有关联，而长期处于高温环境中的人具有更高的犯罪概率和心理疾病发生率。高温影响人的主观情绪，这可能是因为直接暴露于高温环境会使人体感受到高温压力，疲惫感增加，降低生理上的愉悦感，进而影响其积极情绪体验。当气温过高时，人们可能会产生压抑、愤怒、痛苦等心理感受，进而影响人们的心理健康水平。在热带地区，暴露于高温环境可以增加人际冲突与攻击行为，降低生活满意度，基于情绪失控而发生的惹事斗殴时有发生。研究显示，许多被告人在陈述自己罪行时会说："我当时太热，昏了头""天气太热了，我很口渴，没控制住自己的情绪"。美国斯坦福大学研究人员在 2018 年发现，月平均气温越高，社交网站上压抑词汇的使用频率也越高。因此，热带地区法医学工作者应当在实践和学习中充分考虑热带地区的特殊情况。

通常在寒带或温带地区的春、秋、冬 3 个季节，人们着装以长裤长袖为主，厚薄不一，但都可以对机械性损伤的发生起到预防作用，甚至在损伤到达时进行一些物理保护从而使机械性损伤的伤害程度降低。而大部分热带地区常年高温，穿着长袖长裤的时间仅为半个月左右，更多时间人们的着装为清凉易散热的短裤、短袖甚至凉拖鞋，这就一定程度地损失了部分物理保护，导致无法预防损伤以及降低伤害，其损伤程度可能更严重。而损伤发生后，其变化和治愈过程也和其他地区差异较大：高温高湿使热带环境中的细菌更适合繁殖，感染风险增大；高温促进人体心脏收缩，人体体表皮肤血管末梢绝大部分时间处于扩张状态，以便于体表散热，因此，同样程度的损害，热带地区体表损伤的出血程度要比寒带地区严重。

某些热带地区人口密度大，随着科技发展，车辆的普遍使用造成的交通事故损伤发生率也呈增加趋势。由于意外导致车内高温脱水致死的案例也时有报道。He 等的一项研究表明，在全球范围内，1990 年至 2019 年期间，高温导致的道路伤害每年死亡人数从 20 270 人显著增加到 28 396 人，并且国家的道路运输基础设施投资与高温道路伤害

负担相关,极端高温可能会增加道路损伤的风险。这表明了在热带地区,高温造成的道路损害死亡指数较高。

(三)某些独特的地理环境对于机械性损伤的影响

许多热带地区沿海、环海、临海。海水具有高渗、碱性、低温的特点。合并热带高温环境、微生物环境和海水浸泡,患者的伤情较其他陆地损伤更加严重和复杂化,热带的海水浸泡伤具有诸多与陆地损伤不同的特点。

1. 腹壁被利器切割伤的患者,高钠、高渗性的海水进入腹膜腔后便产生了透析效应,导致血液浓缩。

2. 胸部开放伤后海水进入胸腔不仅压迫肺脏,还会引起严重的电解质紊乱、高渗性脱水、酸中毒等。

3. 四肢开放性损伤被海水浸泡后容易加重继发损伤。

4. 浸泡出水后由于环境因素的影响,更容易加重全身其他脏器感染的反应。

某些热带地区由于处于战乱状态,医疗救助水平有限,导致机械性损伤造成的死亡率也有不同程度的升高。在一些动荡的热带地区,由于持有枪械的不法分子更为活跃,枪弹伤(gunshot injury)出现的频率较高,当地法医检验枪弹伤的经验可能比我国很多法医丰富。张洪涛等的研究表明高温高湿环境因素与火器伤(firearm injury)因素同时作用后机体变化更为显著,组织损伤更为严重。处于高温高湿环境下的肢体火器伤会导致更强烈的机体应激反应,当机体处于应激状态下,分解代谢增强更明显;组织释放酶含量与局部组织损伤程度一致;肌酸激酶含量变化对反应组织损伤更敏感。赖西南等的研究发现肢体火器伤合并海水浸泡时,可加剧伤道周围骨骼肌组织的过氧化脂质反应,抑制抗氧化物酶活性,从而导致能量代谢障碍和细胞膜酶活性下降,加重继发损伤。

综上所述,机械性损伤作为最常见的暴力性损伤,其发生率与死亡率较高,所以在法医临床学、法医病理学、法医精神病学、刑事科学技术等领域都有非常重要的地位。机械性损伤的形态特点可因致伤物种类的不同、人体组织复杂的结构、伤后所处的环境、承受打击时人体不同的体位等原因而呈现多种多样的损伤,是法医学鉴定中最困难和最复杂的问题之一。大量的研究表明,在热带地区,人体对于损伤的反应和耐受和其他地区存在极大的不同。因此,人体在遭受机械性损伤后,热带自然条件会在损伤的发生、愈合和预后方面产生重要影响,使得热带地区机械性损伤在法医学实践中具有特殊性的理论及实践基础。研究在热带地区特殊环境下的机械性损伤机制、转归及法医学鉴定,将是对传统法医学研究的一个重要补充和发展。

第二节　热带地区机械性损伤的特殊表现

热带地区机械性损伤具有特殊表现,包括其致伤物、创口形态、损伤发展过程等,与其他地区存在不同程度的差异。

一、热带地区特殊致伤物

热带地区独特的动植物种群以及农、渔业特色等使致伤物种类繁多且独具特色,在当地法医学实践中必须予以关注。

(一)造成特殊机械性损伤的热带植物

热带常见的植物,如橡胶树、波罗蜜树、椰子树、榴梿树、油棕树、剑麻、铁树花、杧果树、仙人掌等,其特点有叶大、植株高、果实重、叶尖锐、带刺等。醉酒后跌倒被掉落的干燥油棕叶或剑麻叶刺伤动脉甚至致死时,其创口有其特殊性,若尸体被挪动甚至会对案件侦查造成困扰。

热带常见的巨大叶片植物,如王棕、椰子等,叶片可有 1~3m 长,因树形优美,抗风能力强,通常被用作行道树和庭院绿化树种。许多热带植株的叶片重量大,有些甚至达10kg,带尖端,且坠落的高度高,果实和叶片的坠落可导致人体损伤。

(二)造成特殊机械性损伤的热带地区特殊农具、渔具

由于地区生活习惯及科技发展的差异,许多热带地区至今仍保留了使用独特、少见的农业、捕鱼工具的习惯。农具、渔具五花八门,在临时起意的伤害案件中常被用作致伤物,常见的如长砍刀、手捻刀、割胶刀、泥撬、耙刺类渔具、文蛤耙、摘椰长柄镰刀、金属脚蹬、捕鱼铁网等,法医工作者对此应当有所了解。

(三)造成特殊机械性损伤的热带地区常见动物

事实上大部分地区的大多数咬伤是由狗和猫引起的,因为这两种动物最常被家庭作为宠物喂养。典型的狗咬伤呈不规则的撕裂伤,损伤较重,猫咬伤呈较深的穿刺伤,

但损伤一般较轻,二者均常引起感染,咬伤感染后出现疼痛和红肿,特别需要注意防止狂犬病的发生。而在热带地区,因为环境适宜,蛇、蜘蛛、蝎子、鳄鱼等也被部分地区极少数特殊信仰、职业或爱好人群饲养。

由于热带地区环境适宜、物种丰富,是绝大多数野生动物的理想栖息场所,虽然被动物咬伤、蜇伤、咬死、毒死等事件在全世界都有发生,但在热带和亚热带区域更加频发。热带和亚热带的独特气候使动物种类丰富、食物充足。在这些地区生长着大量有毒动物物种,并且许多居民以农村生活方式为主,这些地区的传统生活方式对于野生动物的防备较松,救护不及时、不科学等,都是致病率和死亡率比其他地区更高的主要因素。诸如缅甸和斯里兰卡等国家曾报道蛇咬伤的年死亡率为(5~15)/10万人口。还有部分如巨蜥、猎豹、猎狗、狮、虎、狼、熊等野生动物也可能于特殊时候攻击当地居民。此外,热带地区的昆虫种类也很多样,有些昆虫可能会对尸体进行蛀食,并且由于环境的影响,损伤腐败更快,二者结合可以对尸表状况和病理学分析产生影响。

在某些沿海、环海、临海的热带地区,海蛇、鲨鱼、电鳗等较其他地区多见,若水中尸体被发现时裸露的部位有机械性损伤,需要考虑是否为此类海洋水生动物啃咬所致。偶有电鳗电击导致死亡、海蛇咬伤中毒死亡的案例,这些水中尸体若发现不及时往往高度腐败,细小的咬伤和电击伤难以检见,对于死因分析而言是难点,需要根据案情,适当使用排除法,谨慎下鉴定结论。此外,鲨鱼撕咬导致大出血死亡的案例,结合撕咬痕迹一般不难鉴定。

(四)造成特殊机械性损伤的热带地区其他致伤物

热带地区物产丰富,其中不乏颜色艳丽、形态独具特色的品类,可能被当地居民制作为生活饰品。例如,热带沿海地区居民常把热带海螺壳、贝壳、鱼骨、珊瑚等作为居家陈列品,在室内打斗案件中,当事人临时起意,可能将上述生活饰品作为致伤工具。

热带地区水温适宜,游泳、潜水、冲浪等水中娱乐项目常年开展,加之热带水域航运发达,船艇往来量大,螺旋桨损伤较其他温寒带地区多见。若水中尸体伴有损伤,分析致伤物时应当把螺旋桨纳入考虑范围。

二、热带地区损伤转归的特殊性

热带地区损伤的基础研究和相关的临床实践已经证明,热带地区的损伤修复愈合情况等由于高温高湿、长日照、细菌、病毒等诸多因素的影响,与其他地区存在差异。

（一）热带地区机械性损伤的损伤修复

热带地区机械性损伤的损伤修复过程包括感染、出血、组织变化、全身机体功能等，具有特殊性。

1. 感染的发生　热带地区高温环境使创口的污染更容易进入皮下深层遭受损坏的肌肉组织，感染的发生概率高、进展快。特别是在创口较大较深的情况下，感染时间早。

研究表明，高温高湿环境下机械性损伤的组织病理损伤严重，且随时间的延长而逐渐加重，建议救治时更应及早彻底清创。在热带地区的环境中，许多细菌更适合存活，空气、土壤表层细菌含量增加，因而损伤发生后伤口细菌繁殖迅速，产生的毒素更多，加上机体屏障功能减弱，免疫力下降，易导致败血症或脓毒血症，从而进一步损害全身各脏器。热带地区的伤口内细菌数量在同一时期比常温常湿环境下多，且随时间的延长呈显著增长之势，达到感染临界数值的时限也早于一般环境下（12 小时），并且肠道内细菌更容易入血造成肠源性感染。热带地区气候炎热、易于出汗，因此，如长期卧床不注意翻身等护理工作，容易发生压疮，热带地区一旦发生压疮，常常经久不愈，加重了原始损伤的损害后果。

热带地区常存在一些特殊的疾病，如登革热、疟疾等，这些疾病通常通过蚊虫叮咬人类传播疾病，在机械性损伤的情况下，如果伤口暴露在感染源中，可能增加感染的风险。

2. 损伤局部出血　热带地区由于气温高，人体为了保持体温的平衡，与散热有关的各项生理活动活跃而旺盛，作为散热最主要机制的体表皮肤末梢循环，为了加大散热量，血管常处于扩张状态，局部血流量大且速度加快。因此，局部损伤后，出血程度要比寒带地区严重。

3. 局部组织的变化　在热带高温高湿环境下，机体通过对流、传导和辐射排热障碍，代偿性出汗排热增加，导致机体代谢率增加、体热平衡失调、水盐代谢紊乱和血液循环改变等。通常高温高湿环境可以引起伤者体温升高、呼吸频率和心率增加等明显生命体征改变。在严重损伤时，热带地区创伤的病理变化在同一时期较常温常湿环境下明显，伤口局部组织代谢旺盛，分解代谢增强，肌肉坏死严重，消耗量明显高于常温常湿环境，并进行性加重，组织的变性坏死多为不可逆性改变。

4. 机体全身功能的影响　在高温造成体内水分大量丢失的基础上，伤后失血更加重了有效循环血容量的不足，造成全身各脏器灌注不足，易导致低血容量性休克；同时，由于感染情况的加剧,与一般环境下的创伤相比,其全身病理生理改变更加明显,对各器官系统的损伤也更广泛和严重,容易发生多器官功能障碍综合征。

5. 救治设施的影响 目前,某些热带地区的损伤救治由于缺乏针对热带地区创伤救治要求的急救装备和器材,采用的部分装备本身不符合热带地区损伤救治要求,如由于夹板或空气夹板不具有通透性,导致创伤血液和大量的汗液积聚伤处,从而加重局部创伤反应,利于细菌的存留和繁殖;尤其在高温高湿条件下,若缺乏立体快速的后送工具,伤员因感染、二次损伤而发生的伤残率、伤死率将会大大增加。而部分热带地区医护人员紧缺,救护设施不足,院前救护缺乏或不及时,导致损伤进行性加重,感染率增加。

(二)热带环境对机械性损伤预后的影响

热带环境对机械性损伤预后的影响包括创口感染、加重损伤局部和整体损伤等,其中火器伤转归具有独特性。

1. 局部损伤的影响因素及机制 创伤局部组织病理变化在同一时期较常温常湿环境严重,若不采取救治措施,呈进行性加重趋势。热带环境使创腔或创面沾染的细菌增殖加速,肠道细菌入血较早,感染时间可提前至伤后 6~8 小时,且易发生真菌感染。高温高湿环境下创伤不愈合及感染的发生率较高,严重损伤后可遗留大量创面,导致组织缺损乃至肢体缺失。

2. 机体对损伤的整体反应加剧 休克是严重创伤早期的主要并发症之一,致死率高。热带地区全身和创伤局部体液丢失快,出现低血容量性休克早,且较其他环境下严重。细菌感染会给机体带来一系列的病理生理变化,造成细胞损伤、器官功能障碍甚至感染中毒性休克。全身病理生理改变明显,各器官系统损伤广泛且严重,容易发生严重休克以及多器官功能障碍综合征,病死率明显增高。

3. 热带地区火器创修复愈合的特殊性 热带地区的相关研究表明,热带环境下火器伤组织损伤较常温常湿环境下严重,机体免疫力严重下降,创伤内细菌在伤后 8 小时即可入血,较常温常湿环境提前 4 小时,入血细菌不仅有金黄色葡萄球菌等表面菌群,还有铜绿假单胞菌、肠球菌等肠道菌群。说明该环境下创伤后细菌引起感染的时间提前,可造成混合感染,从而引起严重的全身并发症。有学者研究高温高湿环境下的枪弹创与常温常湿环境下的区别,结果表明:大体观察可见高温高湿环境下的伤道及肌肉变色区明显扩大,肢体肿胀加重,挫伤区色泽暗红,肌肉无收缩且有腐败臭味,有感染征象。光镜及电镜观察结果均支持高温高湿环境使肌肉纤维的病理变化更明显,且损伤呈进行性加重,而常温常湿组的震荡区及震荡外区伤道组织损伤均有减轻趋势。

第三节   热带地区法医学实践注意事项

热带地区机械性损伤鉴定的法医学实践是在遵循基础法医学相关准则的基础上,结合热带地区的特殊表现,解决当地法医学鉴定中遇到的问题。由于这方面的法医学研究相对较少,其研究和经验的不断积累总结将有助于丰富热带地区法医学的理论和实践水平。

一、热带地区的致伤物推断

热带地区的致伤物推断必须考虑特殊环境下热带地区一些特有的致伤物,如榴梿、椰子等,其所致损伤可反映特有致伤物的特点,在其他地区难以遇到,在法医学损伤形态鉴定时,应当予以重视。

(一)热带植物作为致伤物

热带地区常见的榴梿,质量大、皮硬且带刺,偶见被害人遭受跪榴梿皮体罚的家暴和虐待案例。也有报道行人被热带地区植物王棕、椰子树叶砸伤导致颅内血肿、脑震荡住院的案例(图3-1)。其他地区植物叶片形状较小、叶片无镂空,因此在由于重力下落过程中空气可以对其产生较大浮力,从而减缓下坠动能。而热带地区的椰子、棕榈等的树叶大且叶面呈镂空状,同椰子、杧果、榴梿等实心而大质量的果实成熟后掉落的过程一样,与普通的高空抛物砸伤造成的损伤相似。也有用带尖端的剑麻叶充当武器伤人的案例。在农村地区种植剑麻、狭叶龙舌兰等热带硬质叶纤维作物的并不少见,这些农作物易存活、收成高。然而坚硬而锐利的剑形叶也是一种隐藏的作案工具,特别需要关注儿童玩耍时的意外刺伤。同理,干燥的油棕叶其锐度和硬度也足够作为致命武器,有报道醉酒后跌倒被掉落的干燥油棕叶或剑麻叶刺伤动脉甚至致死,其创口有其特殊性,若尸体被挪动甚至会对案件侦查造成困扰,这些情况需要结合现场勘验和监控调查才能更好地推断致伤物。

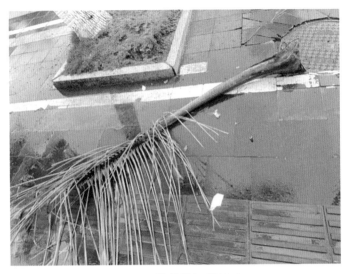

图 3-1　掉落的椰子树叶

（二）热带特色农具、渔具作为致伤物

故意伤人如打架斗殴的案件多为激情犯罪,作案工具一般是在现场顺手拿取的致伤物,热带特色的农具很多,具有锋利、尖锐、轻便的特点,因此常被用为作案工具。有些如鱼叉（图 3-2）、文蛤耙带有 3~6 根铁刺,造成的机械性损伤符合刺创,创口形态类似无刃刺器如缝衣针、铁钉、铁锥等造成的损伤,其创口小,圆形,创腔深,几个孔洞之

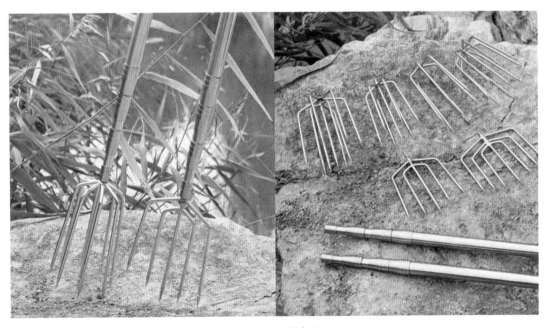

图 3-2　金属鱼叉

间排列整齐,由于施力方向的影响,创腔深浅不一定相同,常伤及内部器官或大血管而危及生命。热带地区盛产椰子,经济作物常见橡胶树、油棕树,而这些植物的采摘收割都需要特殊的工具,如摘椰长柄镰刀(图3-3),在一些地区是改良品,或许市面上并不销售,但是当地人使用很广泛。此类刀具弯曲度、长短、宽度不同,但多为单刃,刺入口一般呈菱形,创缘整齐,无表皮剥脱及皮下出血,创角一钝一锐,有时刺入口钝角端的两个角向外延伸成两条条状表皮剥脱,或形成小裂创,有时镰刀弯度大,刺入人体后拔出时有转动,刺器的方向改变,可形成与刺器横断面差异较大的刺创口。这些特征都提示在了解案情推断致伤物时,需要结合当地情况详细调查。

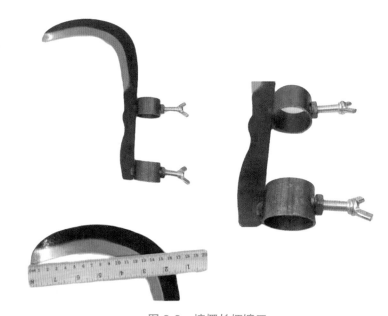

图3-3   摘椰长柄镰刀

(三)热带特色动物作为致伤物

常见的是家养宠物和蛇类咬伤。一般而言,损伤较轻,但蛇咬伤中毒的后遗症也可很严重。在热带蛇咬伤后被严重损害的肢体残疾尤其难以解决,并且不同的蛇类其咬伤处创口损伤表现存在差异,咬伤的痕迹有时可以提示是否为毒蛇。毒蛇的毒牙通常会产生一个或两个大的齿痕,主要依赖毒素作用致伤;而普通的蛇咬伤只在人体伤处皮肤留下细小的齿痕,轻度刺痛,有的可起小水疱,除过敏外,无明显全身性反应。

在一些热带地区,极少数情况下,也可能在野外被鳄鱼咬伤,虽然不含毒液,但通常是很严重的深大伤口,可以造成内脏破裂甚至可以导致长骨骨折。由于将鬣鳞蜥作为宠物饲养的情况逐渐增多,鬣鳞蜥咬伤和抓伤的情况增加。在墨西哥和非洲等地区还可见有毒巨蜥咬伤,但发生概率很小,其咬伤程度通常较轻,毒性较小。蝎子、蜜蜂、千足虫、红火蚁、白蚁等蜇伤、咬伤导致的损伤较小,多为毒素作用,本节不作讨论。

在沿海、临海、环海地区,需要注意鲨鱼、海蛇、电鳗、水母等造成的中毒和机械性损伤。其中海蛇剧毒,被咬伤后致死率高,但发生率较低;电鳗主要是电击后导致人体丧失行动能力,导致溺死,或偶有直接电击导致电击死。鲨鱼撕咬导致的机械性损伤一般具有以下特点:①鲨鱼咬人后由于捕食习惯,会进行拖拽和摇晃,被鲨鱼咬住的地方会产生各个方向的撕脱伤,形成严重的二次损伤;②鲨鱼一般具有2~4排牙,每排有1 600多颗,咬合力强,当发生撕咬时,创口深且大,并且损伤一般深达骨膜;③鲨鱼撕咬一般发生在海水中,与海水浸泡伤共同发生;④由于鲨鱼牙为端生牙,只覆盖在牙龈面膜上,易脱落,更换也快,撕咬过程可能脱落于创腔中,具有特征性(图3-4)。

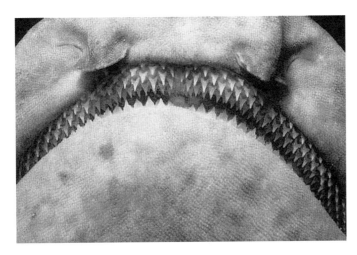

图 3-4　鲨鱼牙

(四)热带地区其他常见致伤物

热带地区其他常见致伤物是热带地区有别于其他地区的独特生活饰品。如热带海螺壳、贝壳、鱼骨、珊瑚等是热带沿海地区居家常见的生活饰品,其质地坚硬、表面不规则、可能有尖端或锐利边缘,造成的创口形态多不规则,创缘常不平整,创周可伴有挫伤(图3-5)。此类致伤物在室内激情犯罪案件中多见。

此外,热带地区水温高,游泳、潜水等水中娱乐项目多,船艇往来量大,偶有人或船艇进入风险水域,螺旋桨损伤较其他温寒带地区多见。螺旋桨削刮通常反映出巨大暴力作用,可见多条平行或弧形连续创口、粉碎性骨折、肢体离断等损伤,形成的创面往往整齐,可能黏附机油等污物(图3-6)。

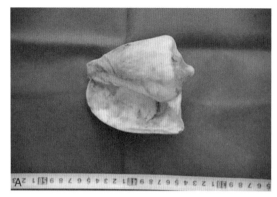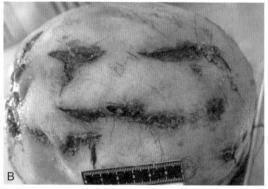

图 3-5　海螺壳及所致损伤
A. 海螺壳；B. 海螺壳所致损伤。

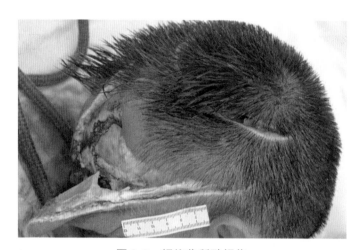

图 3-6　螺旋桨所致损伤

二、热带地区法医学鉴定过程注意事项

法医对机械性损伤的检查要做到客观、全面、详细，尽量做到不遗漏任何细小、不明显的损伤。特别是热环境有时候对于皮下损伤的恢复具有促进作用，不仅不能遗漏细小损伤，而且要注意检验时间。

（一）法医学检验和资料审查

有些时候，机械性损伤较为严重，需要就医，应第一时间将伤者送往医院进行救治，因而临床医生是最早接触到伤者本人及有关当事人的人，往往可以获得真实的外伤史和损伤伤情，但由于临床医生更关注损伤的严重性及损伤的治疗时机等，在一些程序上可能化繁为简,尽量缩短手续时间从而争取尽早治疗,那么一些信息可能会不可避免地被遗漏。这也意味着法医在审查案情资料的时候要细致而谨慎,争取抓住能作为重要证据的细节,从有限的原始资料中找出客观、有力的证据。有些原始的病史资料不仅对医疗诊治具有价值,而且是法医学鉴定的重要参考依据。

在对相关资料进行审查、采用时,应当充分考虑热带环境条件下的特殊性,其临床表现、进展可能和其他地区有所不同。对于还在治疗期间需要进行法医学检查的伤者,由于热带地区容易发生感染,且后果严重,一定要遵从医疗规范和相关要求,如情况许可,法医临床学查体应当尽量在伤情平稳或治疗结束后进行。在热带地区法医临床学实践中,即使遇到轻微的损伤,也不应盲目乐观,应当建议其及时就医,并留意其临床进展和预后,以防出现严重后果。

热带地区法医学鉴定应注意以下问题。

1. 尸检前尽可能收集尸体上可检见的昆虫活体、尸体、卵、蛹壳等,为后续推断死亡时间留下备用检材。

2. 不能忽略体表轻微的损伤,它可以提示损伤形成机制,也可能成为重要的证据或线索。但需要注意热带地区环境可能会加速皮下损伤的恢复,需要尽早尽快查体、取证。

3. 根据伤者的临床表现,结合临床各项检验指标,对于损伤的并发症或严重的一过性功能障碍,均需要严谨记录。但需要注意的是,高温可能导致症状体征表现得更严重,但涉及轻重伤、罪与非罪等的判定需要格外谨慎,如呼吸困难、休克等应有充分的诊断依据。

4. 尽快进行院前救治。救治过程中,若伤者处于清醒状态,嘱其尽量叙述其受伤过程,翔实记录,不应根据个人理解而略写,由于各地区的语言、生活习惯差异,若记录者不了解或非当地人,进行录音录像更为保险,可获得较真实的伤情和有关的既往病史,也便于后续的警方取证。

5. 要根据解剖学部位和骨性标志由主至次、由上至下、由前至后和由表及里的顺序,记录损伤的数目与分布。由于高温高湿环境,活体的损伤或许感染严重,应如实记录,并结合受伤时间进行鉴定;若是尸检,尸体的腐败比温带寒带地区更快,有时体表轻微损伤已难以检见,需要切开表皮,观察皮下组织以验证损伤部位。尸体检验中对内脏损伤进行详细检查和描述,有多个损伤时,应准确描述损伤的位置、数量和相互关系。描述损伤的形状时必须应用几何术语,如圆形、卵圆形、线形、弧形,或用常见物体名称进行描述。损伤的长度、宽度、凸起的高度或凹陷的深度要用国际标准单位测量。

6. 尸体剖验时,应对死者的衣着逐层检查其破损情况及其附着物。除检验创伤外,也应检查创口周围的情况,如出血流注的方向及形态,并寻找创内异物,采取血液和指纹。注意尸体的全身征象有无异常,如有无饮酒、服用毒药物及其他疾病表现。疑为出血的组织器官,应取材做组织病理学检查。必要时应留取血液和胃内容物等,以备进一步进行 DNA 检验和毒药物分析等。

7. 检验中有时需要对现场土壤、植物等进行取材,需要做好防潮防腐败工作。

(二)死亡原因的确定

机械性损伤的死因可分为原发性与继发性两类。

1. 原发性损伤死亡   机械性损伤造成血管和心脏破裂,引起急性大出血。正常人的血容量每千克体重约为 75ml。急性出血量一次达全身总血容量的 30% 以上,一般成年人出血 2 000~3 000ml 即可致死。颅内急性出血一次为 100~150ml、心包腔出血 200~250ml 同样可立即死亡。延脑、脑桥等部位,少量出血也可导致迅速死亡。热带地区受环境影响,受伤时的出血速度比其他地区快而急,使出血成为重要死因。

重要生命器官功能和结构的破坏,如脑、心、肺、肾等的严重损伤,导致组织器官的结构毁坏、功能丧失,是机械性损伤的另一类常见和主要的死因。热带地区居民衣着单薄,车祸、高坠等伤害更容易造成内脏器官损伤。严重的脑震荡、心脏震荡、延髓震荡均可导致死亡。

2. 外伤后因并发症死亡   热带地区感染多发。损伤直接引起细菌感染,如腹部损伤使胃肠道破裂继发腹膜炎,损伤后海水浸泡引发感染。继发细菌感染见于损伤局部抵抗力降低,如肝、肾、脾等器官非开放性损伤后发生脓肿;或损伤后全身抵抗力降低,如骨折长期卧床而发生压疮、坠积性肺炎。热带地区常见的致病菌包括铜绿假单胞菌、金黄色葡萄球菌、放线菌等。

继发性休克(secondary shock)为机械性损伤后,机体继发一系列病理生理的改变所引起的休克。常见的是急性大出血所致的失血性休克。热带地区机械性损伤发生后,由于比其他地区更容易出血并出血量较多,因此更易发生失血性休克,必须特别注意。

热带地区的损伤愈合过程因影响因素不同而快慢不同。通常来说,损伤发生后即开始愈合,但是感染也随着损伤的发生而来。若是感染严重则影响愈合,且由于高温高湿,若不及时清创或采取其他手段控制感染,可能导致愈合过程延长,甚至加重损伤;若是救治及时而感染预防得当,高温高湿环境有时是促进愈合的因素,可以使治疗时间缩短。

三、热带地区的机械性损伤生前伤与死后变化的甄别

在热带地区,由于人体对热带较高气温适应后的生理状况变化,外周血管扩张,因此,机械性损伤发生后出血较多,在濒死期(agonal stage)和死后不久亦是如此。因此,即使为死后损伤,损伤部位也往往伴有一定程度的出血表现,类似生前伤,如果缺乏热带地区法医学的长期实践经验,容易判断为生前伤,需要予以高度注意。

(一)肉眼可见的生活反应

1. 出血　在热带地区,出血量通常较大,是活体组织损伤的重要生活反应。出血量大或大出血致死者皮肤苍白,四肢甲床苍白更明显。热带地区人体损伤后,由于出血量比其他地区多,因此应当准确把握当时的损伤情况,在法医学鉴定过程中应当高度警惕和避免在热带地区由于损伤部位出血较重而对伤情的描述偏重的现象。

2. 组织收缩　是活体组织受伤断裂后固有的反应性。皮肤和皮下组织、血管、神经和各种纤维组织断裂后均出现收缩,而使创口裂开。死后短时间内形成的创,也可见组织收缩,但较微弱。

3. 肿胀　热带地区机械性损伤发生后肿胀表现明显,渗出液更多。这是活体对损伤的一种局部反应,由于局部炎症性充血和血管通透性增高,使液体成分渗出所致。

4. 痂皮　当外力作用于机体造成损伤,局部渗出的液体或流出的血液可逐渐凝固形成痂皮。热带地区常见高温死后变化形成的水泡,时间长后水泡破裂可形成类似痂皮的蜡黄色质硬的外壳,此为皮革样化。在其他地区,皮革样化常见的发生部位为口唇、阴囊、阴茎龟头、大小阴唇和皮肤皱褶处等黏膜、皮肤较薄部位以及生前损伤形成的表皮剥脱、烫伤面、索沟痕或其他损伤创面等,而在热带地区全身均可发生。

5. 炎症　机体遭受外力作用形成创或表皮剥脱时常有致病菌随致伤物进入损伤组织,使受损组织发生变性坏死,从而在损伤局部出现化脓性炎症。热带地区机械性损伤发生炎症的可能性远远高于其他地区,特别是在高温潮湿的户外地区,损伤处与污水、海水、灰尘等直接接触均可以加重感染,并且不同地区的致病菌、优势菌可以不同。有时候一个轻微损伤得不到及时救治和清创,将会导致严重后果,在法医临床学司法鉴定时需要格外重视。

(二)显微镜下生前伤的组织学改变

1. 炎症　炎症是有血管系统的活体组织对各种损伤因素所产生的防御反应。热

环境下损伤的炎症镜下观察更明显,白细胞多,肌肉纤维的病理变化显著。

2. 创口愈合　机体对外力作用下所形成的缺损将进行修复,各种组织的再生、肉芽组织增生、瘢痕形成等是重要的生活反应。热环境下并非所有创伤都愈合缓慢,一定的较高温度、较洁净的环境可以促进创伤的愈合;有研究表明,高温湿润的无菌纱布对于创伤愈合起到促进作用。

(三)濒死伤改变

濒死伤指死亡之前极短时间内形成的损伤。由于损伤后生存时间极短,生活反应可极不明显,更难发现有诊断价值的形态学改变。可采用检测酶活性或炎症介质含量等方法进行鉴别。热带地区濒死期或死后不久发生的死后损伤,必须警惕误判为生前伤,对损伤性质产生误导。

(四)伤后存活时间的推断

主要根据损伤局部和全身的生活反应进行推断。测定损伤局部的炎症介质,如 5-羟色胺、纤维蛋白、纤连蛋白含量的改变,可推断伤后存活 1 小时内的损伤。检测损伤局部一些酶活性改变,如 ATP 酶、酯酶、氨基肽酶、酸性磷酸酶和碱性磷酸酶,可用于推断存活 1 小时以上的损伤。损伤局部病理组织学改变可用于推断存活 8~10 小时及以上者;在高温高湿热带地区,损伤局部病理组织学改变更为明显且时间提前,可用于推断存活 5~8 小时及以上者。这些方法对推断伤后存活时间有重要参考价值,但目前多为动物实验中获得的数据,对人类伤后时间的推断尚不成熟。在法医工作实践中,可同时应用几种方法综合分析伤后存活时间。

(五)因尸体腐败引发容易误判的机械性损伤

在热带地区,尸体腐败情况较常见,高度腐败也较常见,如何在高度腐败的尸体上准确地判断生前伤和死后伤,是对热带地区法医学实践工作的极大考验,也是热带地区法医学实践面临的最大难题之一。高度腐败会导致对机械性损伤的判断困难,或出现类似生前损伤的创,或使某些生前创被破坏或掩盖而难以判断。

1. 腐败引起死后创的形成　在热带法医学实践中,面对高度腐败尸体,有时法医工作者会看到一些创口,和生前极其类似,极易误判。此外,内脏器官也常发生由腐败引发的类似机械性损伤的情况,如出现膈肌破裂、心耳破口等,在法医学实践中必须特别注意。

2. 腐败导致尸检中创口遗漏　Byard 等报道了 2 例经调查分别为面部枪弹创、面部刺创的案例,该案例在最初的法医学检验中,由于尸体高度腐败,均未能准确判定存在这些生前伤。一例是由于腐败导致创口软组织腐败塌陷,导致创口闭合难以发现;另一例则由于创口被大量昆虫取食使创口形态发生变化,不可分辨。在腐败尸体涉及机械性损伤的法医学检验中,这类情况实际上常见,这就对热带法医学实践提出了更高的要求。因为热带地区尸体腐败是工作的常态,必须提高实践技术能力,通过尸检获得更多的信息,为案件侦破提供强大技术支撑。

综上所述,在热带地区法医学实践中,需要加强对特殊尸体征象的认识和鉴别诊断能力。很多较高温度下发生的死后变化在其他地区并不常见,若经验不足,可能会被误认为烧伤和机械性损伤等生前伤。一定要掌握热带地区人体生理病理的特殊变化,注意经验总结,充分结合法医学传统理论和热带地区的特殊现象慎重判断。目前,针对热带地区的伤后存活时间研究较少,缺乏更多资料作为鉴定参考,需要进一步的研究工作以便积累数据。

第四节 热带地区案例分析

热带地区由于气候特殊性,城市道路边多种植耐风抗洪的植物,如椰子树、棕榈树等。这些热带植物具有叶大、树高、果实重而硬等特点。椰子树的平均高度可为15~30m,椰子直径可为15~25cm,台风暴雨时椰子树的叶、果实掉落很危险,被掉落的椰子砸伤形成的损伤与高空抛物造成的损伤类似,由于椰子是球形实心物体,砸中头部可能导致严重的颅脑损伤。同时,热带水域常年无冻,利于行船,发现于水中的尸体有时候会被船的螺旋桨损伤,本节提供两个案例供参考。

一、被坠落椰子砸中死亡案例

(一)案情简介

死者为某热带地区男性,45岁,职业推销员。某年5月9日18时30分,该男性下班后参与公司聚餐,结束后于22时50分左右自行离开回家。5月10日5时30分许,警方接报警称在某公路旁绿化树下发现一具男尸,死者头面部有伤,现场无明显打斗痕迹。经家属辨认系该男性。经了解,该男性平素为人和善,无复杂的社会关系。

（二）现场勘验

尸体位于东西走向的某小区旁人行道椰子树下,现场人行道两侧种植椰子树,死者家位于小区内路旁小楼,距离现场 3.6km。发现尸体时为台风天气。尸体左侧有一无盖的下水道排水口,经测量直线距离为 2.3m,排水口有大量污水、杂物、落叶等垃圾,其中发现 3 个掉落的椰子,分别编号 1、2、3,送 DNA 实验室检验椰子表面是否存在死者 DNA。

（三）法医学检验主要所见

1. 尸体检验　　大量血液凝固附着于头面部。双眼睑、球结膜出血,左侧面部见一5.5cm×2.0cm 范围擦挫伤。左前臂内侧见 5.1cm×3.3cm 擦挫伤。右顶部见一处头皮青紫肿胀区,大小为 3.5cm×2.0cm。双眼周青紫肿胀,双侧睑结膜淤血、球结膜苍白,双眼角膜重度混浊,瞳孔不可窥见;鼻腔、外耳道及口腔（－）;牙齿未见损伤。余体表未见异常。冠状切开死者头皮,见左侧颞肌出血,头皮下及帽状腱膜下广泛出血。右侧顶骨部见一处骨折线,长 6cm;左侧颞肌出血,颅前窝骨折。硬膜下腔广泛出血及血凝块形成,右额颞顶部脑组织见挫伤、出血,大小为 8cm×6cm×3cm;小脑扁桃体压迹明显。显微镜下见右额颞顶部脑组织挫伤、出血,蛛网膜下腔广泛出血;余大脑神经细胞轻度水肿,结构清楚,间质血管正常,脑实质未见出血及炎性细胞浸润;小脑及脑干（－）。余未见异常。

2. DNA 检验　　取死者心血进行 DNA 检验,成功获得死者 DNA 信息数据,与 3 个送检椰子表面提取的 DNA 信息数据进行匹配。结果:编号为 2 的椰子表面提取物中检出死者 DNA。

3. 毒（药）物检验　　未检出常见毒、药物。

（四）案情调查

本案死者平日为人和善,无不良嗜好。现场旁交通监控录像回放显示死者在路过时被坠落的椰子砸中倒地后死亡。

（五）案例的热带特殊性分析

发生于路边的死亡常为交通事故、高坠所致。热带地区由于独特的气候原因,多以棕榈、椰子等抗风抗洪类树种作为绿化树,台风天气易吹落叶片、果实。本案发生时处于台风天气,需要考虑是否具有被果实或落叶砸伤的可能性。对现场排查后发现距离尸体直线距离为 2.3m 的排水口有 3 个掉落的椰子。由于经污水浸泡,肉眼难以识别是否有血迹附着,故提取送检。经过法医物证 DNA 检验,在其中编号为 2 的椰子上检出与死者匹配的 DNA。结合现场勘验、录像资料、尸检情况、DNA 检验结果,综合分析可以认定该死者系回家路上被吹落的椰子砸到颅顶部,导致严重颅脑损伤,引起呼吸、循环功能衰竭死亡。坠落的椰子致伤特征符合较严重的钝性机械性外力损伤特点,一般难以反映致伤物的特定特征,需要结合现场及案情综合判定。

二、被轮船螺旋桨损伤致死案例

(一)案情简介

某男性,23 岁,于某年 9 月某日在某热带水域潜水,后被发现死亡。警方调查发现该水域有船艇来往。死者躯干及四肢有多处裂创及大面积擦挫伤。

(二)现场勘查

警方找到涉事船艇,勘查发现螺旋桨多个桨叶有新鲜刮擦痕迹,其中一个桨叶轻微卷曲变形。

(三)法医学检验

1. 尸表检验　左眼角外侧皮肤见一处 2cm 裂创,右眼睑皮肤青紫肿胀,面积 6cm×4cm。左颊部皮肤见一处大小为 7cm×1cm 斜行擦伤,周围皮肤青紫肿胀,面积大小为 9cm×7cm。颈部一处 5cm×4cm 皮下出血。左胸部至左颈部皮肤见一处 30cm×23cm 擦伤,中间见一条 18cm×0.3cm 斜行擦伤和一条 10cm×3cm 横行擦伤。左侧躯干部见 5 条交错排列的弧形创口,长度从上到下依次为 17cm、8cm、10cm、21cm、8cm,上述创口创缘不齐,边缘见挫伤带。左上臂外侧皮肤见一处 11cm×2cm 擦伤。左侧骨盆骨折。左大腿上段后侧见一处 22cm 横行裂创;左踝关节外侧见一处 6cm 裂创;左足背皮肤见一处 4cm 裂创。右大腿下段后侧见 14cm×3cm 擦挫伤;右膝关节骨折;右膝内侧皮肤见长 5cm、11cm 两处裂创;右腘窝皮肤见 9cm×6cm 皮下出血;右踝关节内侧皮肤见 4cm×1cm 擦伤。上述创口边缘不整齐,边缘见挫伤带。

2. 解剖检验　额部至右眼周头皮下出血,范围 5cm×3cm。颅骨未见骨折,颅腔内未见出血,脑组织未见损伤。颈部皮下及肌肉未见出血;舌骨、甲状软骨、环状软骨未见骨折。左胸部皮下见 25cm×20cm 肌肉出血,左侧第 3、4、5、9、10 肋骨骨折,左肺破裂;左胸腔积血 300ml;右侧胸腔无积液。心包腔无积液,心脏未见损伤。左躯干部 5 处创口深达腹腔,腹腔内积血性液体 500ml,各腹腔脏器在位,未见损伤。左侧骨盆骨折。

3. 毒(药)物检验　送检死者血液中未检出常见毒、药物。

(四)热带特殊性分析

尸检发现死者全身(头、躯干和四肢)多处创口、挫伤和骨折。左侧躯干及四肢创口呈弧形,创缘不齐,边缘见挫伤带,符合条形边缘钝器所致损伤特征。

死者全身损伤范围广、裂创数量多,其中躯干部多处裂创深达腹腔,左侧多根肋骨骨折,左肺破裂,全身具有明显失血特征,结合案情,分析认为死者符合被条形边缘钝器损伤致大失血死亡。结合案情调查和现场勘验信息,符合被轮船螺旋桨所致(图 3-7)。

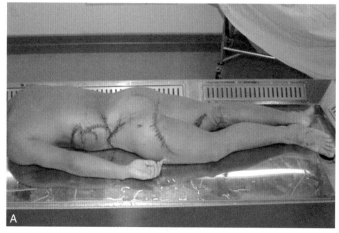

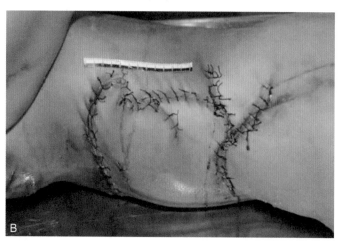

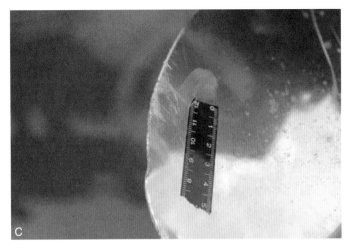

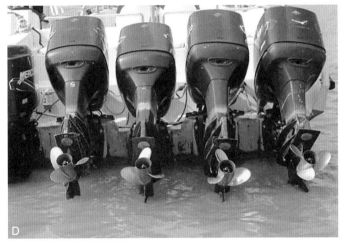

图 3-7　轮船螺旋桨致死案例

A、B. 螺旋桨致多条连续弧形创口；C、D. 涉事船艇桨叶轻微卷曲变形。

（邓建强　刘宁国　乔东访　罗 斌　官莉娜　黄二文　吕伟平　杨 宇　董玉友

白 茹　文静涛　刘文星　覃小诗）

参 考 文 献

［1］谢帮林 . 创伤因素及月均温湿度与四肢开放伤创面感染的致病菌分布的相关性研究［D］.

南昌：南昌大学，2020.

［2］张成,邓林密.国内外气候变化与健康应对的研究进展［J］.中国医疗管理科学,2019,9
（5）:46-52.

［3］魏海朋.疱性皮肤损伤的法医学应用研究进展［J］.中国司法鉴定,2022（1）:60-65.

［4］闫建雄.损伤分析是法医最基本的专业技能［J］.中国法医学杂志,2023,38（04）:412.

［5］王博,徐玉钊,覃小诗,等.尸体颈部穿刺后冻存发生类生前出血样变化1例法医学鉴别
［J］.临床与实验病理学杂志,2023,39（9）:1140-1142.

［6］ARMIT D,VICKERS M,PARR A,et al. Humidity a potential risk factor for prosthetic joint
infection in a tropical Australian hospital［J］. ANZ Journal of Surgery,2018,88（12）:1298-
1301.

［7］MCGREGOR G L,REGO B V,DILLER K R. Mathematical model for combined effects of
temperature and pressure in causing soft tissue injury［J］. Journal of Heat Transfer,2022,144（3）:
031001.

［8］TOWNSLEY L,YILDIZ F H. Temperature affects c - di - GMP signalling and biofilm formation in
V ibrio cholerae［J］. Environmental Microbiology,2015,17（11）:4290-4305.

［9］He L,Liu C,Shan X,et al. Impact of high temperature on road injury mortality in a changing
climate,1990-2019:a global analysis［J］. Sci Total Environ,2023,857（Pt 1）:159369.

［10］LO ZJ,LIM X,ENG D,et al. Clinical and economic burden of wound care in the tropics:a 5-year
institutional population health review［J］. Int Wound J,2020,17（3）:790-803.

［11］Q X S,WANG B,XU Y Z,et al. Traffic accident injury and the possibility of mechanical asphyxia
leading to death co-exist in a case report of forensic investigation［J］. Int J Forens Sci,2023,8
（3）:1-5.

第四章　热带地区的高低温损伤及电击伤

　　热带地区独特的气候条件以及人体长期在该气候条件下产生的热适应,使热带地区高低温损伤、电击伤的发生状况与其他地区存在很大的不同。特别是热带地区高温高湿环境使尸体腐败加快,给热带地区高低温损伤、电击伤的法医学鉴别带来了一定的难度,同时也具有明显的地域特征。

第一节　地理自然环境对人体高低温损伤的影响

　　热带地区作为一个气候、气温等自然环境与其他地区差别很大的地区,其高低温损伤的发生情况和其他地区有很大的差异,特别是高温损伤多于其他地区,并且损伤后的人体损伤反应也有所不同,在不同程度上显示出热带地域特征。同时,从公众心理和社会经验的角度,往往认为热带地区不可能发生冻死现象,但特殊场景下偶发于热带的冻死案例,让热带地区的法医学实践呈现出独特而出人意料的变化。

一、影响法医学高低温损伤的环境因素

　　热带气候的显著特征为全年气温较高,季节变化不明显,日照时间充足,紫外线强度较大,日温度波动较年度温度波动更为显著,这可能导致热带地区特有的损伤。

　　太阳辐射、气温、周围物体表面温度、相对湿度与气流速度等物理因素作用于人,影响人的冷热感和健康的环境称为热环境(thermal environment)。太阳辐射和周围物体的热辐射是热环境中的重要制热因素,其中重要的影响因素包括温度、湿度、海拔、日照时间和风速。

　　1. 温度　自然地理环境中温度的高低是导致人体高低温损伤的主要因素之

一。人体与外界实现的热交换可以分为蒸发（evaporation）、辐射（radiation）、对流（convection）3种形式。环境温度经由对人体与环境呈现的温差效应来影响对流散热的程度。热带地区常年高温，大部分地区高湿，一方面使人体内的热量不容易散发，另一方面常年高温使人体穿着衣物单薄，而衣物可以阻碍热传递，当高温物体接触于人体表面时，衣物对热传递的阻碍较少加重了局部损伤。因此，在缺乏充分的保护时，特别容易发生中暑乃至烧伤等一系列热损伤。

2. 湿度　湿度是指空气中含有的水汽量。在高温高湿环境下，人体辐射散热和对流散热减弱，主要依靠蒸发来完成。相对湿度则对皮肤蒸发散热规模起到决定性的影响。在相同的温度下，环境相对湿度越高，水蒸气的分压力越大，散热降低，汗液蒸发更少。因此，在环境温度、相对湿度都较大的情况下，人体会更易出现热感增加的情况。大部分热带地区湿度较高，人体降温机制中产生的汗液滞留于人体表面不易挥发，降低了人体排汗降温机制的效率，严重时甚至会出现人体排汗困难，从而导致人体内的热量不能像干燥地区那样迅速通过汗液蒸发而散发到外界环境，增加发生中暑的危险性；相反，过于干燥而高温的环境如热带沙漠气候地区，由于包括汗液在内的体表水分蒸发过多，则容易导致皮肤干燥、皲裂，加重热损伤。有研究表明，在偏热环境下，空气湿度的升高会显著提高人体的热感觉，且随空气湿度和环境温度的升高，空气湿度的影响更大。

3. 海拔　气温会随着海拔的升高而逐渐降低，一般而言，海拔每升高1 000m，气温下降6℃。人体蒸发失水量随海拔的升高而增加，与之伴随的是人体蒸发散热量的增加。崔代秀等通过对不同海拔下汗液蒸发率的比较发现，汗液蒸发率随海拔的升高而上升。同时高海拔地区的大气压力较低，氧气含量也较低，人体在这种环境下容易出现高原反应，进而影响人体的温度调节能力，增加高低温损伤的风险。

4. 日照时间　研究表明，日光与黑暗的交替循环及其对大脑中褪黑素的刺激会直接影响人体的体温调节。由于地球黄赤交角（即地球公转轨道面与赤道面的交角）的存在导致太阳直射点在地球南北回归线之间来回移动，使不同地区的日照时间不同，从而影响人体对温度变化的适应能力，进而影响高低温损伤发生的严重程度。

5. 风速　人体热量的传导方式包括蒸发、传导、辐射及对流，而人体热量蒸发的量则与风速成正比。考虑到人体依靠热传导方式散热的热量值很低，因此，通常选择将其划归到对流散热的范畴进行分析。很多对流散热量都是经由皮肤传递到风流内，风流在获得加热的情况下，密度就会下降，进而表现出离开皮肤朝着外围运动的变化趋势。当风流处在持续流动的状态，则与人体间实施的热交换作用将会持续存在，而且会朝着下风侧的位置将热量带离人体,由此可以明确,对流散热与风速呈现出正相关作用。相同条件下,风速的提高可以使体感温度出现显著下降,如湿度均为 80% 时,8m/s 风速时的体感温度为 25.4℃,0.25m/s 风速时的体感温度为 28.5℃。

二、热带地区与人体高低温损伤有关的生理病理学特点

高温损伤常见于热带法医学实践中,一方面源于高温环境直接作用于人体造成的损伤,如中暑、热射病(重症中暑)等;另一方面由于高温环境使火灾等损伤较其他地区更易发生,同时由于周围较高的环境温度,使人体热量丧失较慢,因而损伤往往比温、寒带地区更为严重。

另外,从其他气候带,特别是从温带、寒带刚进入热带地区,由于人体对突然变化的高温环境的热适应问题,也易由高温诱发相关疾病,甚至情况严重时会引起法律纠纷,从而上升为法医学实践的范畴。

热带地区的高温因素包括高气温和强烈阳光的高光辐射,可以引起人体以皮肤损伤为主的局部损伤,也可以导致人体生理病理学改变,引致全身反应,甚至死亡。

高温下,人体在运动过程中由肌肉活动产生大量热量,必须通过加强人体的散热功能才能维持人体的热平衡。但炎热的外环境使机体散热困难,甚至被迫接受大量的外加热(辐射和对流热),由此可以引起一系列的生理应激反应。主要表现为体温调节、水盐代谢和心血管系统、消化系统、神经内分泌系统等方面的变化。热带地区高温对人体各系统的影响与其他气候区域没有显著的差别,在此不再赘述。

但热带地区高温高湿环境对人体热应激的影响与其他气候区域相比存在显著差异,体现在热感觉、皮肤热敏性、热适应衰退、认知功能以及其他多个方面。

(一)热感觉

人体的温度感受器分为外周和中枢两类。

1. 外周温度感受器　主要分布于全身皮肤某些黏膜和内脏器官。温热感受器在皮肤温度为 40℃时发生神经冲动频率最高,冷感受器在皮肤温度为 28℃时发生神经冲动频率最高。冷感受器的活动范围处在通常皮肤温度范围之内,且冷感受器的数目比热感受器多 4~10 倍,因此皮肤温度感受器对体温的调节作用以通过冷感受器的刺激为主。

2. 中枢温度感受器　动物实验证明,脊髓、延髓、脑干网状结构、中脑以及下丘脑

都有与体温调节有关的中枢性温度敏感神经元。其中一部分神经元在温度上升时神经冲动频率增加,称为热敏神经元。另一部分神经元在温度下降时神经冲动频率增加,称为冷敏感神经元。人对环境温度变化的感受过程大致如下:环境温度的变化经皮肤的冷、热感受器感受,再由脊髓背根神经(躯体)或三叉神经(头面部)经脊髓丘脑束或三叉神经丘脑束达丘脑腹后核团,换神经元后投射到大脑皮层躯体感觉代表区,产生温度的感觉,然后经相关皮层发出指令,激活产热、散热效应和行为,并作用于内分泌系统,使后者参与体温调节过程,如改变肾上腺、甲状腺的分泌,以及下丘脑和垂体相应的促释放因子和激素的分泌。

人体热感觉(human thermal sensation)是人体对于自身热状态的本体感觉,分为冷、凉、微凉、中性、微暖、暖、热 7 个等级。当人体暴露在热环境中时,体内的热感受器会受到刺激,从而产生热感。人体受到热刺激后,生理效应机制开始运作,最终通过语言和头脑中的概念来认知热感。Schweiker 等通过对全球不同气候区域、不同语系的 8 225 名参与者进行问卷调查,发现由于所处地区气候和语言的差异,对参与者热感觉量表的解释存在差异,且居住在热带地区的人将热舒适度归结为"微凉"的热感觉,而温带和寒冷气候条件下的人则倾向于将热舒适度归结为从"中性"到"微暖"的热感觉。这表明居住于不同气候区域的人群对热舒适度的感知存在一定的差别。

(二)皮肤热敏感性

当人体产热增加或环境温度升高时,冲动通过血温上升或皮肤温热感受器,传到下丘脑,引起热敏感神经元兴奋,即下丘脑的散热中枢兴奋,产生一系列的散热反应,如皮肤血管扩张、汗腺分泌增加等;与此同时,下丘脑内的产热中枢受到抑制,使产热减少,使体温相对稳定。在炎热的环境中,交感神经紧张性下降,皮肤小血管舒张,特别是动 -静脉吻合支也开放,使皮肤的血流量增大。同时,心排血量也增加,从而使体内深部的热量很快被血液带到机体表层,增强了散热作用。当环境温度过低时,皮肤冷感受器受刺激,冲动由传入神经传到下丘脑,使冷敏感神经元兴奋,引起产热中枢的一系列产热反应,如肌肉紧张、寒战、增加内分泌激素(如甲状腺素、肾上腺素等)的释放、细胞氧化过程加快等以增加产热量;同时,抑制散热中枢,使皮肤血管收缩,汗腺分泌减少,这样体温不至于因寒冷而降低。

Yutaka 等通过对热带气候区的马来西亚常住居民和温带气候区的日本常住居民皮肤热敏感性的对比研究发现,热带气候区居民的热敏感性更低,皮肤阈值感觉范围更宽。Lee 等的研究也得出了类似的结论。这可能与热带地区常住居民的热适应有关,这有利于热带常住居民承受热压力,减少不适感,提高在热带高温高湿环境下工作和行动的能力。

（三）热适应与衰退

热适应,也称热习服,即机体在长期反复的热作用下,对热环境的一系列适应性反应,表现为机体对热的反射性调节功能逐步完善,各种生理功能达到一个新的水平,具体表现在以下几个方面。

1. 体温调节　热适应后,在热环境中从事体力劳动,人体热负荷增加,体温升高,体温调定点相应上移,体温调节功能增强。基础和劳动代谢率降低,产热减少,散热能力增强,减轻了热应激时体温调节机能的紧张程度。

2. 出汗机能　随着热适应的进展,机体出汗机能增强,出汗体温降低。热适应者出汗的潜伏期缩短,出汗速度增加,同一体温的出汗率可增加20%~40%,甚至更多,并长期维持较高的出汗率,较稀的汗液更易蒸发。热适应过程中,皮肤温度降低幅度比直肠温度降低幅度大,使中心与体表的热梯度逐渐加大,加速了热对流,有利于体热由中心向体表梯度逐渐加大,故热适应后,基础体温和体力活动体温均降低,存活时间延长。机体发生热适应后,血容量显著增高,热适应过程中机体饮水增加,主要表现为饮水次数增加,每次饮水量增多。机体热适应后,氯化钠的丢失量可降低到3~5g/d,在热适应后期,机体保钾能力提高,防止了低血钾的发生。

3. 心血管系统　热适应后,从整体上减轻了心脏负荷,最突出的是心血管系统紧张性和适应性的改善,心率下降,心排血量增加,这与体温尤其是皮肤温度的下降,外周静脉收缩维持了心室的充盈和压力有关。热适应者血液的稀释较未适应者强,静脉血容量增加,皮肤血流量减少。热环境适应是人体能够妥善处理热应激的过程。正常人生理性适应需1~14天,生理性适应后,机体对热应激的适应能力增强,可具有对抗高温的代偿能力,如出汗量增加,而汗液钠含量较正常人少等。完全适应后,出汗散热量为正常的2倍。无此种代偿能力者易发生中暑。又如有研究表明热带地区常住居民在静息状态下的直肠温度高于温带地区常住居民,同时热带常住居民与温带常住居民在接触相同热源时的出汗率和汗液在全身的分布状况存在差异,热带地区居民的汗液在全身分布更为均匀,这有利于高温高湿环境下汗液的蒸发。

人体在长期的热适应过程中,也会出现热适应衰退的情况。Wijayanto等通过研究在温带国家日本逗留的印度尼西亚、越南、泰国、菲律宾和马来西亚的热带常住居民对被动热暴露的体温调节反应,观察到热带常住居民的热适应衰减,即随着在日本逗留时间的延长,总出汗量增加,出汗开始时间缩短,其他生理反应,如较高的静息直肠温度和较小的直肠温度升高,随着在日本逗留时间的延长保持不变。Wijayanto 等认为,热带常住居民即使生活在较寒冷的气候中,其热适应能力也没有减弱。他们的研究表明,通过热适应获得的耐热性可能会保留下来,虽然耐热性会部分衰减,但在温带地区居住不到4 年时,耐热性也不会完全减弱。

然而,关于热适应衰减的问题,各界研究者尚未达成共识。Dreosti 等的研究发现,14 天热适应带来的有益效果可在约 1 个月后消失;Mario 认为,热适应在最后一次热暴露后可维持 2 周,随后在接下来的 2 周内迅速消退;Williams 等报道,人类在静坐 1 周后,适应能力下降,且随着年龄增长,损失程度加重;至 3 周时,心率损失近 100%,核心温度损失近 50%。Pandolf 则指出,个体与环境之间的热适应保持存在差异,相较于高湿热环境,热适应在干燥环境中的保持时间可能更长。

(四)认知功能

根据 Wijayanto 等的研究,温带地区常住居民与热带地区常住居民在短时记忆能力方面并无显著差异,但在执行复杂任务(如两位数乘法)时,温带地区常住居民的能力表现有所下降。然而,Gaoua 等持有不同观点,他们认为热应激状态下的认知能力下降与热不适有关。热不适可能对认知功能产生负面影响,并改变在高温环境下完成复杂任务的表现。在高温环境中,个体暴露于热不适和疲劳的感受较高,加之任务复杂性的影响,可能导致温带地区常住居民在高温暴露下的认知能力下降。

(五)其他

Brake 等通过对热带地区地下矿井工人躯体核心温度的连续监测,发现尽管这些矿工的体温上限、热蓄积状况都超出了研究者设置的上限,但却未出现因热导致的疾病相关症状。Vangelova 等通过对高温作业环境下工人血液中总胆固醇、高密度脂蛋白胆固醇、低密度脂蛋白胆固醇、甘油三酯的分析,发现高温暴露工业工人的上述指标显著高于对照组。这说明高温暴露工人更容易患高脂血症,建议对工人进行定期血脂检查。于水中等通过对高温环境下人体生理机能受相对湿度影响状况的研究,发现当温度达到 30℃时,高湿对人体生理机能的负面影响开始显现,而后随着温度升高,影响逐渐增强。在环境温度大于 30℃时,人的体温与环境温度、环境相对湿度存在显著关系,可用于预测人体在高温环境中的生理反应。

单京瑞等通过对高热高湿环境下服用药物米帕林后部队官兵生理指标的观察,

发现该药物可以增强湿热环境下人的热耐受能力。陈镇洲等的研究也得出了类似的结论。

郑国忠等通过对高温高湿环境下人群生理应急响应的研究,初步建立了高温高湿环境劳动时各生理指标之间关系,获得各生理指标受温度、相对湿度、劳动强度和劳动时间等因素的影响程度及顺序,建立了人体生理指标因素分解模型。

三、热带地区高低温损伤发生的常见场景

虽然热带地区的高温、高湿环境使高低温损伤比其他地区高,但随着人类生活、生产条件的不断提高,其发生于一般工作、生活中的情况越来越少,而更多见于一些特定场景下。因此,对热带地区发生高低温损伤的场景进行研究,有助于在法医学实践中及时甄别和判断,也有助于在工作、生活中进行防范,如热带地区冻死的发生,离开对其场景的研究,其鉴定结论往往是让人难以理解和接受的。

(一)中暑

中暑(heat illness)是高温高湿度环境下发生的一组急性疾病。高温引起体温调节中枢功能障碍,热平衡失调使体内热蓄积,临床以高热、意识障碍、无汗为主要症状。中暑是在热带地区易发的高温性损伤,严重者致死,多见于意外,但常合并其他复杂案情,因而也是热带地区法医学实践必须面对的问题。

根据发病机制和临床表现不同,通常将中暑分为热痉挛(heat cramp)、热衰竭(heat exhaustion)和热(日)射病。

3 种类型中暑可发生在同一患者,顺序发展、交叉重叠,其中热射病也称为重症中暑,是一种致命性疾病。热射病临床上分为两种类型:劳力性热射病和非劳力性热射病(或典型性)。

劳力性热射病(exertional heatstroke)主要是在高温环境下内源性产热过多,多发生于高温环境、湿度大和无风天气进行重体力劳动或剧烈体育运动时。患者多为平素健康的年轻人,在劳动数小时后发病。此类病例在外地人中更为常见,原因可能与其在气候适应过程中的生理反应有关。此外,有研究发现,来自其他气候区域的人群在进入热带地区后,中暑发病率高于长期居住在热带地区的人群。

非劳力性热射病主要是在高温环境下体温调节功能障碍引起散热减少,多发生在高温环境下居所拥挤和通风不良的城市老年居民,其他高危人群包括精神分裂症、帕金

森病、慢性酒精中毒及偏瘫或截瘫患者。

针对海南省过去 10 年间劳力性热射病与非劳力性热射病患者的各项指标差异,研究者进行了深入研究,发现两者的红细胞、血红蛋白、红细胞压积、尿酸、凝血酶原时间、PT 国际标准化比值、活化部分凝血活酶时间、谷丙转氨酶、谷草转氨酶、肌酸激酶同工酶、C 反应蛋白等存在显著统计学差异。

对海南省 1961—2017 年暑热指数与气温的时空变化特征的分析表明,海南省在4—9 月为中暑可能发生的集中期,其中 6 月和 7 月分别是最易发生中暑和易发生中暑天数最多的月份。

(二)烧伤

热带地区相对于其他地区,烧伤有其自身的特点,导致烧伤的发生和后果都严重,更易引起纠纷。

1. 气候特点差异　感染是烧伤最严重的并发症,同时也是烧伤经治疗后仍然发生死亡的最主要原因。热带地区由于气候炎热,有利于细菌生长繁殖,特别是湿度大、潮湿的热带雨林气候地区,更为细菌的繁殖创造了非常优越的生长条件,导致烧伤创面溶痂快,侵袭性感染发生率高,创面容易发生真菌生长,真菌感染的发病率相对较高,因此如果救治不及时或措施不得力,烧伤者很容易因感染而死亡。

同时,在同等条件的热源作用于人体皮肤后,如果未及时进行皮肤局部降温处理,相对于其他地区,热带地区由于周围环境温度高,皮肤局部散热慢,则损伤要比其他地区严重,这也是热带烧伤容易高发的原因。同时由于热带地区高温高湿的环境,人们身着衣物普遍单薄,而衣物的材质、厚度等因素对于烧伤时热传递的作用具有很大影响,也使热带地区烧伤的损伤程度比其他地区严重。

2. 烧伤原因差异　热带地区和其他地区相比,工业相对不发达,因此,烧伤主要原因为生活中烧伤,Hwee 等对新加坡地区烧伤进行流行病学调查,发现水烫伤(27%)和火焰伤(23%)是烧伤的主要原因。对于易于发生烧伤事故的作业,用工单位一般会制定相应的烧伤处理预案,一旦发生即能获得科学、规范的前期处理,对防止严重后果的发生有重要意义。而热带地区常发生的来自生活中的烧伤,一般没有处理预案,特别是热带地区当事人也缺乏烧伤的科学救治知识,常误采用一些民间偏方,或不及时就医,往往导致损害后果加重。另外,热带地区由于环境气温的特殊性,来自生活中的烧伤原因也和其他地区有所差异,如热带地区机器设备由于周围环境温度高,散热困难,容易发生过热故障导致起火致人损伤。

3. 医疗水平差异　目前全球热带地区多为经济、社会不发达区域,交通条件差,医疗资源不完善,即使伤后及时送医,也由于需要从较远距离、耗费较长时间由基层转运而来,入院时常已发生较明显的休克或重度休克,患者休克期相对不平稳,再加上目前全球范围内热带地区医疗水平总体较低,因此也会加重烧伤的后果。

(三)发生于热带地区的冻死

低温所致的体表局部血液循环障碍和组织损伤,称为低温损伤(cryoinjury)。当环境温度过低时,个体保暖不足,人体散热量远大于产热量,超过体温调节的生理极限,导致代谢失调。由低温导致的严重破坏人体代谢和生理功能的死亡称为冻死(frost-killing)。热带地区发生于冷库等制冷空间的冻死,其死亡原因往往容易判断,本书主要论述在热带地区自然环境中发生的冻死,因其具有意外性并超出一般认知和常识,容易在法医学实践中被忽视、误判,也容易引发当事人的误解。

冻死绝大多数发生于寒冷的季节和天气,但在热带某些特殊的自然环境中,也可发生冻死现象,由于其常伴随脱衣现象,加上传统认为热带不可能发生冻死的习惯性思维,容易被误判为性侵案件,在热带法医学实践中应当予以关注。

冻死是由于各种原因导致人体体温严重失调节、温度严重下降超过机体调节能力所致,是多种因素共同作用的结果。热带地区在某些因素的综合作用下,会偶发冻死案例。只要导致人体的产热和散热平衡破坏,散热大于机体的产热,就可能发生冻死。在热带地区,由于气温相对较高,在冻死发生中起重要作用的是风速、湿度和死者个体原因。风能加速热的散失,风速越大,散热越快。在热带地区发生冻死的案例报道中,大风天气,如海边、湿冷的风雨天是极为重要的环境因素。

潮湿也是一个很重要的因素。由于水的导热能力是空气的25倍,水中散热比同样温度的干燥空气中散热要快得多,所以在水中比在同温度的干燥空气中体温下降更为迅速。正常人在0℃的干燥空气中尚可生存数小时,浸在同样温度的水中,只要半小时即可冻死。热带地区的冬季,海水温度低于人体温度,人长时间处于海水中易发生失温,亦会出现冻死。

在机体因素方面,冻死也与人的身体状态有关,受年龄、机体状态(饥饿与疲劳)、外伤或疾病、酒精或药物等多种因素的影响。

因此,热带地区冻死案例基本发生于夜晚或阴雨天,死者往往有醉酒史或吸毒史,被发现时躺卧于海边或湿地上,衣服被海(雨)水浸湿,周边具有较大风速。在这种情况下,人体的散热远大于产热,会导致失温,此时由于意识不清,不能及时察觉进而采取运动、加衣或取暖等减少热量散失的行为,随着体温不断下降,终致体温调节失衡,从而发生冻死。热带地区发生冻死的机制和温带、寒带地区未显现出明显差异,同样可分为兴奋期、兴奋减弱期、抑制期、完全麻痹期。

(四)电损伤

热带地区特殊的自然环境和人体生理状态使热带地区的电击损伤和其他地区有所不同。

1. 热带地区的自然条件与电击伤发生　高潮湿环境是触电的易发因素。热带地区湿度高,冷带地区寒冷干燥,相比之下热带地区更容易发生触电事故。在潮湿的环境中,本来绝缘的某些仪器设备容易发生外壳带电现象,人在接触时容易发生电击事故。同时,热带地区雨水充分、河流纵横,又常有台风天,室外电器及输电线路发生损坏常见,如发生漏电电器、破损电线等带电物体浸入水中,路过的人容易发生电击事故,特别在台风天更容易发生,相关事故屡见报道,成为热带地区最重要的意外死亡原因之一。

2. 热带地区的人体状况与电击伤发生　热带地区由于天气炎热,人体容易出汗;同时,热带地区空气湿度高,汗液不容易挥发而容易在皮肤表面存留。汗液连同其所含的盐分离子,就成为良好的电导体,使人体处于比其他地区更容易发生触电事故的身体状态,并且会出现发生电击后在局部皮肤表面形成的电流斑不典型甚至不形成的现象。

3. 生活习惯与电击伤发生　热带地区由于天气炎热,洗澡自然成为降温的主要方式,热带地区称洗澡为"冲凉",可见其在生活习惯中的重要作用。热带地区人群每天洗几次澡的情况普遍存在,因此在过去若干年里,因频繁使用电热水器而触电的事故时有发生,近年来随着产品设计的完善和性能的提高,电热水器有了更加安全的漏电保护措施,此类事件发生频率减少。另外,洗澡后在吹干头发的过程中,由于卫生间湿度特别大,使平常很难发生导电的吹风机可以出现表面导电,发生触电事故。

第二节　热带地区高低温损伤、电击伤的法医学表现

热带地区的高低温损伤、电击伤的法医学典型表现和其他地区并无明显差异,但高温、高湿的环境使尸体腐败程度加剧,加之热带地区昆虫等的生物密度大于其他地区,

加快了尸体的被啃食速度,使热带地区高温损伤、低温损伤、电击伤的法医学鉴定有时复杂而困难。

一、热带地区高温损伤的法医学表现

热带地区高温、高湿的气候环境使热带地区人体高温损伤时有发生,其中以中暑和烧伤最为典型多见。

(一)中暑

中暑是热带地区易发的高温性损伤,严重者致死,多见于意外,但常合并其他复杂案情,因而也是热带地区法医学实践必须面对的内容。

中暑是高温高湿度环境下发生的一种急性疾病,若不给予迅速有效的治疗,可引起抽搐和死亡、永久性脑损害或肾衰竭。核心体温达41℃是预后严重的体征,体温若再略微升高则常可致死。老年、衰弱和酒精中毒可加重预后。

1. 临床表现　中暑可分为热痉挛、热衰竭和热(日)射病,不同的类型有不同的临床表现。

(1)热痉挛:热痉挛(heat cramp)是指在高温环境下进行剧烈运动大量出汗后出现的肌肉痉挛伴有收缩痛,主要累及骨骼肌,好发于活动较多的四肢肌肉及胸肌等,尤以腓肠肌为常见,常呈对称性。无明显体温升高。症状的出现可能与严重体钠缺失(大量出汗和饮用低张液体)和过度通气有关。热痉挛可为热射病的早期表现。

(2)热衰竭:热衰竭(heat exhaustion)是热痉挛的继续和发展,主要由脱水和血容量不足引起。常发生于老年人、儿童和慢性疾病患者。在严重热应激时,由于体液和体钠丢失过多、补充不足所致。热衰竭表现为疲乏、无力、眩晕、恶心、呕吐、头痛,可有明显脱水征:心动过速、低血压、直立性晕厥,呼吸增快、肌痉挛、多汗,体温可轻度升高,无明显中枢神经系统损害表现。根据病情轻重不同,检查可见红细胞压积增高、高钠血症、轻度氮质血症和肝功能异常。热衰竭可以是热痉挛和热射病的中间过程,如不及时治疗可发展成为热射病。

(3)热射病:亦称重症中暑,是长时间热衰竭或产热过多、散热减少所致,是一种致命性急症。特点是在高温环境中突然发病,高热(>40℃)和神志障碍,疾病早期大量出汗,继之无汗。临床上分为两种类型:劳力性和非劳力性(典型性)。劳力性热射病主要是在高温环境下内源性产热过多;非劳力性热射病主要是在高温环境下体温调节功能障碍引起散热减少。

1）劳力性热射病：在劳动数小时后发病，约50%的患者持续出汗，心率可为160~180次/min，脉压增大。患者常发生横纹肌溶解、急性肾衰竭、急性肝衰竭、致命性高钾血症、弥散性血管内凝血、多器官功能衰竭，甚至死亡。

2）非劳力性热射病：在高温环境下，多见于居住拥挤和通风不良的城市老年居民，其他高危人群包括精神分裂症、帕金森病、慢性酒精中毒及偏瘫或截瘫患者。临床表现为皮肤干热、发红，84%~100%的病例无汗，直肠温度常在41℃以上，最高可达46.5℃。病初可有各种行为异常和癫痫发作，继而可发生谵妄、昏迷、瞳孔对称缩小，终末期瞳孔散大。严重者可出现低血压休克、心律失常及心力衰竭、肺水肿、脑水肿，约5%的病例发生急性肾衰竭，可有轻、中度弥散性血管内凝血，常在发病后24小时左右死亡。

2. 尸体检验所见 中暑损伤主要是由于体温过高（>42℃）对细胞的直接毒性作用，发生酶变性、线粒体功能障碍，细胞膜稳定性丧失和有氧代谢途径中断，引起广泛性器官功能障碍，但缺乏特异性的组织病理学表现，某些部位具有原发性的病理学改变，有助于协助诊断。中暑死亡的法医学诊断难度大，因此离不开全面细致的尸体解剖检验工作。

（1）尸体现象：中暑死者由于体内聚积的热量较多，体温较高，并且处于高温环境中，因此尸体热量散发缓慢，尸冷发生迟缓，而尸斑则出现早且显著，呈暗红色，尸体腐败现象也出现早并易波及全尸，但有明显脱水者除外。皮肤多呈现潮红，触之温度较高、干燥，有时可见出血点。镜下可见汗腺周围组织水肿，淋巴细胞浸润。

热带地区中暑尸体检验中经常会看到特有的死后灼伤现象，死后灼伤是人死后尸体局部由于热的作用所致，当局部有分层且间隙有液体时，容易与烫伤相混淆，需要进行鉴别，主要根据生活反应的有无进行区分，具体内容见尸体现象部分论述。

（2）内部器官征象：中暑死的内部器官征象主要表现为休克样病变，具体表现为内部器官普遍明显淤血、水肿，扩张的血管内红细胞充盈，可见红细胞黏滞现象，也可在全身各器官组织发现广泛小出血点，如脑、脑膜、肺、心包膜及心内膜等，以上改变均缺乏特异性，因此中暑死的法医学诊断一般采用符合性诊断。高温引起的发生在大脑、小脑皮质的神经细胞坏死，特别是小脑浦肯野细胞消失，被认为是中暑死的原发病理改变，有助于中暑死的诊断。

1）脑：表现为脑重量增加，脑及软脑膜血管广泛性淤血，蛛网膜下腔可有漏出性出血，重度脑水肿，脑白质散在细小出血点，第三脑室壁和第四脑室底尤为严重。光镜下见大脑神经细胞肿胀、变性，细胞核固缩，呈明显坏死，点状出血局限于血管周围，有时可见血管周围脑组织变疏松。小脑病变严重,而且发生迅速,小脑浦肯野细胞肿胀,核溶解或崩解消失,细胞数目显著减少。数日后死亡的患者,病变区有胶质细胞浸润、增生。

2)心血管系统:高热能引起心肌缺血、坏死,可以检见心外膜下点状出血,内膜下可有条纹状出血。心血管血液呈现流动状或含少量柔软的凝血块。左、右心室扩张,心肌质地较软。光镜下见心肌广泛断裂、小灶性出血、间质水肿、结缔组织肿胀,偶尔可见灶性心肌细胞坏死。热带地区的中暑死者溶血现象极为显著,大血管周围的染色尤为明显。

3)呼吸系统:肺体积增大,淤血水肿明显,肺胸膜下有散在性、多发性出血点;气管、支气管腔内有泡沫状血性液体。光镜下可见肺高度淤血水肿,血管内血液黏滞成团状,小灶性出血。如患者存活 24 小时以上,可并发支气管肺炎。文铎媛等通过建立高温高湿环境下重症中暑的大鼠动物模型,发现模型组大鼠表现出血管充血、间质增厚和中性粒细胞浸润的迹象。$CXCL2$、$CCL2$、$STAT1$、$NF\text{-}\kappa B$ 基因可能在重症中暑肺损伤的进程中起着重要作用。

4)消化系统:中暑时,直接热损害和胃肠道血液灌注减少可引起肠缺血性溃疡,易发生大出血。肝淤血明显,光镜下见肝细胞水肿,库普弗细胞肿胀、增生,有时可见小叶中央区肝细胞坏死。严重中暑者,发病 2~3 天后几乎都发生不同程度的肝坏死和胆汁淤积。乔泽渊等通过制造高温高湿环境下重度中暑的实验动物模型,发现实验动物胰岛边缘不清,形态不规则,胰岛细胞水肿、变性、坏死、缺失;肝组织中肝小叶结构紊乱,肝窦轻度淤血扩张,肝细胞水肿、空泡变性,坏死。与对照组相比,模型组血糖水平、肌酐、尿素氮、AST、ALT 水平均升高,模型组血清胰岛素水平低于对照组,且差异有统计学意义($P<0.05$)。

5)肾:肾脏体积增大,重量增加,切面肾皮质肿胀,髓质高度淤血水肿,锥体暗红、充血或出血。光镜下肾小球毛细血管丛及间质血管高度扩张,内充满红细胞,肾近、远曲小管上皮细胞及间质水肿,管腔内有细胞管型、颗粒管型、血红蛋白管型、肌红蛋白管型等,间质水肿,炎症细胞浸润。重度中暑的实验动物模型肾组织中肾小球淤血,肾小管水肿,近曲小管空泡变性,脱落坏死,间质血管扩张充血,肾小管管型。

6)肌肉:剧烈运动引起中暑时,由于肌肉局部温度增加、缺氧和代谢性酸中毒,常发生肌肉组织严重损伤、横纹肌溶解。热带地区中暑死者肌肉溶解的现象非常明显,解剖时经常可见髂腰肌发生溶解,形成类似泥土状。在热带地区发生的热射病,由于生前的身体状态处于温度较高的环境下,因此尸僵出现早而强硬,需要加以注意。

（二）烧伤

烧伤,乃至烧死可表现为皮肤的局部损伤和内部器官等的全身损害两方面,也可以只发生其中一种,其后果与烧伤的严重程度有关。热带地区由于气温、湿度多较高,同等情况下损伤程度要比其他地方严重;同时,由于热带地区的环境更适合微生物生长和繁殖,环境中各种微生物种群繁多、数量庞大,因此,烧伤后创口处理不及时、不规范容易发生感染,严重者发生死亡。

研究发现,在模拟实验条件下,烧伤面积超过 60% 的烧伤幸存者在高温环境下会面临更大的高热和热病风险。这表明环境温度的高低对于烧伤的损伤程度有影响,热带地区的高温加剧了严重烧伤的损害程度。同时,热带地区发展不平衡的医疗条件使烧伤的治疗存在显著差异,不充分、不恰当的治疗会加剧烧伤的损害,甚至导致死亡。烧伤死亡的主要原因之一是脓毒症,这是由于皮肤屏障破坏、免疫系统功能障碍、皮肤细菌负荷、长期住院和交叉传播。美国一项尸检系列研究显示,27.8% 的死亡归因于细菌性病因,5.2% 的死亡归因于病毒性病因。印度昌迪加尔的一项研究显示,铜绿假单胞菌(29.17%)是最常见的病原体,其次是克雷伯菌属(28.24%)。对烧伤患者体内的微生物进行分析将有助于确定医院环境中烧伤患者常见的微生物,从而有助于制定与感染控制相关的政策。此外,部分热带经济不发达地区由于明火的广泛使用,也使烧伤时有发生。

1. 烧伤的皮肤损伤表现及程度评价　　烧伤的主要表现在皮肤,其损伤表现可以用烧伤深度、面积两种方式来描述,两者在法医学实践中的应用意义不同。

（1）烧伤深度的估算:高温作用于体表所引起的损害程度,主要取决于温度的高低与接触的时间,二者均与烧伤深度成正比。对皮肤烧伤深度的估计,目前临床上惯用三度四分法。法医学由于研究对象的特殊性,进行法医学活体损伤鉴定时同临床一样,亦采用三度四分法;但进行法医学尸体鉴定时常采用下述的四度四分法,包括Ⅰ度烧伤(红斑)、Ⅱ度烧伤(水疱)、Ⅲ度烧伤(坏死)、Ⅳ度烧伤(炭化)。

（2）烧伤面积的估算:烧伤面积比烧伤深度对人体的影响更大,当Ⅱ度烧伤占体表面 1/2 或Ⅲ度烧伤达体表面积 1/3 时,即可引起死亡。法医学计算面积时应尽可能准确,尤其涉及伤害案件的损伤程度评定、交通事故或工伤伤残等级评定以及损伤赔偿等,均需根据烧伤面积大小和烧伤深度来判断。成人烧伤面积的估算和儿童有所不同。

2. 烧死的法医学尸体征象　　因需要判断个体身份、确切死因、生前伤与死后伤等,故详细尸体检验必不可少。典型的烧死者可见尸体皮肤和组织的烧伤表现、眼部征象、拳斗姿势,以及最有利的证据——热作用呼吸道综合征、胃内有咽下的炭末等,一般法医学教材均有详细介绍,本处不再赘述。

3. 死后损伤表现　全身被烧炭化时,肌肉遇高热而凝固收缩,由于屈肌较伸肌发达,屈肌收缩较伸肌强,炭化尸体四肢关节呈屈曲状,身长缩短,呈类似拳击手比赛中的防守状态,故称为"拳斗姿势"。热带地区由于尸体高度腐败,会使尸体肌肉挛缩,再加上尸表发黑变硬,形成类似"拳斗姿势"的状态,法医学工作者在鉴别时要注意加以区分。

同时,热带地区高温高湿环境使尸体腐败加剧,也经常出现类似假裂创的创口,在鉴别时可以通过生前反应的有无来加以区分,但同时要注意创口出现的位置,高度腐败条件下大血管周围极易出现溶血现象,很可能会被误认为是生前损伤,要格外引起注意。

死后灼伤(死后烫伤样改变)是热带地区特有的一种尸体现象,主要表现为局部皮肤表皮与真皮的分层,容易与腐败气泡或腐败水泡相混淆。另外,由于死后灼伤发生的部位也大多是尸斑出现的部位,在尸体没有被移动的情况下,由于尸斑出现在受压部位的周边,所以创面呈现中央部分为白色,周边呈红色。在尸斑已经形成的情况下,则创面呈红色,甚至是红白相间,与生前烫伤有时难以鉴别,最主要的是根据生活反应的有无来进行区分(表 2-7)。

二、发生于热带地区的冻死

受热带地区高温环境的影响,热带地区的低温活体损伤仅会出现在长期在冷库工作的情况下,且其损伤状况与其他气候区域未显现出明显的差异,故在此不再赘述,仅对热带地区冻死的表现进行描述。

在热带地区发生的典型冻死,其尸体检验所见和其他地区相同,但据目前的报道,由于大部分是在醉酒和吸毒后发生,其脱衣现象常不明显。同时,随着尸体低温保存的普及,热带地区尸体发现后往往会比其他地区要求更快地将尸体冷藏或冷冻,以防由于气温高而发生腐败,影响之后的法医学鉴定。而被冷藏或冷冻后的尸体,会发生如同其他地区冻死尸体的尸斑现象,尸斑呈现鲜红色。因此,热带地区法医学实践中应当考虑现代冷藏条件对尸体颜色的影响,以防遗漏某些由于尸斑反映出来的案件线索。

1. 面容与皮肤　如面部表情似笑非笑,称为苦笑面容。全身皮肤苍白或粉红,外露肢体部分由于立毛肌收缩呈鸡皮状,阴茎、阴囊、乳头明显缩小。热带地区的冻死者,由于其所处环境相比冷带温度较高,所以,皮肤一般很少出现冻伤改变。但热带地区如在冷库长期工作等极端情况下发生冻死后出现水泡,可能会与热带地区尸体腐败出现的水泡相混淆,在鉴定时要加以注意区分。

2. 尸体现象 尸斑鲜红色或淡红色,放置室温过夜解冻后,尸斑可由鲜红色变为暗红色,有时需要和一氧化碳中毒者进行鉴别。热带地区因尸体腐败速度快,尸体在低温保存过程中,氧气可透过皮肤弥散进入浅表血管内,使其中还原血红蛋白变为氧合血红蛋白,所以冻死尸体尸斑也可呈鲜红色。故尸斑鲜红色并非冻死的特征。在热带法医学实践中需要警惕冻死者又被冰冻后进行法医学检验的特殊情况。

值得特别说明的是,冷冻达到体腔深部时,各器官出现充血、灶性出血。死后冷冻组织则结构保存良好。所见改变均属于非特异性改变。

三、热带地区电击死的法医学改变

电流斑是由于带电导体与皮肤接触,电流通过完整皮肤时,在接触处产生的焦耳热及电解作用所造成的一种特殊皮肤损伤,肉眼观表现为火山口样改变,是电击伤的特征性变化。但在热带地区有一种特殊的疾病——热带溃疡(malabar ulcer),又称热带崩蚀性溃疡,是由多种细菌混合感染引起的一种皮肤及皮下组织的慢性坏死性溃疡,也可继发于外伤或昆虫叮咬后的丘疹或血疱,常发生在小腿,初期表现为丘疹、水疱,逐渐破溃形成溃疡,多为圆形、椭圆形或不规则形状,边缘不清且微隆起于皮肤,中心可见暗红色糜烂坏死组织,伴疼痛及恶臭,溃疡底逐渐加深,为脓性分泌物及污秽的痂皮或白膜,边缘明显高起,边界清晰,为火山口样改变,愈合后会留下瘢痕,其肉眼观察形态与电流斑非常类似,需在鉴别时留心加以辨别。

热带地区水中触电事故多发,而水中触电皮肤金属化现象不明显甚至不存在,研究表明,当皮肤金属化现象不明显时,采用扫描电镜 X 线能谱检测技术测定其化学组成,并与电极导体比对,确定金属电极的种类,是一种行之有效的方法。由于其涉及的金属元素广泛存在于日常生活环境中,除成分检验外,更要注意其形态特征,要结合成分和形态对电流斑等熔融金属进行确认,从而为案件的最终侦破提供科学的证据,使金属物证更好地发挥作用。

索马里地区有电击后出现癫痫样发作的案例报道,研究分析其可能与患者手部皮肤潮湿触电时,电阻较小有关,这种电流直接由手指经周围神经系统直达大脑皮质感觉的特定投射区域,受累的脑细胞广泛兴奋,大量神经元同时去极化,出现高频、同步、爆发式放电,并由神经向正常组织传导,作用于咬肌、骨骼肌,形成手指—大脑皮质—脊髓—右侧躯体回路,引起意识障碍、牙关紧闭、骨骼肌抽搐痉挛等癫痫样反应。这可能与高温使热带地区人们的中枢神经系统较为活跃,神经突触放电多,电击诱导中枢神经系统神经元过度放电等因素密切相关。

　　在热带地区的法医学实践中,水中触电的情况多见,而水中触电死亡者,皮肤损伤往往很难发现典型的电流损伤表现,而内脏器官的表现往往缺乏特异性,使法医学实践中判断是否触电死亡困难。近年来,随着触电相关法医学研究的不断进展,一些内脏器官的变化被认为对推断电击死具有一定的帮助。有研究认为 HIF-1 和 HSP70 在特定情况下可以用于区分生前和死后不同电压电击,是皮肤电击伤的诊断参考指标。

第三节　热带地区相关法医学实践的注意事项

　　热带地区因高低温及电击导致的人体损伤,由于其具有不同程度的特殊性,因此,其法医学鉴定中需要关注的内容和其他地区有一定程度的不同,综合考虑各种因素,形成完整的证据链,是热带法医学实践中必须遵循的基本原则。

一、发生于热带地区的高温损伤的法医学实践注意事项

　　热带地区因高低温导致的人体损伤,常见的大致可分为以局部烧烫伤为表现的烧伤、烧死和以全身表现为主的热射病。由于这些损伤的法医学诊断,除可以检见符合相应损伤诊断的损伤病理学改变之外,核实案件发生过程和发生地点,以及当天的气候条件,这些因素往往在热带地区高温损伤的法医学最终鉴定中起到重要作用,属于鉴定结论"证据链"的组成部分。因其中有些损伤表现往往缺乏具有绝对特异性的法医病理学改变,必须结合案件发生现场的具体情况才能得出科学、可靠的结论。

(一)案发现场环境因素的调查

　　中暑多数为意外,但在不少情况下,因为怀疑中毒、损伤等原因,或当事方不理解、不接受,因此也往往成为法医学鉴定的内容之一。随着劳动保护立法的完善,也常涉及劳动保护方面的过失或劳动纠纷,也需要通过法医学检验来提供证据。中暑死亡由于

尸体检验缺乏特异性的表现,因此其法医学鉴定意见的得出,必须是在详细调查现场环境条件、结合整体临床表现的过程和全面系统尸体解剖的基础上,排除中毒、机械性窒息、机械性损伤等其他死亡原因。如果没有关于环境因素的详细材料,鉴定这类死亡往往很困难。因此必须记录现场温度、湿度、通风情况及热辐射体等;同时可向当地气象部门索取出事日期的温度、湿度、风速等资料,以便对死因进行综合分析。同时,现有的方法对中暑死亡的判断存在困难,缺乏特异性指征,需用多种方法进行综合判断。

对于烧伤的法医学鉴定,以往教科书均以烧死为主要鉴定内容,实际上,随着人类法律意识和维权意识的提高,以及作案方式的日益复杂化和高科技化,在法医学实践中,烧伤后没有发生死亡者,也需要进行法医学鉴定,内容包括伤残程度、烧伤的形成时间、烧伤的致伤物、烧伤后果与其他影响因素之间的作用力大小等。

在热带地区的法医学实践中,由于自然环境中高温气候因素的存在,为某些以火灾为方式的犯罪活动提供了可以解释的外部起火因素,导致犯罪事实往往更加隐匿而不易被发现,因此,对于烧伤烧死的法医学鉴定案件,现场勘验更应当做到细致、周密、无遗漏。

现场勘验中必须收集案发时的相关气候资料,同时要考虑案发时节发生中暑等高温死亡的可能性,比如有研究者对海南省的重度中暑情况进行了调查研究,发现中暑全年均可发生,但时间主要集中在 5—7 月,发病数与月平均温度、年平均温度具有显著的正相关性。

(二)法医学尸体检验

对于烧死者,热带地区法医学检验并无特殊,但是要注意前述高度腐败尸体呈黑褐色并表现为拳斗姿势者被误判为烧死的情况。中暑死者,尸检一般多无特异性发现,因此必须全面细致地进行尸体解剖检验,包括全面系统的尸表检验、没有遗漏的脑和胸腹腔器官的大体检验及组织病理学检验,同时进行常规毒药物检验,在排除被鉴定人因中毒、机械性窒息、机械性损伤、自身疾病等原因死亡的基础上,方可结合一系列的非特异性变化得出鉴定结论。

因尸体冷却缓慢,有条件时应在死亡 24 小时之内测量尸温,热带地区气温高,暴露于自然界中尸体的温度下降缓慢甚至会出现升高,即本书前述章节所述的尸暖现象,因此测量尸体内部温度对于法医学鉴定有时会有很大帮助。在器官组织病理学检验中应当高度关注小脑浦肯野细胞数目明显减少、血管内红细胞黏滞成团、骨骼肌出血等改变,对诊断中暑有一定参考价值。由于中暑死亡者腐败发展迅速,如果不能及时进行解剖,应在完成体温检测等一系列前期工作后,在条件允许的情况下尽可能早地进行低温保存,防止因尸体发生腐败而失去法医学鉴定条件。

（三）实验室检查

中暑死亡的诊断需依赖环境因素、临床表现及尸检所见来判定,生前罹患某种可以导致高热疾病的死亡者,其死后变化的某些方面类似中暑死亡,如中枢神经系统感染、脑血管意外、脓毒症、甲状腺危象、伤寒及抗胆碱能药物中毒等。一般来说,要进行鉴别不难,如果涉及疑难情况,就必须结合相关指标的实验室检验结果进行鉴别,综合分析后才能得出正确结论。对于怀疑中暑死者,必须进行毒药物检验进行排除,如涉及个人识别,还应当送相应检材到实验室进行 DNA 检验。

（四）其他

由于中暑等高温死亡的法医学检验目前缺乏学界公认的特异性指标,而热带地区总体上法医学的研究欠发达,因此,在相关的法医学实践中应当及时关注领域内新进展,如有条件,应当积极开展相应的科学研究,探寻解决之道。要避免拘泥于法医学的思维局限,秉持多学科交叉的解决问题之道。

二、发生于热带地区的冻死的法医学检验注意事项

热带冻死的发生有其特定的场景,多发生于夜晚的海边或湿冷的雨天,往往伴有醉酒、吸毒或其他原因导致的昏睡、昏迷。因此,其法医学鉴定工作有着和其他地区冻死案例不一样的特点。

（一）现场勘查

勘查现场时,应详细调查当时的气象资料,记录现场温度、湿度、风速等。要对发现尸体的位置、尸体的姿势状态、尸体周围的自然地理状况等进行全面记录,要注意周围有无呕吐物,有无残留的酒、毒药物,有无其他可疑人员的活动痕迹等,因为法医学鉴定中必须排除他杀、自杀、中毒、病死后才能确定为冻死。

（二）死亡方式

冻死大多数是自然灾害事件,他杀少见,冻死作为自杀手段极为罕见。作为他杀手

段,常见于受虐待或被遗弃的老人、儿童。精神病患者、乞丐、流浪者、生前受外伤失血或醉酒的状态在户外易发生意外冻死。但要注意排除抛尸伪装冻死的可能性。

（三）尸体征象

热带地区冻死者均不会伴有明显的皮肤冻伤,这点和寒带地区有很大不同,需要注意。因此,热带地区的冻死诊断,冻伤不能作为诊断冻死的必要表现。热带地区冻死案例中以维希涅夫斯基斑、髂腰肌出血较为多见。热带地区由于尸体腐败快,发现尸体后往往有尽快进行冰冻保存的要求和习惯,对于经讨论怀疑为冻死的尸体,应当鉴别哪些征象是冻死的表现,哪些是在尸体冷藏过程中形成的。

（四）实验室检查

对于低温损伤的死者,除进行解剖外,还必须提取死者血液及胃内容物进行毒物分析,必要时可根据实际情况提取死者体液（如血液,尿液等）、胃内容物及胃全部、肠内容及部分肠组织（注意分段提取）、肝、肾、肺等进行送检,以排除中毒死的可能性。酒精和中枢神经系统抑制类药物对低温损伤的发生发展有促进作用,在检验时应重点关注。

（五）其他

冻死常伴有反常脱衣现象,应与强奸或抢劫杀人所致现象相鉴别。身体突出部位的擦伤或皮下出血,应结合现场分析是否因惊慌失措而跌倒所致,不要误以为他人所致。注意有无虐待、饥饿和饮酒的痕迹。尸体解冻后有溶血和骨折的可能,需与外伤和疾病相鉴别,注意缓慢解冻。

三、发生于热带地区的电损伤的法医学实践注意事项

热带地区由于潮湿且水体较多,加之人体在高热中容易出汗,常不能发现典型的电流斑,电击死的判断有时特别困难,应全面综合现场勘验、尸体检验以及毒物检测,排除他杀、自杀、中毒、疾病死。

（一）现场勘查

热带地区多见水中触电死亡者,其漏电分布范围较广,怀疑为触电案件时,在进入

现场前,就应当要求专业人员先行切断电源再进入现场,切忌自行寻找和切断电源。在进行尸体检验前,也应当由电力专业人员确定尸体及尸体周围无电后,再进入经检查安全的现场进行勘查和尸体检验,以防止继续发生电击伤亡事故。

应向有关人员详细了解事件发生经过,仔细检查现场有无漏电情况,并及时了解现场电源电压、电流种类并注意环境干燥度等。索取有关资料,如电路检测及电器结构、安装情况,电器有无漏电及漏电原因等。由有关的电气专门技术人员对现场有无漏电及电器进行检测工作。当触电发生场合有关管理方可能需要承担法律责任时,如有可能,应当立即划定现场范围并予以封闭,最好请无关的第三方专业人员(如职业劳动管理部门的技术人员)进行检测,如果任由利益相关方进行检测,为了躲避管理责任,常发生本来为漏电而被检测为不漏电的情况,给后续的法医学电击死鉴定带来影响,特别是对热带地区常发的水中触电法医学鉴定的准确性产生影响,更为致命。

(二)死亡方式的确定

电击工具的推断通常依据电流斑的形态。但在热带地区,由于气候潮湿,电流斑多不典型,因此尸体解剖中应当更加仔细,疑似电流斑有时候表现为擦伤、挫伤,有时候仅表现为局部的颜色变灰白或质变硬,均应当取材送检。对于水中尸体等没有电流斑的案例,在发现时就应当要求严格排查漏电情况,解剖中应当尽可能仔细,组织学取材除常规器官组织外,还应提取骨骼肌和有可能发生电损伤的皮肤部位送检,做到宁多勿缺、有备无患。同时,由于热带地区水中电击死多发,而水中电击死的皮肤金属化效应微弱甚至不存在,因此建议直接使用扫描电镜 X 线能谱检测技术来对可疑样品进行检验。

电击死后死亡时间的推断目前主要依靠常规死亡时间推断的方法,但热带地区高温高湿环境使尸体腐败程度加快,因此,常规死亡时间推断的方法在热带地区的应用存在一定的困难,尚需进一步地深入研究。根据人体血生化指标变化、微生物演替对死亡时间进行推断尚处在研究中,未得到广泛认可。

(三)其他

虽然电流斑形成的局部皮肤组织,由于局部失水凝固,相比其他组织,具有较好的抗腐败能力,但对于高度腐败的尸体,有时候辨认电流斑会变得困难,必须仔细检查,需要与死后灼伤、腐败气水泡、慢性热带溃疡等现象相鉴别。其中慢性热带溃疡的肉眼观察形态与电流斑类似,需要留心加以辨别,防止误判。

第四节　热带地区案例分析

热带地区因其特殊的生态环境,在法医学实践中存在诸多独特的挑战。这些挑战不仅影响检验结果的准确性,还可能对案件的调查和解决产生重大影响。因此,在热带地区进行法医学实践时,必须时刻警惕并分析可能影响检验结果的特殊因素。如果对这些因素未给予足够重视,按照常规的法医学方法进行检验,很可能会得出偏离实际情况的检验结果。

一、冠心病合并中暑致死案例

(一)案情简介

2006年盛夏某日午后,海南某工地一名23岁的室外装卸工在连续工作了4个小时后,感到身体不适。他返回宿舍休息,但不久情况急转直下,他的面色变得苍白,四肢发冷。工地负责人立刻拨打了120急救电话,当急救人员赶到现场时,工人已经死亡。

(二)现场勘查

现场室外温度37℃。死者所在的房间是没有空调设备的铁皮房,正在被强烈的阳光直射,房间内的温度达35℃,房间内除了床和一些简单的家具外,并没有其他明显的异常物品。房间的窗户紧闭,门也从内部锁住,没有发现任何异常的迹象。房间内的墙壁和地面都非常干燥,没有出现潮湿或渗水的情况。此外,房间内的空气也并没有出现异常气味。

(三)法医学检验发现

1. 尸表检验　死者上身着一褐色圆领T恤,下身着灰白色化纤长裤,未穿鞋袜;体型肥胖,皮肤呈现潮红,触之温度较高、干燥,面部、腹部最为显著;尸斑显著,呈暗红色,以腰背部最为明显。未检见机械性损伤、机械性窒息等外伤的表现。

2. 尸体解剖　肉眼:心脏重450g,左冠状动脉前降支和右冠状动脉起始段均见粥样硬化斑块,管腔狭窄均达Ⅱ~Ⅲ级;肺、肝、肾、脾、胰、胃肠、脑等脏器大体未见异常。

3. 组织病理学检验　尸体检验仅见其全身器官组织明显淤血、水肿，血管扩张、红细胞充盈，可见红细胞黏滞现象，多器官组织见小出血点，大脑、小脑皮质神经细胞坏死，小脑浦肯野细胞消失。部分区心肌纤维横纹结构不清，心肌间质水肿，未见中性粒细胞浸润；左冠状动脉前降支和右冠状动脉粥样硬化Ⅱ~Ⅲ级；肺淤血、水肿；肝淤血、水肿，脂肪变性；肾淤血、水肿；脾淤血；胃肠水肿；脑水肿，脑实质神经元变性坏死，尤以小脑浦肯野细胞为明显且数目显著减少。

4. 实验室辅助检查　毒物检验：取死者肝脏组织进行常规毒药物检验，未检出常见毒药物成分。

（四）死因分析

本案件在初次鉴定过程中死者被鉴定为因患冠心病发生心肌梗死而死亡。重新鉴定时综合案情经过、现场勘验和法医学检验所见，确定其死于中暑。中暑死亡为热带地区的多见情况。鉴于死者生前肥胖，散热相对较慢，且存在冠状动脉粥样硬化症的潜在疾病，相对正常人更容易发生中暑。本例误鉴为冠心病致心肌梗死而猝死，原因可能有以下几个方面：①原鉴定没有注意到患者是在高温环境下长时间从事重体力劳动突然发病的情况，没有注意到患者具备发生中暑的条件。②原鉴定没有仔细鉴别中暑死与冠心病致心肌梗死的临床表现。患者在高温环境下的劳作过程中突发高热、昏迷等属于中暑的典型临床表现，而心肌梗死患者发热一般在疼痛发生后24~48小时出现，体温在38℃左右，一般很少达到39℃。③原鉴定没有仔细鉴别中暑死与冠心病致心肌梗死的病理学变化。患者从突然发病至死亡已达20小时，心肌间质并未见中性粒细胞浸润与心肌梗死6小时左右可见少量中性粒细胞浸润、12小时后中性粒细胞明显增多的病理学改变不符合。原鉴定仅依据冠状动脉粥样硬化、部分心肌横纹结构不清就认定为心肌梗死较为片面，缺乏全面细致的分析。

（五）案例的热带特殊性分析

在初次鉴定中，死者被诊断为冠心病导致的心肌梗死死亡。然而，在重新鉴定时，根据案情、现场勘验和法医学检验，死因被确定为中暑。中暑是热带地区常见的死亡原因之一。考虑到死者肥胖、散热慢，且存在冠状动脉粥样硬化症的潜在疾病，容易发生中暑。

在初次鉴定中，存在误鉴为冠心病致心肌梗死的原因。首先，原鉴定未注意到高温环境下的重体力劳动可能对死者产生的影响。其次，未鉴别中暑与心肌梗死的临床表现也是一个重要原因。最后，未仔细鉴别中暑与心肌梗死的病理学变化也是导致误鉴的原因之一。

综上所述,这个案例强调了高温环境对人体的危害性以及法医学在鉴定和分析高低温损伤中的重要性。同时,也提醒法医工作者在进行死因鉴定时需要综合考虑各种因素,包括环境、临床表现、病理学变化等,以确保准确的鉴定结果。

二、典型中暑案例

(一)案情简介

2020年10月某日14时,广州市某区高速出口引桥位路面某女性被人发现躺在地面上,未着衣服,全身赤裸,120救护医生到现场检查证实该女子已经死亡。

(二)现场勘查

现场勘查时天气晴,气温34℃,湿度50%。尸体移走后,路面有和尸体相对应的人形潮湿痕迹。

(三)法医学检验

1. 尸表检验　死者背、臀部和大腿根部见大面积烫伤所致的水疱。口唇干燥,唇黏膜皲裂出血,手掌皮肤皱缩。上臂、小腿、手及足肌肉痉挛。

2. 尸体解剖　上臂、背部、腰部及腿部皮肤表皮层部分缺失;心肺表面有大量出血点,肝、肾等内部器官呈现休克改变。

3. 组织病理学检验　脑水肿,小脑浦肯野细胞层细胞数目显著减少。上臂、背部、腰部及腿部皮肤表皮层部分缺失,真皮胶原纤维凝固。上臂、背部、腰部及腿部肌肉大部分肌肉横纹消失,部分肌纤维断裂、溶解、坏死。

4. 实验室辅助检查　未检出常见毒物成分。

(四)死因分析

死者全身赤裸,长时间处于高温环境中(现场勘查时天气晴,气温34℃,湿度50%,高速公路地面温度由于持续日照温度可为50~65℃),其背、臀部和大腿根部见大面积烫伤所致的水疱,全身呈现脱水症状(口唇干燥致唇黏膜皲裂出血,手掌皮肤皱缩,肢体肌肉痉挛),小脑浦肯野细胞层细胞数目显著减少,肌肉横纹消失,肌纤维断裂、溶解、坏死,根据这些情况综合分析,死者符合中暑死亡的情况(图4-1、图4-2、图4-3、图4-4)。

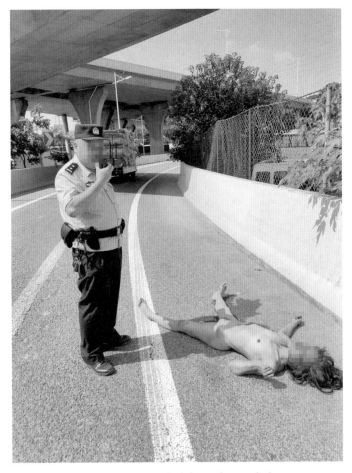

图 4-1　中暑死亡者全裸仰卧于公路路面

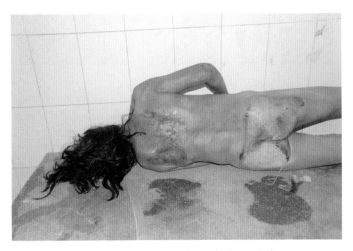

图 4-2　高温致背部及臀部表皮剥脱

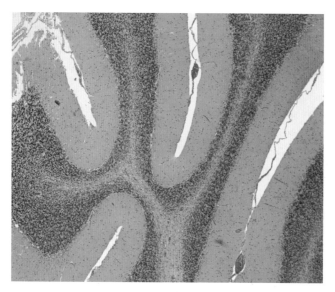

图 4-3　小脑浦肯野细胞减少

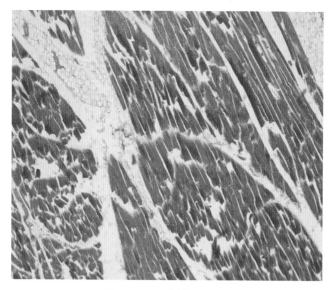

图 4-4　肌肉横纹消失

三、典型冻死案例

2020 年 2 月某日，在广州市某区山上坟地旁发现一名男性死者，着短袖上衣，下身赤裸，赤足，足底有泥沙，外套、外裤、内裤、皮带及皮鞋距离尸体 200m 左右散在分布。死者体表无伤，苦笑面容，尸斑浅红，胃黏膜斑片状出血，四肢肌肉冻伤出血，毒化无异常，当日气温 6~10℃，鉴定死者为冻死（图 4-5、图 4-6、图 4-7、图 4-8、图 4-9）。

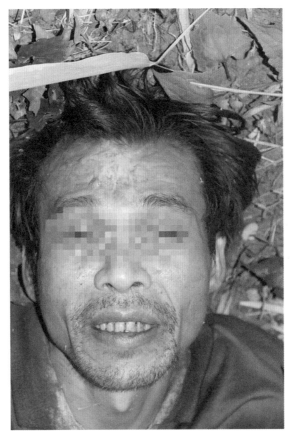

图 4-5　冻死苦笑面容

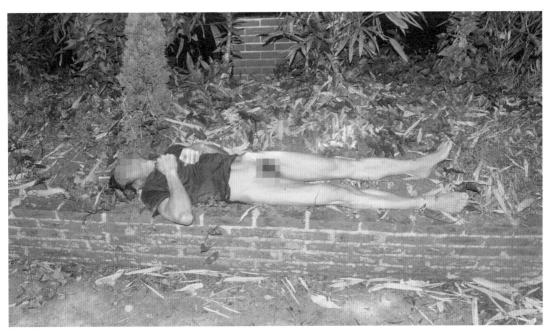

图 4-6　冻死反常脱衣

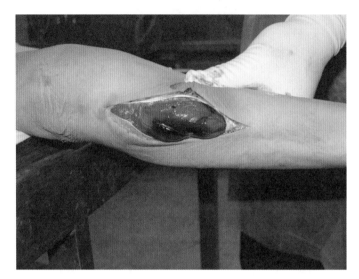

图 4-7　前臂肌肉冻伤出血

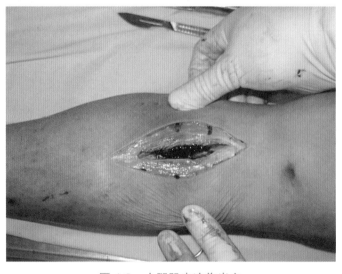

图 4-8　小腿肌肉冻伤出血

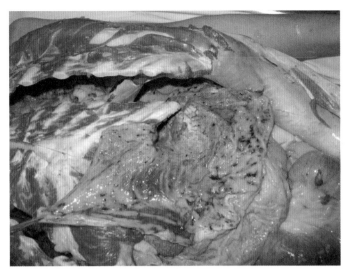

图 4-9　冻死胃黏膜出血斑点

（黄平　蔡杰　于晓军　赵锐　石坚　王欣　吕国丽　邓建强）

参 考 文 献

［1］谢冬强.191 例电烧伤患者流行病学分析［D］.南昌：南昌大学，2020.

［2］郭绍彬，唐世杰，张万聪.1990—2019 年全球烧伤疾病负担变化趋势及地区差异［J］.汕头
大学医学院学报，2023，36（03）：181-184.

［3］鹿文涵，谷少华，孙仕强，等.2013—2019 年宁波市高温热浪对中暑的滞后影响［J］.气象与
环境学报，2022，38（01）：106-112.

［4］朱能，曹文静.高温干热强辐射环境人的耐受极限探索［J］.安全与环境学报，2022，22
（04）：1970-1978.

［5］王秋月.高温高湿环境下人体热耐受力研究分析［D］.沈阳：沈阳建筑大学，2022.

［6］林佳媚.桂西地区学龄前儿童烧伤特点及影响因素分析［D］.百色：右江民族医学院，2022.

［7］周攀豪，何碧凝，胡志华，等.海南省 2010—2019 年热射病患病数与气候温湿度的相关性
［J］.中国热带医学，2021，21（06）：571-575.

［8］周攀豪，胡志华，何碧凝，等.海南省成人经典型与劳力型热射病病例系列分析［J］.中华灾

害救援医学,2021,9(05):966-973.

[9] 周攀豪.海南省热射病与温、湿度关系及两型热射病临床特征分析[D].海口:海南医学院,
2021.

[10] 王磊.基于傅里叶变换红外光谱与机器学习方法对中暑死诊断和死亡时间推断的研究
[D].太原:山西医科大学,2019.

[11] 刘书晓.基于热指标的中暑发病率预测模型[D].上海:东华大学,2021.

[12] 唐立冈,相磊,王继纲,等.家兔皮肤低电压电损伤组织病理学研究[J].中国法医学杂志,
2019,34(02):142-146.

[13] 周正,李光耀,孙振文,等.金属物证检验及其在法庭科学领域中的应用[J].刑事技术,
2023:1-9[2024-01-24].https://doi.org/10.16467/j.1008-3650.2023.0039.

[14] 张颖,张大伟,崔云亮,等.马里维和任务区电击伤致癫痫样发作的护理[J].实用医药杂
志,2019,36(04):365-366.

[15] 雷颖,杨杰.灭火救援期间消防员皮肤烧伤损伤的数值模拟[J].消防科学与技术,2023,
42(07):950-955.

[16] 郑林洋.热带海岛地区慢性难愈性创面流行病学特征调查分析[D].海口:海南医学院,
2021.

[17] 陈郁,谭超,陈兴书,等.我国中暑的医学地理特征分析及卫勤保障建议[J].人民军医,
2019,62(01):21-24.

[18] 傅杰,王尘,孙伟雄.消防救援队伍热习服训练探索及分析[J].中国应急救援,2023(06):
54-57,62.

[19] 项小凤.血浆游离线粒体DNA拷贝数在评估烧伤患者预后中的作用[D].太原:山西医科
大学,2021.

[20] 王祥娜,金晓静,凌芬瓯,等.亚低温治疗高压电击伤12例护理体会[J].中国乡村医药,
2019,26(07):72-73.

[21] 原博,刘琰.严重烧伤后高代谢反应及其应对策略[J].中华损伤与修复杂志(电子版),
2021,16(04):343-348.

[22] 郑冬律.一次雷击造成3人死亡的法医学鉴定[J].法医学杂志,2018,34(02):218-219.

[23] 文铎媛.重症中暑大鼠肺损伤组织局部表达的炎症因子及其转录因子网络分析研究[D].
广州:广州医科大学,2022.

[24] 王兴建.电击下生物体电压电流测量方法研究及系统设计[D].桂林:桂林电子科技大学,
2022.

[25] MURUGESAN M, MANOJ D, JOHNSON L, et al. Forensic microbiology in India：a missing piece in the puzzle of criminal investigation system[J]. Indian Journal of Medical Microbiology, 2023, 44：100367.

[26] HUNT H G P, BLUMENTHAL R, NIXON K J, et al. A Multidisciplinary forensic analysis of two lightning deaths observed in South Africa[J]. International Journal of Disaster Risk Reduction, 2020, 51：101814.

[27] CALDWELL A R, OKI K, WARD S M, et al. Impact of successive exertional heat injuries on thermoregulatory and systemic inflammatory responses in mice[J]. J Appl Physiol, 2021, 131 (5)：1469-1485.

[28] CRAMER M N, GAGNON D, LAITANO O, et al. Human temperature regulation under heat stress in health, disease, and injury[J]. Physiol Rev, 2022, 102 (4)：1907-1989.

[29] JIN X, CHEN D, LI X, et al. Advances in forensic diagnosis of electric shock death in the absence of typical electrical marks[J]. International Journal of Legal Medicine, 2021.

[30] DÜNDAR, AHMET SEDAT, ORU M, et al. An experimental rat model of electric shock injury with isolated electric shock and water conduction：the histopathological changes on the skin and internal organs and the effect on biochemical parameters[J]. International Journal of Legal Medicine, 2023：1-12.

[31] TOCHIHARA Y, WAKABAYASHI H, LEE J Y, et al. How humans adapt to hot climates learned from the recent research on tropical indigenes[J]. J Physiol Anthropol, 2022, 41 (1)：27.

[32] KANDEEL S, ELHOSARY N M, ABO EL-NOOR M M, et al. Electric injury-induced Purkinje cell apoptosis in rat cerebellum：histological and immunohistochemical study[J]. Journal of Chemical Neuroanatomy, 2017, 81：87-96.

[33] WIJAYANTO T, TORAMOTO S, MAEDA Y, et al. Cognitive performance during passive heat exposure in Japanese males and tropical Asian males from Southeast Asian living in Japan[J]. Journal of Physiological Anthropology, 2017, 36 (1)：8.

第五章

热带地区疾病性死亡

热带地区涉及法医学鉴定的疾病和其他地域有所不同,最具地域特点的就是热带病（tropical diseases）。热带病是指主要发生在热带地区的所有疾病,包括所有的传染性和非传染性疾病、遗传性疾病,以及由营养缺乏或环境条件引起的疾病。在一些案例中,当事人在热带病的基础上合并其他原因,如在与他人争吵、斗殴、厮打等矛盾纠纷情况下,或在医疗过程中发生的死亡,也是热带法医学实践的一部分。由于热带地区的气候与环境的特殊性对人体的影响,热带地区疾病谱不同于其他地域,尤其是热带传染病（tropical infectious diseases）。全球每年约有 1 500 万人死于热带传染病和寄生虫病,其中大多数生活在发展中国家。尽管在过去十几年中,生活方式和饮食结构的改变导致资源匮乏的热带地区高血压、糖尿病、慢性阻塞性肺疾病、心肌梗死、脑血管意外等非传染性疾病发生数量增加,但热带传染性疾病仍然是热带地区死亡的主要原因之一。热带疾病的发生发展受到热带气候与环境的影响,与法医学相关的热带疾病也并不罕见。作为一名法医病理学工作者,了解热带地区法医学相关疾病的种类,能更好地服务热带地区法医学实践的需要。

第一节　热带气候与环境因素对疾病发生的影响

热带地区由于气候和环境的特殊性,疾病谱相对其他地区明显不同。比如,常见热带传染病的发病率在不同时期或地区间常不断发生变化;同时,新的热带传染病时有出现,鉴于难以立即对其性质和严重程度进行预判,识别和诊断的难度增加。热带地区除了传染性疾病,也同样有非传染性疾病,严重者均可致死。生长和长期居住在热带地区的人已经适应了热带气候,而长期生活在温带或寒带地区的人来到热带地区后,则要经过一个热习服的过程,初来乍到及尚未适应时则可能诱发其原有系统疾病或易感热带传染病。通过了解影响热带地区疾病发生的气候与环境以及热带地区疾病的特点,能更好地为猝死(sudden death)的法医学鉴定提供帮助。

一、影响热带地区疾病发生的气候条件与环境因素

热带气候与环境对疾病的发生发展有很大的影响,气温、降雨量(rainfall amount)、湿度等气候条件使多种传染病发生并流行,空气污染、土地退化、水资源短缺、卫生条件差等恶劣的生活环境也易诱发疾病导致死亡。

(一)影响疾病发生的气候条件

热带气候的特点是全年强烈的日照,气温较高,大部分地区雨水丰富,四季界限不明显且温差相对较小,年平均气温在20℃以上。这样的气候条件不仅为传染性疾病的传播提供了良好的条件,还影响着人体系统疾病的发生发展,使热带地区疾病性死亡的疾病种类和诱发因素与其他地区有一定的差别。

1. 气温对疾病发生的影响　气温作为重要的气候因素之一,对疾病的发生和传播具有显著的影响。在不同的温度条件下,人体的生理功能和免疫系统都会发生变化,从而增加或减少患病的风险。

热带地区主要受到高温环境的影响,高温环境可能导致一系列与热应激(heat stress)相关的健康问题。极端高温天气会对人类的健康和生活造成不良影响,长期在高温环境中工作,极易引发中暑等热伤害疾病,这些疾病通常由于身体无法有效散热而引起,病情十分凶险,病死率极高。

高温还可能加重心血管疾病、呼吸系统疾病和肾脏疾病等慢性疾病的症状,增加患者的健康风险和病情恶化的可能性。研究认为,热暴露会增加心脑血管疾病的死亡风险,对老年人群的影响尤为显著。早在2001年,Huynen等研究分析荷兰1979—1997年的相关数据,发现高于最佳温度(最低死亡率的气温值)时,心脑血管疾病的死亡率会增加12.82%,其中老年人群受极端高温的影响最大。Wilker等的研究结果表明,高温会增加体内的热应激,改变与炎症和细胞损伤相关的潜在生理反应。这些反应通过增加心脏组织损伤和炎症导致心力衰竭。

温度还与病原体传播有关。每种传染病都由特异的病原体引起,病原体可以是微生物或寄生虫。虽然有一些传染病也可见于非热带地区,但仍以热带地区最为常见,且有大范围暴发流行的风险,危害人类生命安全,常引起死亡。Craig等的研究表明,疟疾

（malaria）传播的最佳温度为 30~33℃。Chowdhury 等的研究表明,疟疾病例的增加与气温升高之间存在正相关。随着气温的升高,卢旺达和乌干达等国家的疟疾病例显著增加,但在非洲高原地区的研究中没有发现这一点。气温上升改变了疟原虫的发育周期,使疟原虫感染更快地发展成疟疾,从而提高了传播率。同时更高的温度也会改变人类的行为,如更多的户外活动可能会进一步增加暴露的风险。此外,温度与全球沙门氏菌病之间存在强烈的线性关联,温度以各种方式影响食源性疾病的传播,直接影响细菌、原生动物病原体的复制速率和肠道病毒在环境中的存活率。Baharom 等的综述表明,温度和降水都是气候敏感传染病最重要的气象因素,尤其是登革热（dengue）和疟疾。从城市、省、区域到国家等不同生态单位的研究表明,温度和降水与登革热发病率呈正相关,这一结果不仅限于在热带气候国家进行的研究,也包括亚热带季风气候地区。气象因素并不直接影响登革热的发病率,气温、降雨等气象变量对登革热主要传播媒介的幼虫发育周期、幼虫和成蚊存活以及生长循环的持续时间有直接影响,并影响登革热传播媒介的一般活动,包括寻找宿主和吸血。Prata 等的研究表明,新型冠状病毒（SARS-CoV-2）的传播与温度呈负相关,表明其对气候区域有敏感行为。日平均气温每上升 1℃,亚热带和热带气候地区的新型冠状病毒感染发生率分别下降 11.76% 和 5.66%。

2. 湿度对疾病发生的影响　湿度（humidity）是指空气中水蒸气的含量。在人类居住的环境中,湿度是一个重要的气象参数,对人体健康有着重要影响。适宜的湿度有助于维持人体正常的生理功能,但过高或过低的湿度可能会导致各种健康问题。有研究表明,受到全球气候变暖的影响,到 21 世纪末,地球表面的大部分区域都会变得过于炎热和潮湿,温度和绝对湿度同时上升增加了致命情况发生的频率。

湿度对心血管疾病和呼吸系统疾病有着显著影响。研究表明,湿度与心血管疾病之间存在一定的关联。在高湿度环境下,人体散热能力下降,容易导致体温升高,从而加重心血管系统的负担。此外,高湿度还会增加血液黏稠度,增加血栓形成的风险。过高的湿度也会增加空气中的水蒸气含量,导致空气中的氧气浓度下降,从而影响人体呼吸系统的正常功能。从概念上讲,湿度通过影响热应激反应和水化反应来影响死亡率和发病率水平,然而,目前还没有足够的研究证明大气湿度变量与心血管疾病的患病率和死亡率相关。

湿度的变化可以直接影响微生物的生长、繁殖和传播。高湿度环境为细菌和真菌提供了繁殖所需的湿润条件,使它们更容易在空气中存活和传播。Chowdhury 等的研究发现,在湿度较高的情况下,疟疾、伤寒和腹泻病例呈上升趋势。在孟加拉国和中国进行的类似研究进一步支持了这一发现。相对湿度影响蚊子的生物学和进食行为,在较高的湿度下,蚊子通常存活的时间更长,而且携带的病毒传播得更远。较高的湿度还会影响细菌和原生动物病原体的复制速度及其在环境中的存活。在 Chowdhury 等研究表明,肺炎、脑炎和脑膜炎的发病率与湿度呈负相关。同时,一项在印度的研究表明,库蚊(流行性乙型脑炎的媒介)的数量与湿度呈负相关,而在中国,较高的脑炎病例与较高的湿度呈正相关。这些混合的发现可能反映了脑炎和细菌性脑膜炎病因学的差异,以及研究地点之间病例定义的差异。湿度对病毒的传播也有一定影响。大量研究表明,温度和相对湿度与 SARS-CoV-2 的传播呈显著的负相关。这有可能是因为在高湿度环境下,空气中的病毒颗粒可以更容易地与水蒸气结合,从而导致传播能力降低。但 Bhardwaj 等的实验结果显示,SARS-CoV-2 在潮湿条件下的存活率大约是在干燥条件下的 5 倍。湿度对室内空气质量也有重要影响。过高的湿度会导致室内潮湿,增加了霉菌和螨虫等室内有害微生物的繁殖。这些微生物会释放出变应原和有害物质,引发严重的变态反应而导致猝死。

3. 降雨量对疾病发生的影响　降雨量的变化可以对疾病的传播途径、病原体生存和宿主易感性等方面产生直接或间接的影响。强降雨对疾病有各种各样的影响,比如,在某些拥挤和贫困的热带和亚热带地区,暴雨和洪水可能引发行为变化,人与人之间的接触增加以及洪水中病原体的分布,可能会导致相关传染病的暴发。Chowdhury 等的研究发现,疟疾、伤寒和肺炎的发病率随降雨量的增加而增加。在孟加拉国和澳大利亚南部,降雨量与伤寒的发病率之间也存在正相关关系。一种可能的解释是,暴雨可能会增加饮用水污染的频率和程度,从而增加水传播的感染风险。降雨在疟疾传播中起着重要作用,因为蚊子需要水来支持幼虫和蛹的发育。一项研究还发现,雨季时急性下呼吸道疾病在儿童中的死亡率更高。在热带地区,季节性流感病毒的流行通常发生在雨季。热带雨季的潮湿环境可能会通过增加物体表面沉积的病毒数量和增加表面飞沫中病毒的存活率来促进人与病毒的接触传播。所以,热带雨季流感发病率的增加可能是由于接触传播风险的增加。

(二)影响疾病发生的环境因素

热带环境因素是指所处热带地区的自然和社会环境,包括空气、水源、生活环境、风俗习惯等。恶劣的环境因素能导致疾病的传播和流行。环境因素对疾病的发生发展具有重要的影响,了解环境对疾病的影响,能更好地为法医提供死亡原因调查的线索。

1. 环境污染对疾病的影响　环境污染是指由人类活动引起的各种有害物质在空气、水和土壤中的积累和扩散。首先,空气污染是最常见的环境污染形式之一。空气污染物包括直径小于 PM_{10}、$PM_{2.5}$ 的颗粒物、一氧化碳、二氧化氮、臭氧和二氧化硫。Jonathan 等的研究发现,颗粒空气污染物与非意外死亡率以及心血管死亡率之间存在显著关联。空气污染物通过多种途径增加心血管事件的风险,包括氧化应激、全身炎症、内皮功能障碍、动脉粥样硬化、血栓形成和心律失常。

水污染也对热带疾病的传播产生了重要影响。霍乱(cholera)是一种由霍乱弧菌引起的急性腹泻疾病。霍乱弧菌通过受污染的食物或水传播给人类。一旦水源受到污染,霍乱弧菌就会大量繁殖,水中的霍乱弧菌数量超过安全标准,人们饮用这种水后容易感染霍乱。所以水污染是霍乱传播的主要途径之一。Muzembo 等通过对印度近十年的霍乱疫情进行系统回顾,发现露天排便的陋习及水源的粪便污染与印度的霍乱疫情有关。霍乱的主要驱动因素包括饮用水和食物受到污染、环境卫生和个人卫生不足(包括露天排便)以及家庭之间的直接接触。水传播或与水有关的疾病包括直接和间接接触水而引起的疾病。主要传播途径包括:水媒传播、水基/昆虫媒介传播以及与水有关的传播。水媒传播的疾病通过直接饮用被致病微生物污染的水而发生。例如,由于污水处理不当造成饮用水被粪便污染,致病微生物包括溶组织内阿米巴原虫、沙门菌、霍乱弧菌、钩端螺旋体等。与水有关的或媒介传播的疾病是由在水体内以及周围繁殖的昆虫媒介引起的疾病,如蚊媒疾病,包括疟疾、黄热病、登革热和丝虫病等。

土壤污染也可能对热带疾病的传播产生影响。比如,弓形虫病(toxoplasmosis)通常是由于误食被弓形虫卵污染的土壤而传播的,由于食土、玩耍和社交行为,儿童弓形虫病的患病率明显较高。

2. 生活条件对疾病的影响 生活条件是指人居住和生活的环境条件,包括居住环境、卫生设施、饮食等。居住环境的质量对人类健康有着重要影响。最近,世界卫生组织重申了住房条件的重要性,因为优质的住房"可以挽救生命,预防疾病,提高生活质量,减少贫困,并有助于减缓气候变化"。Brauchbach 和 Savelsberg 在分析了世界卫生组织 LARES 数据库后得出结论,住房条件不足对身心健康有相当大的影响。事实上,住房条件差,特别是室内空气污染、供水不当和卫生设施不足能够加剧传染病的传播,并导致过早死亡。并且,热带居民的住房条件差别很大,居住环境与当地社会、经济和历史传统息息相关。Crocco 等对阿根廷南部农村地区锥蝽侵扰存在风险因素的横断面调查报告结果显示,在墙壁未粉刷的房屋中居住的感染风险比在墙壁有粉刷且未开裂的房屋中居住高 20.7 倍;同样,与在有粉刷屋顶的房屋中居住相比,在未粉刷的混凝土、砖墙或茅草屋顶的房屋中居住的感染风险增加了 7.2 倍。家庭开放式水箱中的储水槽与登革病毒传播有关;房屋周围脏水的积聚有利于蚊子滋生,都能导致传染病的传播。

　　缺乏卫生设施会导致疾病的传播。比如,缺乏洁净的厕所和洗手设施会增加肠道传染病(如霍乱、痢疾)的发生率。缺乏适当的垃圾处理和污水处理设施也会增加环境污染和疾病传播的风险。Waters 研究发现过度拥挤、通风不良等恶劣的生活条件和不完善的污水处理系统增加了皮肤感染、呼吸道感染和腹泻等传染病和寄生虫病的风险。

　　人口流动(population movement)也会导致疾病的传播。热带病并不局限于热带地区,随着越来越多的移民、国际航空旅行和对热带地区的工作访问导致美国和欧洲热带疾病的发病率增加。大量研究表明,城市化、难民流离失所和一定程度上的劳动力迁移等多种类型的人口流动在利什曼病(leishmaniasis)的传播和控制中发挥了重要作用。另外,食品的污染和食物短缺导致的营养不良也会导致疾病的感染和传播。

　　3. 风俗习惯对疾病的影响　　风俗习惯是不同文化和社会群体中形成的一种行为规范和传统习惯。这些风俗习惯在一定程度上可以影响人们的健康状况和疾病的发生,详见第一章的详细阐述,此节仅简单介绍。

　　(1)饮食习惯:不同地区和文化有各自独特的饮食习惯。一些风俗习惯可能导致不健康的饮食习惯,比如,饮用未煮开的被粪便污染的水源;热带地区的居民喜食全生或半熟的肉食和植物等,这些饮食习惯都可能会导致疾病的发生。Uga 等对从越南河内郊区市场购买的 317 株蔬菜进行了蠕虫卵污染检测,其中 82 株(26%)寄生虫卵检测呈阳性。在 15 个蔬菜品种中,除辣根和黄瓜外,有 13 个品种寄生虫卵检测呈阳性,污染最严重的是叶菜(31%),其次是根茎类蔬菜(17%)和水果类蔬菜(3%)。其污染原因可能是与受感染的牲畜接触,使用未经处理的动物或人类粪便作为肥料,环境卫生条件差等,这进一步增加了疾病向人类传播的风险。

　　(2)社交习惯:一些社交习惯可能增加疾病传播的风险。例如,在一些文化中,人们习惯通过亲吻、握手或共用餐具等方式进行社交。这些习惯可能促进病原体的传播,导致传染病的暴发。

　　(3)如厕习惯:一些热带地区可能缺乏卫生设施,人们不得不或习惯于到住所附近的树林或田野大小便,由于不能正确处理粪便,各种蠕虫病(钩虫、蛔虫)的感染和肠道传染病传播风险加大。

　　4. 生活环境和习惯的改变对疾病的影响　　常住在非热带地区的健康老人,在冬季时来到温暖如夏的热带地区反而更容易罹患心脑血管疾病,甚至发生猝死。随着人们生活水平的不断提高,越来越多非热带地区的人选择在冬天到热带地区生活。在常年的生活中,老年人的身体已经建立了一套自我保护和自我适应的机制,且调节能力相对较差,生活环境和习惯的突然改变有可能导致体内平衡机制被打破,导致疾病的发生或变化。

不止一项研究指出,与海南本地发病的心肌梗死人群相比,其他地区的人群发病普遍年龄更小,而且在非热带地区发生急性心肌梗死的人群中,ST段抬高心肌梗死(ST segment elevation myocardial infarction, STEMI)超过70%,远高于本地人群发生该病的概率,表明非热带地区人群的病情一般更为危重。美国的一项研究显示,日气温波动幅度每变化5℃,心肌梗死风险约增加5%。此外,与日温差变化在5~10℃比较,超过25℃会增加心肌梗死的发作风险。研究者指出,虽然人体会对温度变化进行调节,但突然的气温变化会对人体调节系统产生一定压力,而这会给一部分人带来健康隐患。中国也有关于气温波动对心脏健康影响的研究报道,如黄建华等的研究显示,气温、空气相对湿度和气压急变会增加心力衰竭急诊就诊数量,日最低气温、空气干燥是其中的重要因素。气温变化会提高交感神经系统和肾素-血管紧张素系统反应性,从而增加心脏负荷;气压变化会引起空气氧含量变化,导致心率发生相应变化,从而诱发心力衰竭。

二、热带地区传染性疾病的特点

无论是对于长期生活在热带地区的人还是初来乍到、尚未适应热带气候的人,在机体存在涉及重要生命器官的较严重潜在疾病的情况下,均有可能发生猝死。热带地区大多经济欠发达,卫生条件差,各种昆虫、微生物滋生,人们的卫生意识薄弱,传染病常暴发流行,故热带传染病亦常是猝死的重要原因,甚至有大范围流行并引起大量死亡的可能。由于非热带传染性疾病导致的猝死特点与其他地区基本相似,此处不再详述。热带传染病具有高发性、传染性强、多样性、严重性、治疗难度大和预防重要性高等特点。了解和掌握这些特点,有助于法医工作人员了解死者生前的发病情况,及时做好个人防护,避免自身感染,也有助于加强热带地区疾病的预防和控制工作。

(一)热带地区疾病的种类及特点

以热带传染病为主要特点的热带地区疾病种类繁多,影响的范围也极其广泛,具有高发性、传染性强、严重性高、治疗难度较大等特点。了解热带地区疾病的种类和特点能为法医学工作提供帮助。

1. 热带疾病的种类　热带病主要包括发生在热带地区的所有疾病,涵盖所有传染性和非传染性疾病、遗传性疾病以及由营养缺乏或环境条件(如高温、湿度和海拔)引起的疾病。热带病中还有一类"被忽视的热带病(neglected tropical diseases, NTDs)"。该类疾病是由寄生虫、细菌和病毒引起的一组传染病,通常在热带和亚热带地区的发展中国家流行,影响全球超过 10 亿人。它们之所以被称为"被忽视的热带病",是因为它们仅存在于生活在偏远农村地区、城市贫民窟或冲突地区的最贫穷人口中。世界卫生组织称,由于全球变暖,20 种核心"被忽视的热带病"可能会在发达国家重新出现,包括:登革热和狂犬病(病毒性疾病)、布鲁里溃疡(Buruli ulcer)(溃疡分枝杆菌感染)、沙眼(trachoma)(沙眼衣原体)、雅司病(yaws)(螺旋体)和麻风病(细菌性疾病)、锥虫病(trypanosomiasis)、利什曼病、龙线虫病(dracunculiasis)、囊尾蚴病(cysticercosis)、棘球蚴病、食源性吸虫病(foodborne trematodiases)、淋巴丝虫病、盘尾丝虫病(onchocerciasis)、血吸虫病和土源性蠕虫病(soil-transmitted helminthiases)(蛔虫病、钩虫病、鞭虫病)等。

2. 热带传染性疾病的特点　高发性是热带地区传染性疾病最显著的特点之一。由于热带地区气候湿热,适宜各种病原体的生长和繁殖,因此疾病在这些地区的发病率较高。Costa 等对已发表的发病率和死亡率研究数据库相关数据进行了系统回顾并得出了估计值,结果显示钩端螺旋体病(leptospirosis)每年估计造成 103 万例发病和 58 900 例死亡,位于热带地区的国家估计发病率最高,占世界估计病例的 73%。发病率和死亡率在世界上最贫穷的区域和不经常进行监测的地区最高。

热带地区传染性疾病的传染性较强。由于大部分热带地区气候湿热,且相当一部分地区人群生活在相对封闭的环境中,容易造成疾病的传播。热带地区的疾病往往通过接触、空气、水源等途径,在人群中迅速传播。

热带地区传染性疾病的种类繁多。热带地区的生态环境复杂多样,病原体的种类也较多。热带地区疾病包括病毒性疾病、细菌性疾病、寄生虫性疾病等。

热带地区传染性疾病的严重性较高。一些热带地区疾病具有较高的致病率和致死率,给当地居民的健康和生活带来了巨大的威胁。

热带地区传染性疾病的治疗难度较大。由于热带地区医疗设施和卫生条件的相对不完善,加上疾病种类繁多、传染性强,使热带地区疾病的治疗难度较大。许多热带地区疾病没有特效药物,只能通过预防和对症治疗来控制疾病的传播。

(二)热带地区传染性疾病的传播方式

热带地区疾病的传播方式有多种,包括接触传播、空气传播、水源传播、食物传播、昆虫媒介传播等。了解疾病的传播方式,能更好地为法医工作人员进行案情调查提供帮助。

1. 接触传播　接触传播(contact spread)是指疾病通过人与人之间的直接接触或间接接触传播。比如,人类通过接触受到感染的动物或感染者的唾液、尿液、粪便或精液等体液,接触衣服或床单等被污染物而感染埃博拉病毒及其他病毒,其中埃博拉病毒可通过皮肤上的伤口或在触摸眼睛、鼻子或嘴巴时进入体内。

2. 空气传播 空气传播(airborne)是指疾病通过空气进行传播。比如,流感病毒通过气溶胶传播,湿度可以通过两种机制影响流感病毒气溶胶的传播:呼吸道小液滴变成气溶胶并留在气溶胶中的比例以及病毒在这些气溶胶中的存活时间。

3. 经消化道传播 经消化道传播(digestive tract transmission)指疾病通过被污染的食物、水、手或生活用品经口进行传播,如霍乱。

4. 昆虫媒介传播 昆虫媒介传播(insect vector-borne)是指疾病通过昆虫进行传播。登革病毒通过已感染雌蚊(主要是埃及伊蚊)的叮咬传播给人类。其他种类的伊蚊也可以成为媒介,但影响次于埃及伊蚊。吸食登革病毒感染者的血液后,病毒在蚊子的中肠内复制,然后扩散到包括唾液腺在内的次生组织。从摄食病毒到实际传播给新宿主所需的时间称为外潜伏期。环境温度在25~28℃时,外潜伏期大约为8~12天。外潜伏期的变化不仅受环境温度的影响,其他因素如每日温度波动幅度、病毒基因型和初始病毒浓度也可以改变蚊子传播病毒所需的时间。蚊子感染后,余生均可传播病毒。蚊子会通过吸食含登革病毒的人类血液而感染。被叮咬者可能已经出现登革热感染症状,也可能是尚未出现症状(出现症状前),但也可能未出现任何疾病体征(无症状)。从人到蚊子的传播可能发生在某人出现疾病症状之前2天,也可能发生在退烧后2天。蚊子感染的风险与患者的高病毒血症和高热呈正相关;而登革病毒特异性抗体水平高则会降低蚊子的感染风险。大多数人的病毒血症持续4~5天,但最长可持续12天。

5. 多种传播途径 有些疾病具有多种传播方式。例如,霍乱既可以通过水源传播,也可以通过食物传播和接触进行传播。登革病毒在人与人之间的主要传播方式是通过蚊。然而,有证据表明存在垂直传播(从怀孕的母亲传染给她的婴儿)的可能性。虽然垂直传播率似乎较低,但垂直传播风险似乎与孕期感染登革热的时间有关。如果母亲在孕期感染了登革病毒,婴儿可能遭受早产、低出生体重和胎儿窘迫等问题。

第二节 好发于热带地区的法医学相关重要疾病

热带地区是多种传染病流行的区域,由其特异的病原体引起,病原体可以是微生物或寄生虫,包括细菌、病毒、立克次体、真菌、螺旋体、原虫等。热带地区引起死亡的常见疾病也包括非传染性的常见心血管、呼吸、泌尿等系统疾病,由于其引起猝死的特点与其他地区基本相似,这里主要介绍热带传染病作为诱发因素对各个系统的影响而导致的死亡,其他不再赘述。

一、热带地区重要传染性疾病调查分析

对热带地区疾病进行调查有助于更好地了解疾病的特点,对法医学尸体检验过程中死亡原因进行分析具有重要意义。下面分别从流行病学特征和疾病之间的关联进行阐述。

(一)热带地区传染性疾病的流行病学特征

2023 年世界卫生组织官网报告及相关文献中,纳入其统计范围的主要热带地区传染性疾病包括登革热、疟疾、血吸虫病、霍乱等,本文对这 4 种热带地区好发传染病的流行病学调查结果进行简述。

1. 登革热　当雌蚊在疾病的急性发热和病毒传播阶段吸血时,就会被感染。在外部潜伏期,病毒首先感染中肠细胞,然后在蚊子的其他组织中传播复制,最终在 5~12 天(通常为 8~10 天)后感染唾液腺,这一过程受环境温度、病毒株和蚊子能力的影响。一旦唾液腺被感染,蚊子就具有传染性,可以在吸血过程中将病毒传染给另一个人。蚊子终生都具有传染性,可以感染每一个随后被它叮咬的人。人类从感染到发病(内在潜伏期)的时间为 3~14 天,平均为 4~7天。

近几十年来,世界各地的登革热发病率急剧上升,从 2000 年到 2019 年,向世界卫生组织报告的病例从 505 430 例增至 520 万例。绝大多数病例无症状,或症状轻微,经自我管理后即可痊愈,因此登革热病例的实际数量多于报告数量。该病目前在非洲、美洲、东地中海、东南亚和西太平洋区域的 100 多个国家呈地方性流行。美洲、东南亚和西太平洋区域受影响最严重,亚洲约占全球疾病负担的 70%。其中,2019 年是全球报告登革热病例最多的一年,所有区域都受到影响。阿富汗首次记录到登革热传播。美洲区域报告了 310 万例,其中超过 25 000 例分型为重症。在亚洲,孟加拉国(101 000 例)、马来西亚(131 000 例)、菲律宾(420 000 例)、越南(320 000 例)报告的病例数较多。

登革热已经成为一个世界性的公共卫生问题。东南亚地区每年记录约 290 万次登革热发作和 5 906 人死亡,每年的经济负担为 9.5 亿美元。从 2014 年到 2015 年,印

度的登革热病例数量翻了一番,在一些邦增加了近 10 倍。巴基斯坦也报告了类似的增长。2016 年,南美洲有 190 万例疑似病例,其中 2 116 例为严重病例,867 例死亡。一项概率敏感性分析估计,墨西哥 2010—2011 年约有 139 000 例有症状登革热病例和 119 例死亡病例,每年与疾病有关的费用为 8 700 万美元。

2. 疟疾　根据世界卫生组织发布的《世界疟疾报告 2023》,2022 年全球发生 2.49 亿例疟疾病例,2021 年则为 2.44 亿例。2022 年的疟疾死亡人数估计为 608 000 人,而 2021 年为 610 000 人。非洲区域在全球疟疾负担中所占比例过高。2022 年,该区域占疟疾病例总数的 94% 和疟疾死亡人数的 95%。5 岁以下儿童约占该区域疟疾总死亡人数的 78%。4 个非洲国家占全球疟疾总死亡数的一半以上:尼日利亚(26.8%)、刚果(金)(12.3%)、乌干达(5.1%)和莫桑比克(4.2%)。

3. 血吸虫病　血吸虫病(schistosomiasis)在热带和亚热带地区流行,尤其是在无法获得安全饮用水和适当环卫设施的贫穷社区。据估计,至少 90% 需要进行血吸虫病治疗的患者生活在非洲。血吸虫病主要分两种,即肠血吸虫病和泌尿生殖系统血吸虫病,由 5 种主要血吸虫导致,分别为曼氏血吸虫、日本血吸虫、湄公河血吸虫、几内亚线虫以及相关的间插血吸虫和埃及血吸虫。血吸虫病大多影响贫穷的农村社区,尤其是农业和渔业人口。妇女从事家务劳动(如洗衣服)时与疫水接触,也会面临风险,并有可能罹患女性生殖器血吸虫病。个人卫生状况不佳以及与疫水接触可使儿童容易受到感染。人口向城市地区迁移和人口流动使血吸虫病传播到新的地区。由于人口规模不断扩大以及相应对水、电需求的增加,往往会导致一系列开发计划和环境的改变,从而助长疾病传播。随着生态旅游和偏远地区旅行的兴起,越来越多的游客感染血吸虫病,有时伴有严重的急性感染和异常,包括麻痹。泌尿生殖系统血吸虫病还被认为是 HIV 感染的一个风险因素,对妇女尤其如此。

根据世界卫生组织提供的数据,血吸虫病是一种被忽视的热带病,也是世界上流行最广的寄生虫病之一,影响全球超过 2.36 亿人。人类感染的 3 种主要血吸虫是曼氏血吸虫、埃及血吸虫和日本血吸虫,间插血吸虫和湄公河血吸虫对流行病学的影响较小。近年来,由于国际旅游及难民迁移的增加,血吸虫病对公共卫生的重要性呈指数增长。临床学将血吸虫病分为 3 个阶段:第一个阶段发生在尾蚴进入真皮 24 小时后,称为尾蚴皮炎;急性血吸虫病在感染后 3~8 周出现;慢性阶段发生在感染后数月或数年,是包绕血吸虫卵的周围组织形成肉芽肿的结果。

4. 霍乱　霍乱是一种急性肠道感染疾病,由摄入受到霍乱弧菌污染的水或食物引起。霍乱主要与无法充分获得安全的饮用水和环境卫生设施不足有关,是一种毒性极强的疾病,可引起严重的急性水样腹泻,导致高发病率和高死亡率,并可迅速传播,其传播取决于暴露频率、暴露人群和环境。霍乱感染儿童和成人,如果不治疗可能会致命。潜伏期为摄入受到污染的食物或水后 12 小时至 5 天。大多数人感染霍乱弧菌后无任何症状,但在感染后 1~10 天内,细菌会出现在患者的粪便中并被排泄到周围环境,有可能感染他人。有症状的患者多数会出现轻度或中度症状,而少部分患者会出现急性水样腹泻和呕吐,并伴有严重脱水。霍乱是一种容易治疗的疾病。大多数人可以通过及时口服补液溶液成功治愈。

自 2021 年以来,多个国家霍乱病例数激增。2023 年 1 月 1 日至 2023 年 8 月 15 日,至少有 28 个国家报告了霍乱病例,而 2022 年同期有 16 个报告国。非洲区域受影响最严重。从 1997 年到 2016 年,刚果共和国共报告了 6 起霍乱疫情,最后一起发生在姆普亚(高原省),有 18 例病例,包括 3 例死亡病例(病死率为 16.7%)。

(二) 热带地区疾病之间的关联性

热带地区是一些疾病的高发区域,这些疾病之间存在着一定的关联性。比如,一种疾病可能导致另一种疾病的发生或加重;或有些疾病同时存在,并且相互之间可能有一定的传播关联。

1. 热带传染病导致的急性肾损伤　疟疾是一种由受感染的雌性按蚊叮咬传播的蚊媒疾病,由疟原虫属(*Plasmodium*)原生动物引起。急性肾损伤(acute kidney injury, AKI)在感染恶性疟原虫、间日疟原虫和诺氏疟原虫后发生,而在卵状疟原虫感染后则较为罕见。在所有患者中,急性肾损伤的发病率从 1% 到 4% 不等,在疟疾重症患者中发病率更是高达 60%。与疟疾相关的急性肾损伤发病机制有关的因素包括受感染红细胞造成的血管阻塞、活性氧类的产生、免疫复合物沉积、血容量减少和全身性炎症。肾脏组织学通常显示急性肾小管坏死,但皮质坏死、血栓性微血管病变和肾小球肾炎也有报道。在儿童中,弥散性血管内凝血、黄疸和寄生虫血症与死亡率相关。

世界上最常见的人畜共患病由钩端螺旋体属螺旋体引起。韦尔综合征(Weil syndrome)是钩端螺旋体病最严重的多系统表现,包括急性呼吸窘迫综合征、弥漫性肺泡出血、肺水肿、肝功能衰竭和急性肾损伤。肾脏受累实际上是普遍的,因为螺旋体会浸润肾组织。一项多中心研究表明,与肾功能正常的患者相比,发生急性肾损伤的钩端螺旋体病患者尿液和血浆中性粒细胞明胶酶相关脂质运载蛋白水平升高。

登革热是由黄病毒属 RNA 虫媒病毒引起的一种病毒性疾病,登革热可以是无症状的,也可以是亚临床感染。临床病征包括登革热、伴或不伴休克的登革出血热以及扩张型登革热综合征。肾脏受累可表现为急性肾损伤、溶血障碍、蛋白尿、血尿和溶血性尿毒综合征。组织学显示急性肾小管坏死、血栓性微血管病和肾小球病。

恙虫病(tsutsugamushi disease)由恙虫病立克次体引起,并通过受感染的细菌幼虫(恙虫)传播给人类。典型的焦痂出现在咬伤部位,但并不总是存在。严重疾病的特点是急性呼吸窘迫综合征、急性肾损伤、出血、凝血障碍、脑膜脑炎和休克。肾脏受累很常见。尿路异常,如血尿、蛋白尿、脓尿和颗粒状铸型的存在,发生在 50%~80% 的患者。急性肾损伤的可能机制包括细菌对肾脏组织的浸润和直接作用、与葡萄糖 -6- 磷酸脱氢酶(G6PD)缺乏相关的血管内溶血、横纹肌溶解、血流动力学不稳定引起的肾缺血和血管炎。组织病理学显示急性肾小管坏死、间质性肾炎和轻度系膜肾小球肾炎。

黄热病(yellow fever)由黄热病毒引起,这是一种虫媒病毒,被认为是黄病毒属和黄病毒科的原型,在非洲和南美洲地区流行。黄热病可能是一种无症状或症状轻微的疾病,也可能是严重、威胁生命的多器官疾病。大多数病例为自限性疾病,症状表现为高烧、心动过缓、寒战、厌食、头痛、肌肉和背部疼痛以及虚弱。15%~25% 的患者可发展为最严重的疾病形式,伴有肝衰竭、黄疸、出血倾向、上腹痛、呕吐、休克和急性肾损伤,病死率高达 50%,肾脏组织学显示急性肾小管坏死。肾缺血、血管内凝血、休克、胆红素诱导的肾小管毒性病毒直接作用于肾脏,以及大量炎性细胞因子的释放是急性肾损伤发病的可能机制。

还有其他一些热带传染病也会导致急性肾损伤,如斑疹伤寒(typhus)、汉坦病毒病(hantavirus disease)、伤寒(typhoid fever)、阿米巴病(amebiasis)等。

2. 疟疾和登革热的双重感染　疟疾和登革热都是通过昆虫叮咬传播的(分别是按蚊和伊蚊),并在热带地区广泛流行。死水为按蚊和伊蚊提供繁殖条件,因此疟疾和登革热的高发区域通常重叠。同时,疟疾和登革热的症状也有一些相似之处,如发热、头痛和肌肉疼痛等。发热是一些传染病常见的症状,如疟疾、黄热病、登革热和伤寒,这些疾病都可能在一个地区出现。在大多数情况下,发热被认为是由疟疾引起,并按照疟疾治疗。但根据登革热的流行情况,即使是在疟疾流行地区,发热也可能提示登革热,或者是二者同时感染。Nkenfou 等的研究结果表明,在研究人群中,单独疟疾病例的流行率为 52.7%,疟疾 - 登革热合并感染的流行率为 19.5%。疟疾和 HIV 感染可能是登革热感染的危险因素,反之亦然。疟疾和登革热通过在雨季迅速繁殖的蚊子传播,因此两种疾病可能在同一时间段内发生。两种感染可以同时存在于同一个人身上,其中一种是另一种的危险因素。另一方面,HIV 可能是登革热的一个危险因素,鉴于这两种病毒针对的是体内相同的细胞,因此可能会产生相互作用。

二、热带地区常见的法医学相关疾病

虽然热带地区具有多种导致猝死的热带病,这些疾病在非热带地区没有或者相对少见,但从总体人群发病率来说,在热带地区导致猝死最常见的疾病仍和非热带地区一致。成人多见冠心病、高血压病等,儿童多见支气管肺炎或病毒性肺炎,这些内容在传统法医学里面有大量论述,本书仅对热带地区特有或其他地区少见、在热带地区相对高发、引起猝死的热带病进行介绍,包括导致心源性猝死的"被忽略的热带病"、导致猝死的其他常见热带传染病以及在热带地区高发而且容易引起心源性猝死的心内膜心肌纤维化。

(一) 导致心源性猝死的"被忽略的热带病"

被忽视的热带病主要影响处于热带和亚热带地区的低收入和中低收入国家。已有研究表明,与高收入国家相比,来自中低收入国家患者的心血管系统危险因素和心血管系统疾病总量更多,死亡率更高。

1. 美洲锥虫病　美洲锥虫病(American trypanosomiasis)是由克氏锥虫引起的原虫感染,通过红蝽科(锥蝽)昆虫传播给哺乳动物。由于移民和全球化,美洲锥虫病已成为全球健康问题。在美国、欧洲和亚洲,美洲锥虫病的慢性并发症日益增多。慢性美洲锥虫病最常见的临床表现与心血管损害有关。心血管系统受累表现包括心动过缓、房室传导阻滞、心室内传导异常、自主神经功能障碍、晕厥、心力衰竭、左心室功能障碍、结构异常和心源性猝死。每年约有 5 万人死于美洲锥虫病。心源性猝死是这些患者最常见的死因(60%),其次是心力衰竭(25%)和血栓栓塞(15%)。美洲锥虫病患者的过早死亡令人担忧,这会影响到很多年轻人,造成严重的经济影响和社会负担。室性心律失常可以是心血管受累的首要表现,心源性猝死被认为是这部分患者死亡的主要原因。导致美洲锥虫病引起心源性猝死的其他心律失常情况包括晚期房室传导阻滞和心电机械分离。美洲锥虫病导致心源性猝死的病理生理机制是多因素的,主要包括寄生虫侵入心肌引起的心肌炎症、纤维化、瘢痕和重塑,还可能发生微血管紊乱、自主神经失调和自身免疫应答。

2. 弓形虫病　弓形虫病是由弓形虫引起的寄生虫病,通过食用未煮熟的肉类、受污染的水或接触哺乳动物粪便而传播给人类。弓形虫病在健康宿主中无明显临床症状,多为隐性感染,但在免疫功能低下的患者中可能导致严重的疾病。弓形虫病心血管受累的典型表现为心肌炎,炎性细胞浸润伴或不伴心肌细胞坏死。因此,当遇到因弓形虫病猝死的死者,法医工作人员要做好严格的防护措施。

3. 其他　继发于疟疾的心血管疾病后果的病理生理学尚不清楚,可能的机制是疟疾诱导心脏应激,导致左心室偏心性肥厚和相关容量超负荷,从而导致继发性组织缺血和缺氧。患有严重败血症或感染性休克的复杂疟疾患者往往有心肌功能障碍,伴有心室扩张和射血分数减少。值得注意的是,多形性室性心动过速是一种已知的危及生命的抗疟药物并发症,可导致心源性猝死。其他包括肺结核、登革热、寨卡病毒病、基孔肯亚出血热等都可导致心源性猝死。

(二)导致猝死的其他常见热带传染病

热带传染病主要是热带和亚热带地区流行的多种传染病,一般由病毒、细菌和寄生虫等病原体引起。热带传染病是一个重大的公共卫生问题,在不及时治疗的情况下病死率很高。在法医学中,了解常见的可以导致急性死亡的热带病类型,能为法医学实践在案情勘查、尸体检验和样本收集管理等方面提供帮助。

1. 疟疾　疟疾是由疟原虫感染所引起的一种传染病。寄生于人体的疟原虫有间日疟原虫、三日疟原虫、恶性疟原虫和卵形疟原虫 4 种,分别引起间日疟、三日疟、恶性疟以及卵圆疟。临床表现为周期性规律发作全身发冷、发热、多汗,长期多次发作后,可引起贫血和脾大,严重者可因高热寒战、抽搐、昏迷引起死亡。诊断方法:血涂片找到疟原虫即可确诊,其他有 PCR 检测、DNA 探针检测。

2. 登革热　登革热是登革病毒引起的急性传染病,经蚊媒传播,主要在热带和亚热带地区流行。典型的临床表现为起病急骤,高热,头痛,肌肉、骨关节剧烈酸痛,部分患者出现皮疹、出血倾向、淋巴结肿大、白细胞计数减少、血小板减少等,可因中枢性呼吸衰竭和出血性休克在 24 小时内死亡。诊断方法包括血清 IgM 抗体或血清登革病毒 RNA 检测。

首次登革病毒感染的疾病严重程度与年龄直接相关。在易感幼儿中,首次登革病毒感染通常是隐匿或轻微的,而首次登革病毒感染的成年人通常会发展为登革热。原发性登革病毒感染的成年女性可出现月经过多,消化性溃疡疾病的个体可出现胃肠道出血。急性登革病毒感染的表现从不明显的发热到未明确病因的发热,再到急性发热性病毒疹,最后表现为影响多个系统的复杂生理异常,包括肝脏、凝血、补体、造血和血管系统异常。

3. 埃博拉出血热　埃博拉出血热(Ebola hemorrhagic fever)是由一种丝状病毒感染导致的急性出血性、动物源性传染病。目前埃博拉出血热只在非洲暴发,病死率

50%~90%，主要通过接触患者及病畜的血液、体液、分泌物、排泄物等进行传播。患者的临床症状有高热、头痛、咽喉痛、关节痛等症状，继之出现严重呕吐、腹泻等全身中毒症状；在1~2天内发生凝血功能障碍与血小板减少症，导致鼻腔或口腔内出血，伴随皮肤出血性水疱，在3~5天内出现肾功能衰竭，最终因多器官功能衰竭和弥散性血管内凝血及明显的体液流失而死亡。目前无有效治疗方法，死亡患者必须立即火化。诊断方法主要是对患者或死者的血液进行埃博拉病毒的多重RT-PCR检测或抗原检测。

4. 黄热病　黄热病由黄热病毒引起，是主要通过伊蚊叮咬传播的急性传染病。临床以高热、头痛、黄疸、蛋白尿、出血等为主要表现。本病在非洲和南美洲的热带和亚热带呈地方性流行，亚洲尚无本病报告。黄热病的死亡率高、传染性强，现已纳入世界卫生组织规定检疫的传染病之一。诊断方法包括血清黄热病病毒IgM抗体检测，在感染后1周即呈阳性，也可行黄热病毒RNA检测。

5. 钩端螺旋体病　钩端螺旋体病是由各种不同型别的致病性钩端螺旋体所引起的一种急性全身性感染性疾病，属自然疫源性疾病，鼠类和猪是两大主要传染源。其流行几乎遍及全世界，在东南亚地区尤为严重。临床表现为起病急骤，有高热、全身酸痛、软弱无力、结膜充血、腓肠肌压痛、表浅淋巴结肿大等症状，可伴有肺出血、心肌炎、溶血性贫血、黄疸，全身出血倾向、肾炎、脑膜炎、呼吸衰竭、心力衰竭等，可因肺弥漫性出血、心肌炎、溶血性贫血及肝、肾衰竭等致死。诊断方法有病原体分离和血清学试验两种。

6. 阿米巴病　阿米巴病是由溶组织内阿米巴原虫感染人体引起的传染病，该原虫主要寄生于结肠，也可经血流或直接侵袭到肝、肺、脑和皮肤等处，也可同时累及多组织和器官成为全身性疾病，故分为肠内阿米巴病和肠外阿米巴病。本病好发于热带及亚热带地区。临床表现有腹痛、腹泻，排稀便或脓血便，并发肠出血、肠穿孔和弥漫性腹腔炎；肝、肺、脑部转移性脓肿者可以发生死亡。诊断方法：死者新鲜粪便标本中查到吞噬有红细胞的滋养体，或从肠壁活检组织中查到滋养体是本病确诊的可靠依据，血清中若能查到高滴度的阿米巴抗体，也是本病诊断的有力证据。

7. 鼠疫　鼠疫（plague）是鼠疫耶尔森菌借鼠蚤传播为主的烈性传染病，系广泛流行于野生啮齿动物间的一种自然疫源性疾病。临床上表现为发热、严重毒血症症状、淋巴结肿大、肺炎、出血倾向等。鼠疫在世界历史上曾发生多次大流行，死者以千万计。传播途径有鼠蚤叮咬、飞沫、皮肤伤口、消化道感染等，其中鼠蚤叮咬是传播鼠疫耶尔森菌的主要途径。鼠疫重型者常因严重毒血症、肺炎或败血症死亡，少数出现皮肤溃疡或疱疹，类似皮肤炭疽、天花或水痘，此外还有肠炎或脑膜炎等，其中因肺炎死亡者因呼吸困难，临终前高度发绀，皮肤常呈黑紫色，故有"黑死病"之称。尸检检出鼠疫耶尔森菌是确诊的最重要依据。

8. 霍乱　霍乱是霍乱弧菌引起的一种急性腹泻性传染病，多见 O1 和 O139 血清型，能够引起疾病暴发，亚洲和非洲多见，夏季高温时期高发。每年有 300 万 ~500 万霍乱病例，有 10 万 ~12 万人死亡。临床表现为剧烈泻吐、严重脱水，致使血浆容量明显减少，体内盐分缺乏，血液浓缩，出现周围循环衰竭。由于剧烈泻吐，可发生电解质丢失、缺钾缺钠、肌肉痉挛、酸中毒等，甚至发生休克及急性肾衰竭，能在数小时内造成腹泻脱水甚至死亡。尸检时结合死者腹泻呕吐症状，大便培养霍乱弧菌阳性可确诊；大便培养阴性而无其他原因可查者，双份血清凝集素试验阳性可诊断。

9. 细菌性痢疾　细菌性痢疾（bacillary dysentery）简称菌痢，是志贺菌属引起的肠道传染病。临床症状有发热、腹痛、腹泻、里急后重、黏液脓血便，严重者可出现感染性休克和 / 或中毒性脑病，引起死亡。菌痢夏秋高温多见，是热带地区的常见病、多发病。尸检时根据流行病史、症状、体征及实验室检查结果可作出初步诊断，粪便培养志贺菌属阳性可确诊。

10. 其他　热带地区导致猝死的传染病还有很多，如拉沙热（Lassa fever）、裂谷热（rift valley fever）、马尔堡出血热（Marburg hemorrhagic fever）、西尼罗热（West Nile fever）、斑疹伤寒、斑点热（spotted fever）、莱姆病（Lyme disease）、黑热病（kala-azar）等，这里不再一一进行罗列。

（三）热带地区其他特殊的猝死相关疾病

热带地区导致猝死的疾病，除前面所述外，还有一些特殊的、发病原因和发病率和其他地区不一样的疾病，应当引起注意，此处以热带癫痫（tropical epilepsy）和心内膜心肌纤维化（endomyocardial fibrosis，EMF）为例进行简述。

1. 热带癫痫　癫痫为神经系统最常见的慢性疾病之一，主要分布在经济欠发达地区。全球热带地区普遍经济欠发达，癫痫的发病率和患病率较高，其发作时，如果无人在场或缺乏防护，可以因跌倒、摔伤或呼吸肌痉挛而发生死亡，引发纠纷。热带癫痫常为特殊病因所致，其诊断和治疗的缺口也很大，使其成为一个严重的公共健康问题。

亚洲热带癫痫的患病率与发达国家（平均患病率 4.9‰）无明显差别。与亚洲相比，撒哈拉沙漠以南的非洲和拉丁美洲的癫痫患病率较高。一份关于印第安人社区的资料显示其癫痫患病率为 57‰，为拉丁美洲最高，在全球范围内也是最高。

热带地区癫痫的发病率、患病率高，病因多样，主要为寄生虫感染、细菌感染、病毒感染、头外伤、围生期损伤等。癫痫的病因诊断主要依据为临床表现和脑电图，影像学检查对病因诊断也很关键。但由于热带地区经济文化发展的限制,癫痫诊断所需的脑电图检查尚欠规范,影像学检查手段缺乏,治疗缺口大。因此,提高热带地区医护人员的癫痫防治知识水平,加强对公众的健康教育,培训专业脑电图检查人员及癫痫专科医师,加大影像学检查仪器的投入,是解决目前热带地区癫痫诊治现状的重要措施。

同时,目前在热带地区,各种热带病感染是该地区癫痫的主要病因,注重预防是控制发病率的关键,如何避免热带病感染值得癫痫专科医师及热带病专科医师共同探讨研究。

2. 心内膜心肌纤维化　　心内膜心肌纤维化是较罕见的疾病,是由于心内膜增厚而导致的限制型心肌病。心内膜心肌纤维化是热带和亚热带地区儿童和成人限制型心肌病最常见的原因。自从在乌干达首次报道以来,心内膜心肌纤维化的病例已经出现在许多热带国家,如肯尼亚、莫桑比克、尼日利亚、赞比亚和哥伦比亚。心内膜心肌纤维化的地理分布不统一,不仅在非洲,在中国、印度、沙特阿拉伯,以及南美洲和欧洲国家也有分布。人们提出了许多理论来解释心内膜心肌纤维化的特殊地理因素及其病因,其中一个解释是与热带地区独特的传染病和饮食因素有关。心内膜心肌纤维化的主要病理表现为右心室、左心室或两者的心尖和流入束的心内膜、心内膜下致密纤维组织的沉积和成纤维细胞的增殖。纤维化增加了心脏的僵硬度,导致限制性病理生理学表现。心内膜的免疫组织化学和分子研究显示,心室内膜有I型和III型的浅表无细胞透明胶原纤维增厚,其中大部分为I型。心内膜心肌纤维化的结论性诊断取决于生前心脏的影像学或外科探查,更重要的是尸体解剖后的组织病理学检查。

第三节　热带地区疾病相关法医学实践注意事项

在热带地区,涉及猝死的法医学鉴定遵循和其他地区一样的基本法医学鉴定原则,但在某些细节方面有所不同,本节对相关特殊注意事项进行简述。

一、现场勘查

由于热带地区的气候和环境与其他地区有所不同,常会对现场勘查工作产生影响,所以热带地区法医现场勘查面临其特殊性和挑战。

（一）案情调查

目前在发达国家和地区,随着现代科技大量应用于社会生产和生活,特别是公共和私人视频监控设备的普及和密集分布,案情调查的手段和准确性得到前所未有的提高。但大部分热带地区欠发达,相关设备设施往往没有普及或大规模应用,因此,案情调查,特别是人员走访,仍然是最主要的手段之一。但由于热带地区风俗习惯、风土人情、地理环境的多元性和复杂性,案情调查时必须考虑热带地区特殊的自然、社会和人文环境,避免生搬硬套其他地区的习惯和做法,因地制宜,继承和创新案情调查的方式、方法和手段,提高效率。

（二）现场勘查

在热带地区,除了要考虑其他地区的常见因素外,还要考虑当地气候和环境问题,由于热带地区多高温高湿、多雨,会给现场勘查带来很大的困难。高温和高湿会加速尸体的腐败,使现场勘查的时间窗口变得更加狭窄,需要尽快进行现场勘查和现场证据收集工作,以确保证据的完整性和准确性。此外,热带地区植被茂盛、动植物种类繁多也会对现场勘查造成影响。在进行现场勘查时,法医人员需要注意周围的植被和动物,防止它们对尸体和现场的干扰。同时,法医人员还需要防范各种热带地区特有的疾病和危险动物,确保自身安全。Vardanega 等回顾性调查了 2013 年到 2020 年澳大利亚热带地区因动物咬伤或动物相关穿透伤而住院的病例,主要结局为死亡、重症监护病房入院、截肢等。涉及的动物种类繁多,以蛇（734/1 745,42%）、狗（508/1 745,29%）和猫（153/1 745,9%）最为常见。

二、尸体检验

对于猝死的案例,全面、系统的尸体检验是判定猝死、查明死因的关键。热带地区由于尸体腐败发生早而且进展快,应当尽早进行尸体检验,防止腐败进展影响检验结果。如不能及时尸检,应当采取措施冰冻保存。但必须提醒办案方,尸体冰冻处理只是延缓腐败过程,并不能使腐败过程停止,而且尸体冰冻后解冻的过程也会导致腐败加速,因此尽可能及时检验尸体才是重中之重。热带地区由于传染病较多,很多传染病患者死亡后其尸体组织器官标本可能仍然携带存活的、仍具有传染性的病原微生物。所以,现场人员,特别是检验者必须做好自我防护,属于当地法律规定必须上报的传染病,必须在符合相关法律法规规定的情况下开展尸检。

（一）尸表检查

猝死的诊断必须排除外伤、中毒、窒息等致死可能，由于热带地区物种丰富，动物对尸体的破坏现象常见，如鼠类对尸体的啃食，所以尸表检查要注意判断和鉴别。特别要注意的是蚁类对尸体的损害，由于部分蚁类在啃食过程中分泌的唾沫中的蚁酸会与身体局部组织发生反应，使损伤面呈现淡红色，极易与生前伤混淆，因此需要特别注意。热带地区的高温和湿度使尸体更容易迅速腐败，因此会对尸表检验造成影响，会改变、掩盖生前损伤，甚至造成死后损伤，必须予以高度关注。热带地区的尸体表面常会发生一些特殊的尸体变化，如前面章节提到的烧伤样皮肤改变、尸暖、类似生前伤的死后伤等，也需要在尸体检验中予以高度注意。在进行尸表检查时，还需要特别注意尸体的表面是否存在一些传染病的特征表现，如麻疹患者的皮肤上会出现皮疹和红斑。前面章节已经详细阐述热带地区特殊的尸体变化，这里不再赘述。

（二）尸体解剖

由于猝死的诊断往往比较复杂，需要进行鉴别诊断，因此，尸体解剖必须做到全面、系统、无遗漏，包括所有阳性体征和重要阴性体征的检查和记录，以便后续回应法庭和当事人的合理怀疑。因热带传染病猝死的尸体，因病种不同而呈现各自不同的特点。如因严重急性呼吸综合征死亡者，早期尸温可偏高，尸体可无其他特殊表现，主要病变在肺部。Prat 等报道了一个脑型疟疾（cerebral malaria）导致猝死的案例，尸表检查没有发现暴力性损伤的痕迹，尸体腐败，肝大（2 043g）和脾大（669g），双侧肺水肿，积液（右侧 350ml，左侧 50ml）提示双侧胸膜外渗。大脑被完整切除后，发现脑水肿，脑回变宽，脑沟变窄。尸检血样被送去做寄生虫检查。尽管发生溶血，血涂片测试和厚血膜仍显示出多种寄生虫形式，提示存在恶性疟原虫。神经病理学检查显示，在每个脑切片检查的血管中都有疟原虫色素。肝脏和脾脏的组织病理学检查显示疟原虫色素与尸体改变有关。其他主要器官（心脏、肺、肾）的组织病理学检查发现尸体改变。毒理检测呈阴性。在白细胞和红细胞中观察到疟原虫色素。因此该死者的死因是脑型疟疾。猝死的诊断必须排除外伤、中毒、窒息等致死可能，由于热带地区有大量能够导致人体中毒的动植物，在热带法医学实践中应当充分注意。

（三）组织病理学检查

由于疾病的潜在性，猝死者生前通常无明显症状和特征，也往往没有暴力性外伤等征象,通过尸表检查往往难以确定死因,必须结合系统解剖下对各器官组织的大体检查,在此基础上进行组织切片制作,在显微镜下进行组织损伤与病变的观察,并且在此过程中必须时时考虑热带地区猝死相关疾病的特殊性。Şahpaz 等报道了一个非血栓性肺栓塞导致猝死的案例,该死者为 15 岁男性,此前没有任何已知疾病,在打球时感到不适并摔倒在地后被送往医院,随后抢救无效死亡。尸体检查发现左肝叶有一个囊性肿物,尺寸为 13cm × 6cm,其他器官未发现囊肿物。肝脏大体检查显示囊腔边界光滑,尺寸为 13cm × 5cm × 4.2cm,切面可见白色膜状结构和出血性液体。从囊性区域获得的肝切片的组织形态学检查结果显示,该囊肿与包虫囊肿的外壁、表皮层和生发层一致。此外,肝切片的组织形态学检查显示在囊壁附近和肝腔内的头节附近出现新鲜出血,肺切片的组织形态学检查显示在肺血管腔内观察到头节,因此诊断为非血栓形成的包虫栓塞。因为非血栓性肺栓塞(nonthrombotic pulmonary embolism)很少导致猝死,只有通过组织病理学检查才能作出明确的诊断。由于热带地区气候环境特殊,尸体很容易腐败,一些比较特征性的损伤和病理变化通过肉眼无法判断,这时就可以通过组织病理学检查作出更精准的判断。

三、样本收集与管理

在热带地区,检材受到当地气候环境的影响非常大,有些检材样本受高温影响极易腐败、变质从而导致无法使用,因此,样本收集和管理过程就特别重要,直接影响后续样本能否发挥作用。

(一)样本收集

热带地区涉及死亡时,必须排除中毒,由于热带地区有毒动植物众多,因此,必须警惕存在因这些动植物造成的特殊中毒,因此,涉及的法医学样本收集,至少应当包含法医物证、法医病理和法医毒物检材。现场的呕吐物、血迹及相关的药品、药瓶、饮料、食物等均应当收集。尸体解剖中对尸表检查发现的可疑部位应当取材以备进一步检查。器官组织的提取应当包括全身各重要器官,不能遗漏。样本提取后,根据后续检查需要,要及时浸泡于组织固定液或低温设备中。在热带地区,由于热带传染病比较常见,如涉及国家法律法规明确规范的患者生物学取材,提取组织器官样本的过程要严格遵守相关的安全操作规范和安全防护,这样既能防止样本的污染,也能保护自身安全。同时在热带地区,由于高温、高湿、强光照等环境因素,尸体腐败速度较快,样本检材也更容易腐败变质,在采集组织器官样本时需要尽快进行,以避免样本受到污染或降解。尸体死后的腐烂可以掩盖或破坏皮肤损伤的典型特征,从而无法判断生前伤或是死后造成以及是否为致命伤,使其难以确定死因和死亡方式。Dettmeyer等研究发现,内部组织和器官由于自溶和腐烂而发生变化的特定顺序和时间线并不存在,因为身体内部和外部(由于环境条件)的几个因素都会影响微观变化。因此样本的收集要尽可能及早进行。

(二)样本管理

在热带地区的高温高湿条件下,生物性检材容易发生腐败变质而失去其检验价值,因此样本保存环节至关重要。需要低温保存的,应当置于冰箱或加冰保存送检;如不能及时送检,或到实验室后不能马上检验的,应当尽快放入冰箱保存。对于需要做组织病理学检查的,更加需要将样本尽快放入固定液中进行固定或送至实验室进行处理,并严格按照规定的温度和湿度条件进行保存,对于需要长时间保存的样本,应采用冷冻或其他特殊的保存方法,以确保样本的稳定性和完整性。同样,热带地区传染病高发,在管理样本时要按照传染病样本管理规范进行管理,防止传染病造成的污染,保护好自身安全。在实验室进行组织器官样本的处理时,需要建立完善的数据库系统,对样本的采集、处理和检测结果进行记录和管理。由于热带地区潮湿,样本如包装不当,容易发生互相污染。因此,在保存和送检过程中,要做好各样本之间的分别包装,避免保存和运送过程中发生污染的可能。

第四节　热带地区案例分析

因疾病导致的猝死往往发生突然、过程迅速,大部分猝死者无法及时送医或在医院抢救无效死亡,不能及时明确诊断,因而极易被误认为暴力性死亡或医疗事故而引起争议。在热带地区情况更加复杂,热带地区除了系统疾病导致猝死,传染病也是导致猝死的重要原因,独特的气候和饮食习惯也是一些热带地区特有疾病导致死亡的原因。下面将介绍一种热带地区常见、非热带地区罕见的疾病引起的猝死。

一、案情介绍

王某,男性,60 岁,某热带地区的一名公交车司机,他在汽车站里与其中一位乘客进行激烈争吵时,突然感到胸口剧烈疼痛,倒地不起,被送往医院时情况十分不好,到达医院后第一时间接受了急救措施,但在入院 2 小时后发生心搏骤停,经心肺复苏抢救无效后死亡。

二、现场勘查

通过询问死者家属情况得知,死者有轻度或中度劳累时呼吸困难的病史,从小就反复出现胸部问题和咳嗽,这些问题与肺部感染交织在一起,但他没有去医院进行全面的身体检查。死者无吸烟史、无心脏病史,无家族心脏病史。考虑到过去没有任何病史,以及家属对是否存在医疗事故表示怀疑,当地法医要求进行尸检以查明死因。

三、法医学检验主要发现

(一)尸体检查

在尸检过程中发现其存在不足以致死的轻微外伤,毒理学检查也呈阴性。对组织器官进行检查时发现,死者心脏肥大,重 490g,此时的心脏重量超过了死者年龄的平均正常重量(380g)。心脏用 10% 甲醛溶液固定后进行下一步的病理检查。采用流入流出法打开心脏,大体检查心脏显示冠状动脉发生早期动脉粥样硬化,无狭窄。左心室直至房室瓣水平均有厚纤维化心内膜,左心室游离壁及室间隔完全纤维化,部分区域变薄,游离壁壁厚达 0.3cm,室间隔壁厚达 0.5cm,顶端因纤维化而消失,左心室腔被一个巨大的壁血栓完全阻塞,血栓达到二尖瓣的水平。

(二)组织病理学检查

心脏切片,取心室和心房的标本进行组织病理学检查,应用苏木素 - 伊红染色(HE 染色),可见非常厚的纤维化心内膜和心肌纤维化区域,未检测到嗜酸性粒细胞。马松三色染色证实纤维化。由纤维蛋白缠绕红细胞和白细胞形成的邻近近端附壁血栓明显。附壁血栓的其他部分由胶原纤维、肉芽组织和缠绕红细胞、白细胞的纤维蛋白（不同愈合阶段）形成。MSB 染色用于确认壁血栓形成的诊断，在一些区域，它证实了纤维蛋白的存在，纤维蛋白呈橙色和红色；在其他区域，壁血栓由绿色的胶原纤维和肉芽组织以及橙色和红色的纤维蛋白线组成，证实了不同的愈合阶段。地衣红（orcein）染色用于排除弹性纤维的存在，以排除心内膜弹性纤维病的诊断。对入院期间采集的血液进行 HBcAg、HBsAg、抗 HBV IgM 和 IgG、抗 -HCV、HCV-RNA、HIV1-RNA、抗 VCA/EA/EBNA IgM 和 IgG 和肺炎链球菌抗原检测，结果均为阴性。血培养结果为阴性。即使在尿液样本中也未发现肺炎链球菌抗原。

四、案情调查

本案例死者在激烈争吵后突然倒地，送往医院抢救无效死亡。通过尸体解剖和组织病理学检查结果，毒理学检测为阴性，排除暴力性死亡，死者的死亡原因为心内膜心肌纤维化导致的心源性猝死。

五、案例的热带特殊性分析

心内膜心肌纤维化是一种罕见的限制型心肌病，可导致充血性心力衰竭。该病最常见于热带空气湿度高的地区。在热带和亚热带地区，心内膜心肌纤维化的死亡率较高，死亡经常发生在突然发生或长期慢性进行性心力衰竭之后。心内膜心肌纤维化是热带和亚热带地区儿童和成人限制型心肌病最常见的病因。在本案例中，猝死是明显的表现，而且在很长一段时间内只有很少的非显著症状。死者的心脏解剖显示肥厚的心脏伴有心内膜纤维化和心肌的斑片状纤维化，以及由心内膜纤维化和钙化造成的心室充盈受限，这是心内膜心肌纤维化的典型表现，显微镜检查也显示增厚的心内膜伴有致密的胶原纤维沉积、壁血栓和纤维化的心尖。有研究表明，传染病和饮食因素与该疾病在热带地区的独特分布有关。争吵、精神压力和温度波动导致心内膜心肌纤维化患者的血流动力学不稳定，左心室心尖纤维化作为室性心律失常的基质并导致心脏传导阻滞，从而导致心源性猝死。

（邓建强　张国忠　岳　霞　赖小平　潘红杰　周云超）

参 考 文 献

［1］邓建强.热带法医学［M］.北京：人民卫生出版社，2019.

［2］周元平，侯金林.热带病学［M］.北京：人民卫生出版社，2013.

［3］丛斌.法医病理学［M］.5版.北京：人民卫生出版社，2016.

［4］刘尚军，周祥群.海南南部地区候鸟人群与本地人群急性心肌梗死流行病学特点及预后的对比分析［J］.中国现代医学杂志，2019，29（15）：98-101.

［5］张云权，宇传华，鲍俊哲.湖北省12区县日平均气温对缺血性心脏病死亡的急性影响研究［J］.中华预防医学杂志，2016，50（11）：990-995.

［6］黄建华，张琼，马江伟.气候因素变化对急性心肌梗死及心力衰竭影响的研究现状［J］.中国循环杂志，2015，11（9）：910-912.

［7］高菡璐，樊金卿，兰莉，等.哈尔滨市日均气温对心脑血管疾病死亡影响的时间序列分析［J］.环境与健康杂志，2016，33（8）：674-678.

［8］世界卫生组织.疾病暴发新闻：疑似伤寒、志贺氏菌病和霍乱三重疫情——刚果［EB/OL］.（2023-09-21）［2024-02-28］.https：//www.who.int/zh/emergencies/disease-outbreak-news/item/2023-DON488.

［9］EL-SAYED A，KAMEL M. Climatic changes and their role in emergence and re-emergence of diseases［J］.Environ Sci Pollut Res Int，2020，27（18）：22336-22352.

［10］RUPALI P. Introduction to tropical medicine［J］.Infect Dis Clin North Am，2019，33（1）：1-15.

［11］MORDECAI E A，CALDWELL J M，GROSSMAN M K，et al. Thermal biology of mosquito-borne disease［J］.Ecol Lett，2019，22（10）：1690-1708.

［12］CHU M L，SHIH C Y，HSIEH T C，et al. Acute myocardial infarction hospitalizations between cold and hot seasons in an island across tropical and subtropical climate zones-a population-based study［J］.Int J Environ Res Public Health，2019，16（15）：2769.

［13］ŞAHPAZ A，İREZ A，GULBEYAZ H，et al. Non-thrombotic pulmonary embolism due to liver hydatic cyst：a case report［J］.Balkan Med J，2017，34（3）：275-277.

［14］YUYUN M F，SLIWA K，KENGNE A P，et al. Cardiovascular diseases in Sub-Saharan Africa compared to high-income countries：an epidemiological perspective［J］.Glob Heart，2020，15

(1): 15.

［15］MIRANDA-ARBOLEDA A F, GONZALEZ-BARRERA L G, LIBLIK L, et al. Neglected tropical diseases and sudden cardiac death: the net-heart project［J］. Rev. Cardiovasc. Med, 2022, 23 (7): 254.

［16］BURDMANN E A, JHA V. Acute kidney injury due to tropical infectious diseases and animal venoms: a tale of 2 continents［J］. Kidney Int, 2017, 91 (5): 1033-1046.

［17］COSTA F, HAGAN J E, CALCAGNO J, et al. Global morbidity and mortality of leptospirosis: a systematic review［J］. PLoS Negl Trop Dis, 2015, 9 (9): e0003898.

［18］BAHAROM M, AHMAD N, HOD R, et al. The impact of meteorological factors on communicable disease incidence and its projection: a systematic review［J］. Int J Environ Res Public Health, 2021, 18 (21): 11117.

［19］CARBONELL C, RODRIGUEZ-ALONSO B, LOPEZ-BERNUS A, et al. Clinical spectrum of schistosomiasis: an update［J］. J Clin Med, 2021, 10 (23): 5521.

［20］NKENFOU C N, FAINGUEM N, DONGMO-NGUEFACK F, et al. Enhanced passive surveillance dengue infection among febrile children: prevalence, co-infections and associated factors in Cameroon［J］. PLoS Negl Trop Dis, 2021, 15 (4): e0009316.

［21］PAYNTER S. Humidity and respiratory virus transmission in tropical and temperate settings［J］. Epidemiol Infect, 2015, 143 (6): 1110-1118.

［22］CHOWDHURY F R, IBRAHIM Q S U, BARI M S, et al. The association between temperature, rainfall and humidity with common climate-sensitive infectious diseases in Bangladesh［J］. PLoS One. 2018 Jun 21; 13 (6): e0199579.

［23］PRAT S, DESOUBEAUX G, LEFRANCQ T, et al. Sudden death due to cerebral malaria: a case report. J Forensic Leg Med, 2013, 20 (6): 690-692.

［24］CHASTONAY A H M, CHASTONAY O J. Housing risk factors of four tropical neglected diseases: a brief review of the recent literature［J］. Trop Med Infect Dis, 2022, 7 (7): 143.

［25］FNON N F, HASSAN H H, SHEHATA S A, et al. Endomyocardial fibrosis related sudden cardiac death: two autopsied case-reports from Egypt［J］. Leg Med (Tokyo), 2023, 62: 102221.

［26］PRATA D, RODRIGUES W, DE SOUZA BERMEJO P H, et al. The relationship between (sub) tropical climates and the incidence of COVID-19［J］. PeerJ, 2021, 9: e10655.

［27］MUZEMBO B A, KITAHARA K, DEBNATH A, et al. Cholera outbreaks in India, 2011-2020: a systematic review［J］. Int J Environ Res Public Health, 2022, 19 (9): 5738.

［28］LI K, ZHAO K, SHI L, et al. Daily temperature change in relation to the risk of childhood bacillary dysentery among different age groups and sexes in a temperate city in China［J］. Public Health, 2016, 131: 20-26.

［29］VIGNALI G, FRANCESCHETTI L, ATTISANO G C L, et al. Assessing wound vitality in decomposed bodies: a review of the literature［J］. Int J Legal Med, 2023, 137（2）: 459-470.

第六章　热带地区中毒

　　热带地区有着独特的气候、地理环境,也拥有丰富的有毒动物、植物,以及其特定的文化、习俗、生活和生产方式,在诸多方面影响着热带地区法医学实践,使得在涉及毒(药)物中毒的法医学鉴定时具有其独特性。

第一节　热带气候与环境因素对中毒的影响

　　热带气候分为热带雨林气候、热带沙漠气候、热带草原气候、热带季风气候4种类型。不同类型的热带气候带来多样性不同的动植物分布,使热带地区毒物种类较其他气候地区更加复杂多样。热带地区生活的人群受气候影响,中毒症状和体内代谢也与其他地区有所差别。因此,在热带地区的法医学实践中,法医工作者要对热带地区中毒有相应的认识。同时,热带地区独特的法医毒物学实践也成为法医学科学研究发展的重要组成部分。

一、热带气候对中毒的影响

　　毒物按来源大致可分为有毒植物、有毒动物以及特殊类型毒物。热带气候(除热带沙漠气候)高温多雨,为动植物的生长繁衍创造了极为有利的条件,使热带地区有毒动植物的种类和数量十分丰富,因此,热带地区中毒案件面临着更加复杂的局面。热带地区的有毒动植物在形态、分布上具有独特性。通过了解热带气候对有毒动植物的影响,法医工作者可以对热带地区中毒有更全面的认识。

(一)热带气候有毒植物分布特征

　　热带具有温度变化小和全年皆夏的特征,年平均温度为22~26℃。由于气候炎热、雨量充沛,热带一年四季适宜植物生长。形态上,热带植物植株高大,叶子多呈现滴水叶尖形状,寄生、附生非常普遍。分布上,植物呈分层生长,在高大的树木上,藤本植物缠绕于粗大的树干上,攀爬交错,横跨林间;树下有灌木,灌木下有草丛,层层叠叠。热带地区有毒植物的形态和分布符合以上特点,从上而下分层,高大的乔木如见血封喉、马钱子等植株高大;乔木树上有藤本植物如相思子缠绕攀附生长;乔木之下灌木丛生,如木薯、鱼藤、夹竹桃等;再往下是各种草本植物,如曼陀罗。总体来看,热带地区特有的气候环境造就了有毒植物分层分布的特点,同时种类极其丰富。因此,在热带地区的法医学实践过程中,要熟悉有毒植物的形态和分布,在勘验现场时注意收集环境中的有毒植物。

（二）热带气候有毒动物分布特征

热带大部分地区气候温暖湿润,有热带雨林、热带草原和高耸横亘的山脉,具有环境多样性的特点。这种适宜的气候条件使热带动物物种丰富度很高,包括昆虫、爬行动物、两栖动物和哺乳动物等。热带动物必须面对捕食和被捕食的压力和复杂环境,因此它们形成了多种捕食和防御机制。例如,一些动物采用伪装的方式来躲避捕食者,如石头鱼;一些则以毒性来防御和捕食,如毒蛇。从陆地爬行的蛇类到海中的鱼类和水母等,热带有毒动物种类繁多、分布广泛,与热带地区人民的生活息息相关,动物毒物引发的中毒时常发生,需要在法医学实践中加以了解和辨别。

二、热带环境对中毒的影响

热带地区位于赤道附近,太阳辐射量高,全年的温度通常都比较高,除热带沙漠气候地区外,其他热带地区湿度大,加之植被繁茂、蒸腾作用强,使环境更加潮湿。高温和潮湿都会对中毒产生影响。同时,热带地区所具有的种类丰富、数量庞大的昆虫,也与中毒相关的法医学鉴定密切相关。除以上因素之外,还有大量的其他因素,也需要在涉及中毒案件时予以综合考虑,现概述如下。

（一）高温对中毒的影响

高温环境对于某些毒物的发生风险、中毒症状、体内发展过程、检材提取等有一定程度的影响。在法医学实践中,要考虑高温带来的特殊改变,避免误检和漏检。此处以高温对农药、梭曼、一氧化碳中毒的影响为例进行说明。

1. 高温对农药中毒的影响　农药是用于控制不利于农作物生长的杂草、害虫等因素的一种化学药剂。最常见的农药包括除草剂、杀菌剂和杀虫剂,约占所有农药的80%。农药中毒在发展中国家,如印度和摩洛哥,被认为是一个严重的问题,而这些国家较多分布在热带地区。不同的农药中毒症状有所不同,一般主要表现为头痛、头昏、全身不适、恶心呕吐、呼吸障碍、心搏骤停、休克昏迷等。

农药中毒最常见的原因是意外或自杀、职业暴露和环境污染。在过高温度下,某些农药在生产、运输和使用中,会形成其他有毒的物质,如有机磷。此外,高温可使人体情绪不稳、抑郁、疲劳,血液循环和代谢率提高等,增加农药中毒的发生风险。因此,在热带地区的法医学实践中,要警惕高温天气对农药中毒案件发生率的影响,对中毒患者的身体状况进行评估时,应综合分析案情。

2. 高温对梭曼毒性的影响　梭曼(soman),化学名称为甲氟磷酸频哪酯,是德国人于1944年首先合成的有机磷神经性毒剂,中毒作用快且无特效解药,有"最难防治的毒剂"之称,多次被用于恐怖活动或战争。纯净的梭曼为无色液体,有微弱的水果香味,工业品呈黄色,有樟脑味,能溶于水,易溶于有机溶剂,能渗透皮肤和橡胶制品,易被多孔物质吸附,因此可附着在衣物上造成二次毒害。梭曼通过不可逆地抑制乙酰胆碱酯酶活性导致乙酰胆碱在突触部位积累,并过度激活胆碱能系统而引起毒性反应。中毒症状包括瞳孔缩小、呕吐、心动过缓、肌束震颤、呼吸窘迫、癫痫发作、昏迷、抽搐、腺体分泌过多甚至死亡。

有研究发现,高温情况下,梭曼的毒性明显增强。当外界气温上升10℃,梭曼毒性可以增加一倍多。类似高温增强毒性的还有沙林(sarin)。这一现象可能是热应激反应引起呼吸频率和肺通气量增高、汗腺活动增强,导致毒剂气体的吸收增加。中枢神经系统先兴奋、后抑制,或因缺氧导致皮质功能改变,或因体温调节中枢兴奋而产生负诱导,使其他中枢抑制过程加强,加上热应激下心理精神紧张、穿着核化生防护服进行军事活动等因素,均可能加重神经性毒剂中毒的程度。

3. 高温对一氧化碳中毒的影响　一氧化碳为无色、无味气体,是含碳物质不完全燃烧时的产物,多见于意外泄漏事故,也可见于自杀案件。一氧化碳经呼吸道进入机体,约90%与血红蛋白中的Fe^{2+}迅速结合,生成碳氧血红蛋白(HbCO),使血红蛋白失去携氧能力,导致组织缺氧而产生中毒症状。研究发现,若在引起体温调节障碍的高温(40~45℃)下,一氧化碳中毒症状较常温下明显加重,但此时血液中HbCO的含量增加并不明显,与临床中毒症状的严重程度不匹配,可能是由于高温条件下HbCO的解离会加速,影响其在血液中的含量,故高温下HbCO不能作为中毒严重程度的指标。因此,在热带地区的法医学实践中,要考虑高温对中毒症状和检测结果的影响,综合分析才能得出正确的结论。这恰恰体现了热带法医学的独特性和重要性。

(二)潮湿对中毒的影响

环境潮湿会阻碍人体蒸发散热,造成体温上升、呼吸加快、食欲下降,严重时导致酸碱平衡紊乱、热虚脱和呼吸性碱中毒,影响机体功能。因此,湿度可影响毒物作用的发挥,在热带法医学实践中,要考虑湿度对中毒的影响,此处以湿度对一氧化碳、氰化物、霉菌毒素中毒的影响,以及潮湿导致毒物潮解进而引发气体中毒为例进行介绍。

1. 潮湿对一氧化碳中毒的影响　湿度增大不利于通风排烟,不利于污染物的排放和扩散,增加一氧化碳中毒的可能性。有研究将医院收治的急性非职业性一氧化碳中毒患者案例与同期气象条件进行关联分析,发现相对湿度每增加 1%,急性非职业性一氧化碳中毒例数会增加 0.054%。

2. 潮湿对氰化物中毒的影响　氰化物是一种应用广泛的化工原料,进入体内后可快速释放出 CN^-,CN^- 与线粒体内细胞色素氧化酶结合,阻断呼吸链电子传递,引起机体利用氧和能量代谢障碍,导致机体严重缺氧。

湿热环境刺激既可造成机体产生非特异性适应反应,也能使能量代谢、血液流变、氧化应激等多项生理、生化指标发生改变。在湿热环境中,汗液不易蒸发,皮肤不易散热,调节体温的能力下降,从而导致体温升高。机体因汗液蒸发散热而丢失大量体液,导致水电解质代谢紊乱,处于氧化应激状态。有研究发现,暴露于湿热环境下时,小鼠氰化钠中毒的半数致死量(LD_{50})可降低。湿热环境和氰化钠中毒均可导致氧化应激指标明显改变,两者具有协同作用。

3. 潮湿对霉菌毒素中毒的影响　热带地区高温高湿环境为霉菌生长繁殖提供了良好条件,在法医学实践中,食物霉变或者沾染霉菌毒素导致的中毒案件时常发生,如花生、玉米黄曲霉毒素中毒。霉菌毒素是各种霉菌在适当的温度、湿度和基质中产生的高毒性代谢产物,曲霉菌、青霉菌和镰刀菌是产生毒素的最主要霉菌。霉菌生长的最佳湿度为 18%~22%,在湿度低于 14% 的环境中几乎观察不到其生长。而湿度超过 26% 时,会导致其他细菌竞争性大量生长。研究发现,赭曲霉毒素 A 作为霉菌的次级代谢产物,在温度相同的组别里,湿度为 14% 时毒素产生的量为 0;湿度为 18% 时产生毒素 33.5μg/kg;温度为 22% 时产生毒素 160.8μg/kg;但是,当湿度进一步加大,达到 26% 时,毒素产生反而减少为 102.5μg/kg。

4. 潮湿所致毒物潮解对中毒发生的影响　在热带潮湿的环境中,某些物质(毒物或非毒物)如果保存不善,可吸收环境中的高含量水分发生潮解,产生毒性物质导致人体中毒,如磷化铝和五硫化二磷。

磷化铝是我国粮食部门推广应用的一种很有效的储粮灭虫剂,广泛用于粮仓的储粮灭虫,当遇水或吸湿后即可潮解,产生剧毒气体磷化氢。磷化氢对呼吸道有刺激作用,可抑制细胞色素氧化酶的活力,致细胞代谢障碍、窒息,损害心血管、呼吸及中枢神经系统,甚至危及生命。使用磷化铝熏蒸粮食时因磷化氢气体泄漏而导致中毒的案件时有报道。

五硫化二磷是黄绿色结晶物质,有类似硫化氢的臭味,吸湿性强,遇水和蒸汽能分解成硫化氢和磷酸。硫化氢入体后主要抑制细胞色素氧化酶,引起细胞内窒息,导致中枢神经系统、肺、心脏等多脏器损害及呼吸道黏膜刺激。曾有文献报道,某厂工人到五硫化二磷原料仓库采样,3分钟后突然昏倒在地,经检验为五硫化二磷潮解导致硫化氢中毒。

三、昆虫在中毒研究中的价值

热带地区植被丰富,湿热环境有利于昆虫的生存和繁殖,因此,在热带法医学实践中,尸体腐败甚至白骨化常见,其中昆虫所起的作用不容小觑。对于怀疑死于中毒的高度腐败或白骨化尸体,按照常规方法获取适宜的生物检材(如血、尿、器官组织等)往往难以满足常规法医毒物鉴定所需。这时,通过对尸体上或尸体周围发现的昆虫进行提取,对其体内所含毒(药)物进行检测,有可能为案件的侦破提供证据和线索,由此产生法医昆虫毒理学。利用昆虫进行毒物分析有其独特优越性:①当传统的毒理学材料无法取得时,嗜尸性昆虫(如蝇蛆、甲虫及其蛹等)仍可能在相当长的时间内存在;②相比腐败组织,嗜尸性昆虫的毒物分析结果更为可靠,不易受到尸体腐败分解产物的干扰;③由于宗教或伦理观念无法获取尸体组织样本时,可通过检测昆虫样本解决。

在法医学实践中首次证实利用昆虫可进行尸体内毒物分析后,诸多学者相继利用蝇、蛆、蛹壳、甲虫等检出包括药物、金属毒物和杀虫剂在内的多种有机复合物。在法医昆虫毒物定量分析领域,有学者通过动物实验证明动物尸体组织与嗜尸性昆虫体内药物浓度存在明显相关性。其中,Bourel 等通过酶解放射性免疫测定,发现遗留的干燥嗜尸性昆虫蛹壳、成虫和皮蠹中吗啡含量与培养基药物浓度相关,并由此推测昆虫遗骸,尤其是蛹壳也可以作为毒（药）物定量分析样本的最后选择。Kharbouche 等除了发现丝光绿蝇幼虫体内可待因的浓度与猪肝培养基中的浓度正相关，还检出可待因的两种代谢物吗啡和去甲可待因。Campobasso 等通过对 18 起中毒死案例进行比较研究，观察不同人体组织和以此为食的丽蝇幼虫体内药物浓度相关性，结果表明所有幼虫均检出药物，但不同药物在不同组织的分布差异很大，且幼虫自身代谢差异也很大，但 Tracqui 等则认为，二者不存在相关性。

以上可见，法医昆虫毒理学是一门相对较新的交叉学科，虽然对它的研究目前存在一些分歧和局限性，但其展现出的独特价值和潜力值得法医工作者们不断钻研。

四、其他特殊热带气候环境对中毒的影响

热带气候分类中有一个较为特殊的类型，那就是热带沙漠气候。热带沙漠气候分布在南北回归线至南北纬 30° 之间的大陆内部或大陆西岸，并向内陆地区延伸，如非洲北部、亚洲阿拉伯半岛和澳大利亚沙漠区就是典型代表。其特点为年平均气温高，年温差较大，日温差更大，降水稀少，年降水量不足 125mm。该气候带在沙漠广泛分布，生物较少，只有零星的耐旱植物，如仙人掌。干旱就会导致该地区的地下水 pH 偏高，而 pH 是影响地下水中砷活性的一个重要因素。

据记载，公元前 7000 年至公元前 1500 年，新克罗人生活在智利北部的洛阿河下游至秘鲁南部，主要是智利北部的阿里卡和伊基克。阿里卡和伊基克的西边是太平洋，东边是阿塔卡马沙漠，而阿塔卡马沙漠的东边则是绵延的安第斯山脉，从地图上可以看到，阿里卡和伊基克位于大海和沙漠之间一个非常狭小的地带。虽然阿里卡和伊基克就在海边，但是这里的气候却属于热带沙漠气候。东边的安第斯山脉挡住了来自大西洋的湿润水汽，使这一地区常年受到副热带高压的控制，导致这一地区炎热少雨、干燥。而西边的太平洋海域中的秘鲁寒流，使从海洋吹来的水汽被冷却，凝结成由小冰晶组成的云；同时受到来自陆地的干燥空气的影响，低空的水汽形成了雾，很难形成降雨。这些原因导致新克罗人的聚居地非常干旱，水资源非常短缺。

该地区长期干旱导致地下水 pH 增大，从而使吸附在铁锰氧化物、氢氧化物，或黏土矿物中的砷被解析出来，使水中的砷浓度升高。而新克罗人聚居的附近海域由于受到来自陆地的砷污染，海水中砷含量较高，生活在其中的鱼类、贝类还有海藻自然也就受到了污染。海产品中很容易富集砷，其中人类最容易获得的海藻最容易富集砷，而贝类、甲壳类次之，鱼类中的含量相对较低。在该地方生存的新克罗人长期摄入砷污染的

水源和食物,经考古学家对新克罗人木乃伊进行研究,发现其中90%都有砷中毒的迹象。他们每克头发中的砷含量平均超过了1μg,有不少木乃伊每克头发中砷含量甚至在200μg左右。砷中毒起初只会使人头痛、眩晕,但如果长期受到砷的毒害,且没有得到及时治疗,人就很容易患上皮肤癌、肺癌、膀胱癌、肾癌等严重疾病,最后死亡。木乃伊头发中的砷含量足以使他们在生前患上严重的疾病。

第二节 热带地区特殊中毒类型

热带地区比其他所有气候带都适宜生物生长(热带沙漠气候地区除外),大部分热带地区全年高温,降水丰富且相对均匀,造就了生态环境的多样化,动植物品种丰富,其中就包括有毒动植物。按照毒物来源分类,毒物可分为植物毒素、动物毒素以及其他特殊类型。本节依据此分类列举多见于热带地区而其他气候带较少甚至没有的毒物,为法医工作者在热带地区分析中毒案件提供思路。

一、热带地区常见植物毒物

植物毒物(plant poison)指具有毒性的植物及其加工品。大部分有毒植物中的毒性成分同时也具有药物活性,这些植物及其加工品是中西医临床上常用的药物。有些植物中毒量与治疗量非常接近,因此,造成植物毒物中毒的原因除了误食、误用外,更多的是由于用药不当。与其他几类毒(药)物相比,植物毒物还具有其特点,包括来源、成分更为复杂;检材性状、成分性质、浓度差异很大;生物检材中毒性成分的浓度低微且杂质干扰大;标准对照品难得等。某些植物毒(药)物中毒的分析和死因鉴定一直是司法鉴定中的一个难点。

不同地区因气候环境不同,往往有不同类型的植被分布,而热带地区高温高湿的气候环境使得热带地区植物资源极为丰富且种类独特。热带有毒植物及其中草药的种类有很多,如马钱科的马钱子、茄科的曼陀罗、豆科的鱼藤和相思子、夹竹桃科的夹竹桃、桑科的见血封喉、大戟科的木薯等,毒性成分所涉及的化合物结构种类也很多,包括生物碱类、毒蛋白类、苷类、内酯类、萜类等,其中以生物碱类化合物最为多见。本节选取热带地区司法鉴定案件中涉及较多的几种进行介绍。

（一）马钱子

1. 概况　马钱子为马钱科马钱属植物,主产于印度、越南、缅甸、泰国等地,我国云南、广东、海南等地也有分布。果实成熟时采摘,除去果肉,取出种子,晒干,就可得到马钱子。马钱子（*Strychnos nux-vomica* L.）又名番木鳖,味苦、性寒、有大毒,始载于《本草纲目》。历代医家对马钱子毒性的认识经历了从"无毒"到"有毒"再到"大毒"的过程,其毒性成分主要是士的宁与马钱子碱。两者既是主要毒性成分,又是药效成分,有通络止痛、消肿散结之功,可用于风湿顽痹、肢体瘫痪、跌仆损伤、痈疽肿痛等。同时,又可以以粉末的形式出售,目的是灭鼠和其他啮齿类动物。由于其药用价值,在游医、民间医疗事故及投毒案件中多见。

2. 毒理作用和中毒症状　马钱子用量为 0.3~0.6g,口服 7g 可致死,常炮制后入丸、散剂用。士的宁作为马钱子的主要毒性成分,成人用 5~10mg 即可发生中毒现象,30mg 可致死亡。士的宁和马钱子碱是典型的甘氨酸突触后膜抑制作用的拮抗剂,其毒理作用主要为兴奋中枢神经,对脊髓的兴奋作用最为突出,能提高其反射功能,增加肌肉紧张度,引起强直性、反射性及泛化性惊厥。其次兴奋延髓的呼吸中枢和血管运动中枢,严重者可因呼吸肌强直性收缩而引起窒息。马钱子中毒程度与炮制质量、用药剂量、用药时间、患者年龄、体质、疾病史等均有关系。在中毒早期,患者可有口唇发紧、舌头麻木、头晕头痛、肌肉轻微抽搐、轻度精神失常等表现,中毒严重时则可引起全身肌肉痉挛、牙关紧闭、面部肌肉痉挛、瞳孔散大、口唇发绀、脉搏加快等。在外界因素（风、光线、声音等）刺激下,可立即出现强直性痉挛,痉挛时间可维持数分钟,若连续多次发生强直性痉挛,就容易因呼吸麻痹导致死亡。

马钱子中毒的尸体表现和病理变化主要有:尸僵发生早而且强硬,持续时间长。四肢呈痉挛性屈曲,双手呈半握拳状。窒息征象较明显,各器官淤血、水肿,表现为急性血液循环障碍。肝肾损伤可表现为肝细胞呈弥漫性水样变性,肾近曲小管上皮肿胀及脂肪变,管腔内橘红色管型形成等。

马钱子中毒的潜伏期为 30~180 分钟,士的宁及马钱子碱吸收快、排泄慢,在体内有蓄积作用,有服用马钱子制剂 6 天后才发生死亡的案例报道。马钱子口服后其有毒成分士的宁及马钱子碱很快被消化道吸收,通过血液循环进入人体内,主要分布在胃、肠、肝、肾和脊髓,士的宁主要以原型和葡糖醛酸结合物存在,马钱子碱主要代谢物为去甲基马钱子碱,20% 由尿排出,其余被肝微粒体酶破坏。

（二）见血封喉

1. 概况　见血封喉（*Antiaris toxicaria* Lesch.）又名箭毒木，是桑科见血封喉属植物，该属全世界约 7 种，3 个变种，生长在高温、高湿的非洲地区以及我国广东、广西、海南等热带、亚热带地区，为国家二级珍稀保护植物。见血封喉乳汁含有剧毒物质，主要毒性成分为强心苷类物质，如 α- 弩箭子苷、见血封喉苷、铃兰毒苷等，具有强心、增加心输出量、催吐、泻下、麻醉等功效，在医药领域很大的研究和应用价值。

目前报道的见血封喉强心苷的苷元均为五元内酯环型，并且以见血封喉苷元和毒毛旋花苷元为主。见血封喉强心苷的苷元结构类型有 7 种，而苷元的 3 位羟基所连的糖基有 9 种。苷元与糖基的不同组合产生了种类繁多的强心苷。糖基部分，除了铃兰毒苷连接的是双糖外，其余均为单糖。

2. 毒理作用和中毒症状　据记载，见血封喉常被用作箭头上的毒液进行狩猎，野兽一旦被射中，立即倒地死亡。0.8mg/kg 见血封喉乙醇提取物即可引起犬类心室纤维性颤动，导致死亡。见血封喉主要作用于血液循环系统，中毒者可出现快速性心律失常、心室颤动甚至心脏停搏，血管封闭，血液凝固，以至窒息死亡。导致心律失常的机制是见血封喉抑制 Na^+-K^+-ATP酶，减少心肌细胞内的钾离子。但见血封喉中毒后的兽肉仍可食用，没有毒性。

（三）鱼藤

1. 概况　鱼藤（*Derris trifoliata* Lour.）系豆科植物，全株及根状茎可入药，性味辛、温，有大毒，主要分布于热带、亚热带地区。该植物的主要杀虫活性成分为鱼藤酮等，对人畜有毒，对鱼类有剧毒，对作物无药害，无残留，不污染环境，对农作物品质无不良影响，因此其根常被用于农田杀虫。鱼藤酮纯品为白色结晶，不溶于水，可溶于多种有机溶剂。鱼藤具有一定的药用价值，外用可治疗湿疹、风湿关节肿痛、跌打肿痛。

2. 毒理作用和中毒症状　鱼藤酮是一种细胞毒性化合物，能抑制细胞呼吸链的 NADH 脱氢酶，造成内呼吸抑制性缺氧并毒害神经系统。鱼藤中毒后主要症状有兴奋延脑中枢，引起呼吸中枢兴奋及惊厥，临床表现为口腔黏膜有麻木感，恶心、呕吐、腹痛、呼吸减慢、肌肉震颤等，最后可发生呼吸衰竭、昏迷而死亡。

鱼藤酮为高度脂溶性化合物，易通过消化道和皮肤被吸收，且能透过血脑屏障。鱼藤酮在细胞色素 P450 氧化酶作用下，可在 12a 位加羟基，氧化代谢成极性较大的鱼藤醇酮。

（四）夹竹桃

1. 概况 夹竹桃（*Nerium oleander* L.）又名洋夹竹桃或欧洲夹竹桃，是一种夹竹桃科的常绿灌木或小乔木，具有观赏价值。夹竹桃属为常绿直立大灌木，高可达 5m，枝条灰绿色，嫩枝条具棱，被微毛，老时毛脱落。叶 3~4 枚轮生，叶面深绿，叶背浅绿色，中脉在叶面陷入，叶柄扁平，聚伞花序顶生，花冠深红色或粉红色，花冠为单瓣呈 5 裂时，其花冠为漏斗状，种子长圆形，花期几乎全年，夏秋为最盛；果期一般在冬春季，栽培很少结果。夹竹桃原产于印度、伊朗、尼泊尔以及中国各省区有栽培，尤以中国南方为多，现广植于热带地区。夹竹桃因其毒性而闻名，也是世界上最毒的植物之一，人类和家畜因夹竹桃中毒甚至死亡的案（事）件时有报道。

2. 毒理作用和中毒症状 欧夹竹桃苷是夹竹桃的主要毒性成分，属迟效强心苷类，分布于夹竹桃植物的各个部位，包括茎、叶、嫩芽、花、花蜜、树液、燃烧后的产物等。摄入夹竹桃会产生典型的强心苷中毒临床症状，主要表现为胃肠道不适、恶心和呕吐，其次为神经系统症状，如虚弱、精神错乱等；心脏症状通常表现为由于传导问题引起的心动过缓和房室传导阻滞导致的纤颤。有文献报道，新鲜夹竹桃叶的致死量为 20~30 片。

肝脏是药物的主要清除器官，肝组织清除分为肝代谢和胆汁排泄两种方式。据报道，欧夹竹桃苷的主要排泄途径是通过胆汁排泄到粪便，所以胆汁中欧夹竹桃苷含量高于肝组织，提示胆汁是中毒死亡案例中确认欧夹竹桃苷的较好检材。

（五）相思子

1. 概况 相思子（*Abrus precatorius* L.）为豆科相思子属藤本植物，茎细长，老茎为暗棕色，稍木化，幼茎为绿色；叶互生，叶轴上附着有稀疏的毛；花朵小，有短梗，一般为淡紫色；果实黄绿色，一般为长方形或长网形。种子椭圆形，上半部分为红色，接近种脐的部分为黑色，有光泽。原产于印度尼西亚，广布于热带和亚热带地区，在中国主要分布于广东、广西、云南、香港、台湾等地。相思子的种子颜色鲜艳，可做成装饰或纪念品。根、藤、叶可以入药。相思子具有清热解毒、利尿的功效，根、藤对咽喉肿痛、肝炎有一定的治疗效果，叶可以用于治疗支气管炎。

2. 毒理作用和中毒症状 相思子的主要毒性成分为相思子毒素，但因相思子种壳坚硬，故人整吞本品不致中毒，但若咀嚼再吞服则半粒种子即可引起中毒。相思子毒素的小鼠 LD_{50} 约为 0.04μg/kg，成年人摄入的致死剂量为 5.0~7.0μg/kg。相思子毒素是一种异二聚体蛋白质，由具有 N- 糖苷酶活性的 A 链和半乳糖特异性的凝集素 B 链组成。

相思子毒素有 a、b、c 和 d 4 个亚型,相对分子质量为(6.3~6.7)×10⁴。其中 a 和 d 亚型毒性强,而 b 和 c 亚型的 B 链凝集素活性低,因而毒性弱。相思子毒素能通过摄入和吸入等多种方式进入体内,中毒后通常经过数小时甚至数天的潜伏期才出现中毒综合征。误食相思子的种子可导致胃肠道症状和血管渗漏,引发全身中毒乃至死亡。中毒表现为黏膜发绀、视网膜出血、食欲缺乏、吞咽困难、呕吐、腹泻、便血、腹部痉挛性疼痛、血尿、少尿、定向障碍、惊厥和循环衰竭等症状,死亡原因通常为多器官衰竭。

(六)曼陀罗

1. 概况　曼陀罗(*Datura stramonium* L.)又叫洋金花,是茄科曼陀罗属一年生热带草本植物,叶呈广卵形,边缘具不规则波状浅齿裂;花单生于枝杈间或叶腋,直立,有短梗;花萼是筒状裂片三角形,颜色为白色或淡紫色;果实为蒴果卵状,淡黄色;曼陀罗花期为 6—10 月。曼陀罗全株有毒,曼陀罗含莨菪碱,有镇痉、镇静、镇痛、麻醉的功能。曼陀罗提取物可用于治疗心衰、室性心律失常、心绞痛,对于高血压危急患者有较好的疗效。

2. 毒理作用和中毒症状　曼陀罗是一种常见杂草,其茎、叶、种子中均含有东莨菪碱、阿托品、山莨菪碱等多种成分,收割小麦、玉米等粮食时,因混入曼陀罗植株或种子引起意外中毒的事件时有发生。食用过量时可导致中枢系统先兴奋而后转为抑制,表现为恶心呕吐、口干舌燥、颜面潮红、皮温升高等,中毒严重者可出现意识障碍、躁动、抽搐、瞳孔扩大、光反射消失等症状。目前,利用此类植物进行麻醉抢劫、投毒或作为替代毒品使用的案件也日益增多。血液和尿液中东莨菪碱的浓度差异较小,而尿液中阿托品的浓度为血液中的 87 倍。阿托品主要以原药从尿液中排出,因此,尿液为检测阿托品的重要检材。

(七)木薯

1. 概况　木薯(*Manihot esculenta* Crantz),大戟科木薯属木本植物,块根为圆柱状;叶片纸质,近圆形;萼片为紫红色,有白霜,花药顶部附着白毛;果实为棉圆形;种皮为硬壳质,有斑纹,光滑,花期为 9—11 月。木薯原产于巴西,现全世界的热带地区广泛栽培,在中国福建、台湾、广东、广西、海南、云南、贵州等地有栽培,偶有野生。非洲曾暴发超过 3 700 宗被称为"Konzo"的致畸案例。患者的症状为突然发病,出现不可逆的非进行性对称痉挛性下肢轻瘫痪。究其原因,在于患者进食了未充分浸泡的木薯。在农村种植的木薯其根块的氰苷含量常因栽种季节、品种、土壤和肥料等因素的影响而不同,如土壤及肥料中硝酸盐氮含量越多,氢氰酸含量往往也越高。种植时间的长短亦影响木薯的氰苷含量。木薯表皮氰苷含量较高。白皮木薯比红皮木薯含氰苷多,原则上只作为饲料,不宜供人食用。

2. 毒理作用和中毒症状　　木薯中毒是其所含亚麻配醣体经同存于木薯中的亚麻配醣体酶水解而析出游离的氢氰酸所致。一般氰化物中毒的过程甚为迅速,可使机体于数分钟内出现组织窒息而死亡。木薯中毒虽亦为氰化物所致,但临床的中毒症状出现较慢,可能与木薯配醣体在消化道内的水解作用需要一定的过程有关,亦可能由于木薯在烹饪过程中使部分存于木薯中的酶遭受破坏而影响水解的速度所致。木薯对高等动物的毒性主要作用于中枢神经系统,开始时延髓的呕吐、呼吸中枢、迷走神经、扩瞳肌及血管运动神经中枢等均见兴奋,其后变为抑制、麻痹乃至死亡。

（八）毒蕈

1. 概况　　毒蕈又称毒蘑菇、毒菌、毒苷,是指含有不同类型毒素的、不能直接食用的子实体大型真菌。由于毒蕈种类繁多、分布广泛、形态特征复杂,因此会经常发生因误食毒蕈而引发中毒的事件。毒蕈分布十分广泛,并不限于热带地区,但是热带地区特有的气候和环境条件,使毒蕈在热带地区的分布更为丰富和多样。毒蕈中毒在法医学实践中常有发生,值得特别关注。毒蕈种类不同,所含毒素成分也不一样。根据所含成分的化学结构与性质不同,毒蕈毒素可分为鹅膏肽类毒素、鹅膏毒蝇碱、色胺类毒素、鹿花菌素、异噁唑类衍生物、鬼伞毒素与奥来毒素7类。

2. 毒理作用和中毒症状　　按照对人体主要器官的侵害和中毒发生后的临床症状,毒蕈中毒可以分为急性肝损害型、急性肾衰竭型、胃肠炎型、神经精神型、溶血型、横纹肌溶解型和光过敏性皮炎型7种类型。

（1）鹅膏肽类毒素:该毒素所致中毒属于急性肝损害型,中毒症状明显,分潜伏期、肠胃炎期、假愈期和肝脏损害期4个阶段,最终中毒者可因器官功能衰竭而死亡。鹅膏毒肽进入体内后,能抑制真核细胞RNA聚合酶Ⅱ活性,阻碍mRNA转录与蛋白质合成,导致细胞坏死。

（2）鹅膏毒蝇碱:该毒素为神经精神型毒素,毒性强,中毒潜伏期短。中毒症状主要表现为大量流汗、流涎、流泪、腹痛、腹泻、呕吐等。鹅膏毒蝇碱结构与毒理作用和乙酰胆碱类似。

（3）色胺类毒素:该毒素具有神经致幻作用,毒性小,中毒潜伏期短。食用色胺类毒素后15分钟内便可出现中毒症状,表现为头晕、眼花、视力模糊、幻视、幻想、幻听。

其中,光盖伞素经消化道进入体内后,在胃或肠道中发生脱磷酸反应,形成光盖伞辛。

（4）鹿花菌素：该毒素为溶血型毒蕈毒素,进入体内后,在胃酸作用下水解生成剧毒物质甲基肼。鹿花菌素中毒潜伏期长,中毒者先出现腹痛、恶心、呕吐等胃肠炎症状,随后出现黄疸、急性贫血等溶血性中毒症状,最后因肝脏受损、心脏衰竭而死亡。鹿花菌素具有极强的溶血作用,破坏红细胞,对谷氨酸脱羧酶和 γ- 氨基丁酸转氨酶有抑制作用。

（5）异噁唑类衍生物：该类衍生物中的鹅膏蕈氨酸和脱羧衍生物异鹅膏胺属于神经精神型毒素,而口蘑氨酸和异鹅膏氨酸作用类似,均无毒。当食用含有鹅膏蕈氨酸的毒蕈后,中毒者会出现兴奋、运动活动增加、颤动和幻想的症状。鹅膏蕈氨酸和异鹅膏胺能通过血脑屏障,作用于中枢神经系统,引起神经错乱。

（6）鬼伞毒素：该毒素在体内没有活性,单独食用时不会引起中毒,但是与含乙醇的饮料一起食用或在食用后 2~3 天内饮酒,则会出现脸部潮红、头痛悸动、心动过速、呼吸急促等症状。

（7）奥来毒素：该毒素的毒性作用缓慢,属于急性肾衰竭型毒素,能阻碍蛋白质合成、破坏细胞代谢、诱导细胞凋亡,进入体内后,选择性地累积在肾小管上皮细胞,并在数天后出现肾功能衰竭,引起肾损伤。奥来毒素作用潜伏期长短不一,中毒症状为严重口渴干燥、腹泻、呕吐等。

二、热带地区常见动物毒物

自然界中存在着 30 余类、数百种之多的含有对人体有毒成分的动物,主要包括水生类、爬行类等动物,如河鲀、毒蛇、水母等。这些有毒的动物具有一定的药用价值,有的可直接制成中药复方制剂或药酒,少数可提取出有效成分制成西药制剂。动物毒物（animal poison）与其他毒物相比较,其特点为：①中毒原因复杂,可通过咬伤、误食误用、投毒、自杀而中毒；②毒物的成分复杂,一些动物毒物含有多种有毒成分,且同类毒物也因动物种类不同,毒性成分也有所差别；③不同毒性成分的化学结构和理化性质差异大,毒理作用和毒性也存在较大差异。热带地区动物为了适应复杂多样的自然环境,常进化产生毒素来面对捕食和被捕食的生存压力,本节列举了热带地区常见的动物毒物,以提升法医工作者对热带地区动物毒物来源和中毒特点的认识。

（一）河鲀

1. 概况　河鲀为硬骨鱼纲鲀科（Tetraodontidae）鱼类的统称。河鲀为暖温带及热带近海底层鱼类,当遇到外来危险时整个身体呈球状浮上水面,同时皮肤上的小刺竖起,借以自卫。河鲀虽不是热带地区特有的动物,但在热带分布较广且在热带法医学实践中,河鲀中毒案件较为常见。河鲀的种类很多,体长的河鲀毒性相对更高,毒素会因河鲀品种而异,其毒素主要分布于内脏、肌肉、血液、皮肤等身体各部位,而且毒性会随季节发生变化,其不同组织器官的毒性强弱也有差异。河鲀中河鲀毒素(tetrodotoxin,TTX)含量从大到小的部位依次为:卵巢、肝脏、脾脏、血筋、鳃、皮、精巢。冬春季节是河鲀的产卵季节。此时,河鲀的肉质最鲜美,但是毒素也最高。河鲀毒素化学性质相当稳定,日晒、盐腌及一般烹调手段均难以破坏,中毒后也缺乏有效的解救措施。故而食用盐腌河鲀、河鲀鱼干均可中毒,且死亡风险高。

河鲀毒素为氨基全氢化喹唑啉化合物,分子量为319.27。河鲀毒素粗制品为棕黄色粉末,纯品为无色晶体,呈针状或菱形,无臭、无味、易吸湿潮解,微溶于水、乙醇和浓酸,极易溶于稀酸水溶液,但不溶于无水乙醇、乙醚、苯等有机溶剂。河鲀毒素理化性质比较稳定,在中性和酸性条件下对热稳定,240℃开始碳化,但300℃以上也不分解,遇强酸和强碱时易脱水、分解成无毒的产物。

河鲀毒素可以用于镇痛,对于癌症疼痛、外科手术后的疼痛、内科胃溃疡引起的疼痛,河鲀毒素制剂均有良好的止痛作用。使用河鲀毒素的好处是用量极少(只需3μg),止痛时间长,又没有成瘾性,特别是穴位注射,作用快、效果明显。河鲀毒素可以作为成瘾性镇痛药吗啡和哌替啶的良好替代品,还可作为广谱抗生素的替代药物,既可抑制革兰氏阴性菌,如霍乱弧菌、痢疾杆菌、伤寒沙门菌,又可抑制革兰氏阳性菌,如葡萄球菌、链球菌;还可以止喘、镇痉、止痒。河鲀中毒者绝大部分是因不了解其毒性、贪其美味,食用河鲀肉引起中毒。由于科技的进步,河鲀毒素已经可以人工合成。在自杀和他杀的案件中要警惕河鲀毒素中毒的可能,有文献报道通过注射人工合成的河鲀毒素导致他人死亡的案例。

2. 毒理作用和中毒症状　河鲀毒素是世界上最致命的毒药之一,对人的致死量为6~7μg/kg。河鲀毒素是选择性极高的快速钙通道阻滞药,其机制是通过分子内胍基与神经细胞膜 Na^+ 通道上的羧基相互吸引,阻止钠离子正常进入细胞,阻断神经传导;由于河鲀毒素具有高度选择性,K^+ 通道完全不受影响,因而导致细胞内的 K^+、Na^+ 数量失去平衡,严重影响细胞的正常功能。河鲀毒素中毒的潜伏期短、病死率高,吸收后迅速作用于末梢神经和中枢神经系统,使神经传导障碍,相继麻痹感觉神经和运动神经,严重的脑干麻痹导致呼吸循环衰竭。

中毒症状为感觉神经麻痹如口唇、舌、指端麻木刺痛,感觉减退。继而出现运动神经麻痹如手、臂肌肉无力,抬手困难,腿部无力,运动失调,步态不稳,舌头发硬、语言不清,甚至全身麻痹、瘫痪。病情严重者出现低血压、心动过缓和瞳孔固定放大,呼吸迟缓浅表,逐渐呼吸困难,以至呼吸麻痹,脉搏由亢进到细弱不整,最后死于呼吸衰竭。河鲀毒素中毒后麻痹症状出现在食后 20 分钟 ~3 小时,致死时间最短为 1.5 小时,最长约为 8 小时。

尸体检验可见两肺灶性及片状出血,细支气管痉挛,口唇、指(趾)甲明显发绀,胃肠胀气,胃小灶性出血,急性肠炎,心肌小灶性肌溶解坏死,间质少量炎症细胞浸润,脑水肿,小脑扁桃体疝和海马沟回疝,心、肺、肝、脾、肾、脑等多器官淤血、水肿。

有文献报道,给豚鼠河鲀毒素灌胃染毒后,其肺、胃、肠、尿液中河鲀毒素含量较高,其次为血液、心、脑,胆汁中含量最低。河鲀毒素在死后的豚鼠体内分布不均匀,因此在疑似河鲀毒素中毒的法医学鉴定中,除采集血液外,还可采集胃、肠、肺、尿液等作为毒物分析检材。

(二)毒蛇

1. 概况　毒蛇咬伤常见于热带和亚热带地区。在非洲、亚洲、大洋洲和拉丁美洲的农村地区,毒蛇咬伤是特别突出的公共卫生问题。一项研究估计,全球范围内,每年有超过 5 000 万人遭受毒蛇咬伤,死亡 2.5 万 ~12.5 万人。我国蛇伤发病较多的是南方各省,以夏秋季多见。

蛇毒是复杂的混合物,其毒性成分主要是具有酶活性的蛋白质和多肽。蛇毒对机体的作用很复杂,按其作用性质不同可分为神经毒素、心脏毒素、溶血毒素、凝血毒素和抗凝血毒素。蛇毒是蛇类用于捕食和消化的工具,不同种类的蛇毒所含的蛋白质和多肽是不同的,这为鉴定是否为蛇毒中毒以及区分不同的蛇毒中毒提供了可能性。

2. 毒理作用和中毒症状　神经毒素主要是 β- 神经毒素和 α- 神经毒素,分别作用于神经突触和终板。β- 神经毒素可以抑制乙酰胆碱释放,而 α- 神经毒素可以竞争结合乙酰胆碱受体。两种毒素均可以通过阻滞神经信号的正常传导而引起肌肉麻痹的症状。中毒的早期表现为眼睑下垂、吞咽困难,进而发生呼吸肌麻痹导致呼吸衰竭,甚至呼吸停止。

心脏毒素又称为细胞毒素,可以引起细胞膜通透性改变和组织坏死,轻者引起肢体肿胀和皮肤坏死,重者可导致局部组织大面积深度坏死,导致患肢残疾,甚至可使心肌细胞坏死。

蛇毒中有溶血作用的毒素主要是磷脂酶 A2,其作用底物为 Sn-3- 磷酸甘油酯第二位酯键,当其作用于血清或卵磷脂时产生溶血卵磷脂,导致红细胞溶血。磷脂酶 A2 也可直接作用于红细胞膜上的磷脂,直接引起溶血。

凝血毒素是蛇毒中存在的一类能作用于血液凝固酶促级联反应过程中一个或多个环节的蛋白质,可以激活凝血因子Ⅴ、凝血因子Ⅶ、凝血因子Ⅸ、凝血因子Ⅹ、凝血因子Ⅱ或直接使纤维蛋白原凝集。

蛇毒中的抗凝血毒素主要是类凝血酶和纤溶酶。蛇毒类凝血酶在体内可以消耗纤维蛋白原,造成纤维蛋白原缺乏而产生抗凝血作用。蛇毒纤溶酶在体内可以降解纤维蛋白和纤维蛋白原,还可以水解和灭活凝血酶原、凝血因子Ⅴ、凝血因子Ⅶ、凝血因子Ⅷ、凝血因子Ⅻ,从而产生抗凝血作用。

(三) 水母

1. 概况　水母是无脊椎动物,隶属于腔肠动物门、钵水母纲。水母体内含有 95% 的水分、2% 的蛋白质。大部分水母由 3 个主要部分组成:圆伞状或钟状的身体、触器和口腕。水母是热带地区对人而言危险性最大的海洋生物,包括大西洋中的僧帽水母、太平洋中的蓝瓶僧帽水母、澳大利亚的箱形水母和伊鲁坎吉水母、夏威夷水域的盒水母等。刺丝囊系水母释放毒素的微细构造大量藏于体表(特别是触手)、胃腔内面(特别是胃丝和隔膜丝)的上皮中。管状的刺丝从球形或卵形等中空刺丝囊的一端向胞内腔延伸,在其中呈涡状卷曲。刺丝的瞬间外翻、射出过程,称为刺细胞的发射,通过各种作用因子可触发,而水母无法自主控制刺细胞的发射。水母的触手离断或水母死亡数周后,这些残存的刺丝囊仍然保留并可以释放毒素,致人死亡。

2. 毒理作用和中毒症状　水母毒素所含的主要成分除有毒的类蛋白毒素和多肽、酶类外,还有四氨铬物、强麻醉剂、组胺、5- 羟色胺等生物活性介质。水母触须可刺伤皮肤,从刺丝囊中迅速放出毒素,其毒素含有的激肽样成分可使局部小静脉、毛细血管扩张,通透性增加,局部皮肤充血水肿,发生痛痒、水疱糜烂、出血坏死。大量刺胞毒素进入机体,可导致全身毛细血管广泛扩张,通透性急剧增加,有效循环血量减少,引起强而持久的降压导致休克。激肽、5- 羟色胺可使血管平滑肌松弛而致其他平滑肌收缩痉挛,引起剧烈疼痛。同时血中儿茶酚胺升高,肾上腺素、去甲肾上腺素急剧增加,使全身及肺血管收缩,引起肺血流动力学改变,外周血管总阻力增加造成左心过度负荷,使心输出量下降,左房扩大,肺静脉回流受阻导致肺水肿。刺胞毒素中的类蛋白毒素、弹性蛋白酶、羧肽酶等能直接作用于心肌细胞,使心肌细胞去极化,局部 Na^+ 流入,膜电压降低;使 Ca^+ 通道开放,Ca^+ 流入过多,引起冠状动脉痉挛、心肌收缩无力、心律失常等。刺胞毒素还可直接抑制心肌,减少冠状动脉血流量和心肌细胞溶解,致心肌严重受损,传导功能障碍,发生心动过缓、心室纤颤、心搏骤停而死亡。

(四)芋螺

1. 概况　芋螺(*Conus*)是新腹足目芋螺科无脊椎动物。芋螺的贝壳呈圆锥形或双锥形,坚固,螺塔低,体螺层大;壳口狭窄且长;壳表有成长脉、螺脉、螺沟、颗粒和肩部的结节,并以各式各样的颜色呈现出如圆点、云状斑、轴线等形状;壳皮有薄有厚;齿舌只有边缘齿,末端有倒钩;壳面光滑。芋螺外壳形状像鸡的心脏,因此也被称为鸡心螺。芋螺通常盘踞在热带沿海珊瑚礁、沙滩附近,只在夜间活动,在捕猎时会把身体埋伏在沙里,仅将长长的鼻子露在外面,它的尖端部分隐藏开口,可射毒针,使猎物瞬间麻痹。一只芋螺的毒素可杀死 10 名成年人,但同时其毒素是研究离子通道较好的化学探针,已经被广泛地应用为工具药。市场上第一种从芋螺毒素中提取的药物是齐考诺肽(ziconotide),用于治疗艾滋病和癌症患者的慢性疼痛,是新型的神经治疗药物。

2. 毒理作用和中毒症状　芋螺毒素用来麻醉动物以帮助捕食,此毒素一般含7~41 个氨基酸。芋螺毒素是这些生物活性小肽的总称,其显著的特点是当进化出新的芋螺类时,它们的肽序列也随之变化。实际上,芋螺是利用体内的组合库平衡策略在其毒管里产生新颖的药理成分,因而芋螺毒素极其复杂。同一芋螺类所含毒素大概有50~200 种肽。因此,预计所有的芋螺毒液里大概有 50 000 种不同的神经药理活性肽。人若不小心被芋螺攻击,会出现皮肤发红肿胀、麻痒疼痛,也可出现恶心、呕吐、肌肉颤抖,严重时会导致死亡,故芋螺也称"杀手螺"。

(五)热带刺毒鱼类

1. 概况　热带刺毒鱼类体内具有毒棘和毒腺,可危及人的生命,但其毒液一般不稳定,能被加热和胃液所破坏。热带刺毒鱼类有一些共同的特点,比如游动缓慢、不洄游、栖息在浅水域(近岸水域、珊瑚礁、多石的海岸线),善于利用周围环境进行伪装,毒素一般存储在带有沟槽的脊骨等。本节主要介绍赤魟、玫瑰毒鲉这两类热带常见刺毒鱼。

赤魟(*Dasyatis akajei*)是鳐目魟科魟属鱼类,又名锅盖鱼、蒲团鱼等。体长一般50~60cm,长者可为 1m 以上。体平扁,亚圆盘形,前缘斜直,体盘宽为体盘长的 1.2 倍,尾细长如鞭;吻短,稍尖突;眼小,稍突;口小,平横,波曲;齿细小平扁,铺石状排列;喷水孔大,略呈椭圆形;无背鳍;胸鳍前延,伸达吻端,后缘广圆;腹鳍近方形,后缘平直;尾鳍退化;尾刺具毒腺。体背面赤褐色,眼前下方及喷水孔上后侧、尾两侧及腹面边缘橘红色,腹面白色。当它的尾刺刺进人体以后,压力会使其尾部的保护鞘破裂,当保护鞘破裂时,脊骨上锋利的锯齿状边缘便全部暴露在人的身体里,同时将毒液注射进人体内。

玫瑰毒鲉(*Synanceia verrucosa*)属硬骨鱼纲鲉形目的毒鲉科,主要存在于太平洋和印度洋的热带水域,被认为是毒性最强的鱼类之一。我国南海分布有玫瑰毒鲉,其外形与岩石相似,形成天然伪装,便于进行狩猎和自我防护。

2. 毒理作用和中毒症状　赤魟尾刺毒腺分泌的毒液使患者立即发生剧痛、烧灼感,继而全身阵痛、痉挛。创口很快变成灰色,苍白,然后周围皮肤红肿,并伴有全身症状,如血压下降、呕吐、腹泻、发热畏寒、心跳加速、肌肉麻痹,甚至死亡。若治疗不当,数天后仍可复发,且有后遗症,如伤及手指,则手指强直,不能屈弯。如果毒液不幸被刺进了人体的腹腔或胸腔,内脏器官会剧烈收缩、细胞坏死,导致死亡。

玫瑰毒鲉的毒性部位是其背鳍、臀鳍和腹鳍的毒棘,其背鳍棘两侧分布有毒囊,毒囊内的毒素主要成分为蛋白毒素,大多由相对分子质量不同的蛋白质、多肽、各种酶及其他物质组成,具有较强的致死性和溶血活性。毒棘刺伤机体后,可引起剧烈疼痛、低血压、水肿、恶心、头晕、胸闷、肌无力以及呼吸和循环衰竭,甚至死亡。国外每年有数百例被玫瑰毒鲉刺伤中毒的报道,我国也报道了多例玫瑰毒鲉毒素中毒的病例,且症状较严重,如发生蜂窝织炎、组织坏死等。目前已从刺毒鱼类分离鉴定到 10 多种毒素,含单亚基或双亚基。

三、热带地区其他易发毒物中毒

除了上述动植物来源的动植物毒物,还有一类毒物是鱼类或贝类因摄食大量剧毒藻类而在体内蓄积的神经毒素,毒性非常强,通过食物链传递。目前已知的危害性较严重的是赤潮生物毒素,如雪卡毒素和麻痹性贝类毒素等。热带地区具有广阔的海洋面积,随着海洋生态环境日渐严峻,此类中毒在热带地区发生率逐年攀升,在热带法医学实践中需要引起高度关注。

(一)雪卡毒素

1. 概况　雪卡毒素(ciguatoxin)是一种高度氧化的环状聚醚梯类毒素,由 13~14 个环组成,通过醚键融合成刚性梯状结构,具有较高的分子量,主要由冈比亚藻和福氏藻两个属的底栖甲藻的一些产毒种类的株系产生。雪卡毒素通过海洋食物链在珊瑚礁鱼类中进行生物转化和积累。珊瑚礁鱼类被认为是雪卡毒素的主要载体,已有超过 400

种珊瑚礁鱼被认为携带雪卡毒素,特别是捕食草食性鱼类的肉食性鱼类,如石斑鱼、海鳗、金枪鱼等。雪卡毒素在鱼体内积累,主要存在于珊瑚礁鱼类的内脏和肌肉中,尤以内脏中含量为高。雪卡毒素对鱼类自身没有危险,但是人类在食用了携带该毒素的鱼类后会导致中毒,因此食用上述鱼类时需要格外注意。受全球气候变化和人类活动的影响,底栖甲藻在全球扩张趋势明显,特别是在亚洲地区,雪卡毒素中毒事件频繁发生。雪卡毒素中毒对人类健康和生态系统健康构成了重大威胁。

2. 毒理作用和中毒症状 雪卡毒素可导致人体消化系统、神经系统、循环系统和呼吸系统出现异常反应。消化系统症状主要为恶心、呕吐、腹泻和腹痛。神经系统症状包括手指和脚趾麻木、局部皮肤瘙痒和出汗,还可能出现温度感觉倒错(即触摸到凉物体感觉热,触摸到热物体感觉凉)。循环系统和呼吸系统症状包括血压过低、心脏搏动异常、呼吸困难等。雪卡毒素中毒还会导致幻觉,即身体缺乏协调性、产生幻觉、精神消沉、多噩梦等。中毒急性死亡病例源于血液循环被破坏或呼吸衰竭。

雪卡毒素属于神经毒素,其毒性比河鲀毒素强 100 倍。根据检测到的雪卡毒素的化学结构和来源,可将其分为 3 类: 太平洋型雪卡毒素、加勒比海型雪卡毒素和印度洋型雪卡毒素。它无色无味,脂溶性,耐热,不易被胃酸破坏,易被氧化。雪卡毒素沿"底栖微藻—草食性鱼—肉食性鱼—人"的食物链传递。在传递过程中,毒素结构不断变化,毒性逐渐加强,人进食染毒鱼后就会中毒。液质色谱 - 质谱法(LC-MS)已成为检测雪卡毒素和其他生物毒素的主要分析方法。

(二)麻痹性贝类毒素

1. 概况 麻痹性贝类毒素(paralytic shellfish poisoning, PSP)是一种神经毒素,因人们误食了含有此类毒素的贝类而产生麻痹性中毒的现象,所以称为麻痹性贝毒。PSP 是最常见、毒性最强的赤潮毒素。目前已分离出 20 多种该类毒素,可依据基因相似性将其分为氨基甲酸酯类毒素、脱氨甲酰基类毒素、N- 磺酰氨甲酰基类毒素及 N- 羟基类毒素 4 类。其中氨基甲酸酯类毒素中的石房蛤毒素(STX)占 PSP 的 85% 以上,故 STX 为 PSP 中的主要研究对象。PSP 是一种极易溶于水的白色吸水固体,不溶于石油醚、乙醛等大多数非极性溶剂,部分溶于甲醇和酒精。PSP 在紫外线范围内不被吸收,是一种生物碱,易从酸性溶液中萃取。PSP 通过选择性阻断 Na^+ 内流,阻碍动作电位的形成而起抑制作用。PSP毒素及各衍生物对膜的作用机制相似,均以剂量依赖型方式阻断 Na^+ 内流,但对静息膜电位或钾通道无作用。

2. 毒理作用和中毒症状 PSP 成人口服致死量为 0.5~1mg。PSP 毒素中毒最初症状为唇、口腔黏膜和舌感觉异常和麻木，继而波及面和颈部；指尖和脚趾常有针刺痛感，并伴有轻微的头痛和头晕。有时在早期阶段出现恶心和呕吐。中毒较为严重时出现上肢和下肢麻痹，随意运动障碍，经常有眩晕感。中毒严重时，则出现呼吸困难，咽喉痉挛随着肌肉麻痹不断扩展加重，最终导致死亡。中毒致死的突出特点是患者临终前意识始终清醒。毒素入体后以化合物形式存在，以原体和代谢物形式排出，尿液是毒素排泄的主要途径。检测 PSP 的方法按其性质可分为生物、理化、免疫化学 3 类。

第三节　热带地区法医学鉴定注意事项

在热带地区的法医毒物学实践中，由于所面临问题的特殊性和复杂性，在遵循一般法医毒物分析原则的基础上，应考虑到热带法医学实践的特殊性，如高温高湿的气候环境导致腐败以及生物破坏等较多干扰因素的存在，必须遵循一般原则加特殊问题特殊处理的双重原则。

一、案情调查与现场勘验

中毒相关案件的案情调查至关重要，涉及毒（药）物的来源、投毒环节以及中毒过程等，这些都与中毒者的生活习惯、所在地区的文化习俗等息息相关。了解所在热带地区丰富而多样的文化习俗，是案情调查的重要内容。热带的高温潮湿环境会导致热带地区人体的代谢水平较高，对于毒物的反应和症状与其他地区人群有所不同。尤其对于来自寒冷地区的游客，热带高温潮湿环境甚至会使机体发生热应激，会进一步加大对毒物的敏感度。热带地区常住居民也有其独特的民俗习惯，比如海南人民爱吃槟榔，将吐到地面上的槟榔汁误认为血迹会对后续毒物分析产生干扰。在案件现场勘验中，一定要注意同时采集遗留于现场的动植物样品，包括食材、剩饭和饮品，注意收集现场的呕吐物。采集检材应考虑全面，尽量采集现场所有可疑的检材，防止遗漏。

二、检材提取与保管

检材是判明是否为毒物或是否含有毒物的原始证据。热带地区高温、潮湿的气候和环境,使检材容易发生腐败降解,因此,现场检材的提取一定要尽早进行,并确保一次性提取到位所需检材,因为如果后面发现有遗漏或检材不足,重返现场提取的检材很可能已经腐败降解不可用。由于环境湿度较大,如果包装不当,很容易发生样品在潮湿环境中的互相污染。因此,样品的提取和保管(含送检过程)的重点就是采取措施防止检材进一步降解腐败、防止污染。

为防止采集好的毒物分析检材进一步腐败降解,一定要尽快低温保存。在样品运送过程中如无法用冰箱运输,应当采取其他措施使样品处于低温环境,如采用冰盒、放置冰块、冰袋甚至必要时用液氮保存,但必须防止热带高潮环境中因样品周围水蒸气凝集或冰袋漏水打湿样品导致污染。

为了防止样品间的污染,采集的检材应逐件用洁净包装袋独立包装、密封。其中特别强调密封,因为在热带地区,如果检材没有密封好,受高温影响在短时间内就会腐败变质,同时昆虫较多,未密封的检材会很快被苍蝇、甲虫等昆虫损毁。包装还应考虑热带高湿环境下的返潮与湿润,采取必要的措施确保样品包装不在运输过程中受到包括气候在内等因素的干扰,确保储存和运送过程中样品的安全,不发生腐败降解,并进行唯一性标识码标记,防止混淆。

在热带地区的法医学实践中,法医工作者常常面临高度腐败甚至白骨化的尸体,常规采集血液、尿液、胃内容物、肝脏和胆汁等检材已不可行,此时,尸体腐泥就成为热带地区用于法医毒物分析不可或缺的检材。开棺验尸时,在采集已腐脏器或所在部位的腐泥时,应同时采集可能污染尸体的装殓物品和周围不受腐尸浸染的棺木泥土等,详细记录采集处所等有关情况,以供检验人员对照核查。此外,还应考虑死后再分布的影响,即死后毒物在尸体内的重新分布。死后再分布与毒物的物理化学性质有关,也与部位有关。由于热带高温尸体容易腐败变质,大量腐败气体可进一步促进毒物的死后再分布。因此在热带法医实践中,应当多处采集检材,综合分析不同部位的毒物含量,降低腐败等因素的干扰。

三、热带地区动、植物毒物检测注意事项

一种物质能否产生毒性作用、作用的强弱以及作用的快慢不仅与物质本身的化学性质有关,也与其用量、进入生物体的途径及进入速度有关。同时,受作用生物体的种属、性别、年龄、体重、健康状况,对毒物耐受性和敏感性,是否体内已有蓄积等其他因素也会影响毒性大小。对热带地区常见的动植物毒物进行毒物分析时,应当充分考虑毒

物的特殊性和与环境的相互作用。

（一）剂量

剂量是影响毒性作用的主要因素。毒性物质须达到一定剂量才会产生毒作用。上文举例的许多植物毒物在规定的安全剂量下是用于治疗疾病的药物，而超过安全剂量或治疗剂量就可能引起中毒。导致人体中毒的毒物中毒量和致死量，多是从一些实际案例中总结出的参考值或推理得到的数据，因此，不能将中毒量和致死量简单地用于判断或推算某个个体是否死于中毒，不能机械地认为只要达到中毒量就会中毒甚至致死，没有达到中毒量就不会引起中毒。尤其在热带地区，高温高湿的环境使初到此地的人，生理上可能处于一定的热应激状态，这类人群对毒物的反应更为强烈，接触低于中毒剂量的动植物毒物也可能发生严重的中毒症状。

（二）受作用的生物体

毒作用的产生和程度与生物体的种属有关。毒物对不同种属的生物体有的可产生毒作用，有的则不产生毒作用，如上文提及的雪卡毒素，它对携带者鱼类无毒，但对人是剧毒。而对同一种属的生物体产生的毒作用其程度也有很大差异。在法医学领域中，涉及的毒物主要是指能使人出现中毒症状的物质，有时也指能使畜、兽、禽、鱼等中毒的物质，如违法捕猎受保护的野生动物，或破坏渔、牧业生产等违法犯罪行为中使用的毒物。热带地区独特的环境和气候使野生动物种类十分丰富，需要警惕非法毒害受保护的野生动物案件。在这类案件中，要特别注意有些对人无害的物质，野生动物可能无法转化代谢而中毒。同时，中毒剂量应参考相应物种来认定。

（三）作用途径与毒物形状

毒物必须经一定途径进入机体才能引起毒性作用。毒物可经口服（消化道）、注射（皮下、腹腔、肌肉、血管等）和外用（皮肤、黏膜、结膜等）途径进入体内而引起毒作用。毒作用的快慢和强弱与毒物的摄入途径相关。上文提及的赤魟毒素通过注射方式进入机体，但肌内注射往往毒性作用较弱，仅引起注射局部肌肉收缩僵直，腹腔注射则会引起内脏器官剧烈收缩，威胁生命安全。同时，毒性作用的快慢与摄入药物的形状有很大关系，如马钱子质地较硬实，直接服用粒状马钱子则吸收较慢，一般药酒的吸收最快，药粉、药丸次之。因此，在分析热带动植物毒物时，应充分了解各种毒物的特性和作用途径，综合分析。

四、热带地区特殊检材毒物检测注意事项

热带地区的毒（药）物检测与一般毒物检测相比注意事项更多，此处仅以腐败组织、昆虫、泥土样本的检验为例进行说明。

（一）腐败组织毒物检测

生物组织检材中的药、毒物成分往往随着检材的腐败程度加重而降解消失，药、毒物成分的浓度较新鲜检材大大降低。从腐败组织中提取毒物仍是当今毒物分析的一大难题。在热带法医学实践中，经常会遇到尸体高度腐败的情况，这对检材提取、收集、处理以及检测方法提出了更高的要求，以避免漏检和误检。此处通过介绍几个中毒案例，为热带地区法医工作者进行特殊检材毒物分析提供思路。

1. 腐败组织毒鼠磷检测　　毒鼠磷是 20 世纪 60 年代出现的一种杀鼠药，近年来已较少遇到。毒鼠磷属硫代磷酰胺酯化合物，多无色，无明显有机磷农药的特殊气味，被用于投毒等案件中，易被现场勘查人员及毒物分析人员所忽视。检测腐败组织中的毒鼠磷时，腐败不仅导致毒物成分降解，同时还产生更多的杂质影响后续检测。有文献报道，通过检材→丙酮浸泡提取→制成弱酸性水液→苯和乙酸乙酯混合溶剂提取→中性层析氧化铝小柱净化，获得纯净清亮检液，可满足各种仪器条件分析要求。

2. 腐败组织一氧化碳检测　　一氧化碳中毒死亡并不少见，在热带法医学实践中，由于湿热环境导致尸体快速腐败，对检材提取和后续分析提出了更高要求。常规判断一氧化碳中毒主要依据死者心血中检出碳氧血红蛋白。一般认为血液中碳氧血红蛋白饱和度为 50% 以上可致死。

对于新鲜死亡的尸体提取心血较容易，而对于高度腐败尸体，由于腐败造成大量的腐败气体产生，使心血管内压力增高，腐败血液渗出心血管壁，造成心血管内空虚，无法直接提取到血液。因此，腐败尸体血液中碳氧血红蛋白的检测有一定时间限制，在形成腐败巨人观的初期，心血管腔内有血液成分时，应直接提取进行检测。在形成腐败巨人观期间，心血管腔内空虚，在死者的低下部位（以发现时尸体的原始位置为准）肌肉间有腐败的血液，可以提取进行检测；在形成机体体表软组织崩解腐败期，心血管腔内空虚，死者的低下部位肌肉已无腐败血液存在，或在腐败晚期和白骨化期，心血管消失，低下部位肌肉间血液消失，这种情况已失去检测条件。还应注意一点，在非一氧化碳中毒的尸体中，由于血红蛋白和肌红蛋白受细菌的分解作用而产生一氧化碳，可使血液中碳

氧血红蛋白饱和度达到 5%,体腔液中甚至可达 40%,故腐败尸体的体腔液不适合作为检测碳氧血红蛋白的检材,避免检材采集不当导致检测结果不准确。

此外,碳氧血红蛋白在尸体内可保存较长时间,曾有从埋葬数月的煤气中毒尸体内检测出碳氧血红蛋白的报道。但同时有文献报道,40% 的碳氧血红蛋白饱和度在死后15 天可降低至 20% 左右,70% 的碳氧血红蛋白饱和度在死后 15 天可降低至 50% 左右。由此可见,提取检材的时机对检测结果有重要影响,尤其在热带地区要充分考虑腐败等干扰因素,这对热带法医工作者来说是必须面对且要努力克服的难题。

死者生前健康状态对一氧化碳中毒也有很大影响。重症冠心病、严重的慢性肺疾病或脑动脉硬化等可降低机体对一氧化碳的耐受力,甚至碳氧血红蛋白饱和度在 20% 左右也有可能引起中毒症状,甚至死亡。经现场勘验证实具有发生一氧化碳中毒的条件,通过系统解剖排除机械性暴力因素致死的可能,综合判断之后,方可认定为一氧化碳中毒死亡。

3. 腐败组织敌敌畏检测　　敌敌畏属有机磷杀虫剂,化学名称为 O, O- 二甲基-O-(2, 2-二氯乙烯基)磷酸酯。纯品为无色至琥珀色油状液体,具特有芳香气味,能与大多数有机溶剂和气溶胶推进剂混溶。其挥发性强,对热稳定,但能水解,为胆碱酯酶直接抑制剂,可经消化道、皮肤和呼吸道吸收,属中等毒杀虫剂。高度腐败检材中敌敌畏的提取率较低,有文献报道采取固相萃取法可提高腐败检材中敌敌畏的提取率。

(二)昆虫在腐败尸体毒物分析中的应用

在热带法医学检案中,常遇到严重腐败甚至白骨化的尸体,此时难以获得合适的用于毒物分析的体液和组织样本,以昆虫为检材进行药(毒)物分析就具有独特的优势,且分析结果不受尸体分解产物,如尸碱的影响。并且,随着现代检测仪器设备的发展,定量检测昆虫不同阶段样本(幼虫、蛹、羽化后的空蛹壳甚至排泄物等)内毒物也已实现。文献报道,大头金蝇样本内氯氮平水平与食物内的含量具有相关性,可通过检测尸体上寄生的昆虫样本获得间接证据,为案件分析提供参考依据。但是,不同阶段大头金蝇样本的氯氮平含量随时间的变化而改变,取食阶段的幼虫体内含量可不断蓄积到较高水平,到达离食期后由于幼虫停止取食加上正常的排泄导致体内氯氮平水平急剧下降。因此,在热带法医学实践中,需要认真区分不同阶段的昆虫样本,才能根据相关性间接推测尸体内毒物含量。同时,在昆虫样本的采集过程中,样本需经去离子水和甲醇反复清洗,去除体表沾染的毒物,力求检测的准确性。

（三）泥土在腐败尸体毒物分析中的应用

在热带地区，尸体腐败速度极快，同时还受昆虫啃咬的影响，较早发生白骨化。此时，不仅常规检材无法提取，甚至昆虫都难以搜集。有文献报道，通过检测一具白骨化尸体的肝区部位泥土，从中检出氯氰菊酯毒物，为后续案件侦破和查明死因指明了方向。氯氰菊酯性质稳定、极难溶于水，且泥土有较好的吸附作用，是顺利检出的关键所在。在热带地区的法医学实践中，法医工作者常面临检材难以采集的困境，需要不断探索和尝试特殊类型的检材，如泥土。但是也要注意不同毒物的稳定性和溶解性不同，不能一味套用，需要根据毒物种类综合判断。

第四节　热带地区案例分析

热带地区有较多有毒动植物中毒事件发生，河鲀中毒是常见原因之一。河鲀毒素中毒多因误食河鲀或食用不当引起。河鲀毒素因中毒致死量极小，发现及检测难度大，尸体所见以窒息征象为主，亦无特异性，具有一定的隐蔽性，故实践中一定要结合尸检、案情、现场勘查及毒物分析等情况，综合分析得出可靠结论。

一、案情简介

聂某，男，24 岁。2023 年 9 月，在海南省三亚市某农贸市场购买咸鱼干，中午回家煲汤。下午上班时间迟迟未出现在公司，打电话无人接听，通知其爱人蒋某。蒋某立刻回家查看，发现聂某倒在餐桌旁，法医现场确定聂某已死亡。

二、现场勘查

现场勘查未见有他人侵入迹象及打斗痕迹，走访调查死者与爱人蒋某感情稳定，2022 年毕业后一起从东北来到三亚工作，与邻居相处融洽。

三、法医学检查

（一）尸表检验

尸斑呈紫红色。双侧球睑结膜充血，角膜清晰，双侧瞳孔直径 0.5cm。口唇发绀，上唇黏膜见点、片状出血，左上唇黏膜见 1.0cm×0.6cm 破损。指、趾指甲发绀。小便失禁。余体表未见损伤。

（二）解剖检验

脑沟变浅，脑回增宽，脑血管扩张淤血。会厌内有少量褐色黏液。心外膜血管扩张淤血，心腔内血液呈暗红色流动性。双肺淤血水肿。胰腺表面呈暗红色，切面淤血。肝脏、脾脏、肾脏未见损伤及异常。

（三）组织病理检验

脑组织血管及神经细胞间隙加宽。心肌波浪状改变，房室结血管稍增厚，少许脂肪细胞浸润。肺间质血管扩张淤血，肺泡腔红色均匀一致液体渗出，部分肺泡腔红细胞聚集，部分肺泡腔扩大，代偿性肺气肿。肝脏包膜无增厚，小叶结构尚存，大量肝细胞脂肪变性，胆管上皮自溶。脾脏包膜完整，组织学检查未见明显异常。双肾包膜无增厚，肾小球、肾小管未见明显异常。胰腺胰泡自溶。

（四）毒物分析结果

从聂某心血、肝组织内均检出河鲀毒素，其中心血、肝组织内河鲀毒素含量分别为 1.26ng/ml、12.1ng/g。

四、案情调查

通过走访和调查，死者聂某毕业后顺利参加工作，与爱人关系和睦，生活和工作压力小，自杀的可能性较小。初到三亚，邻里和谐，未与他人有冲突，他杀的可能性也较低。同时，现场勘查未有他人侵入和打斗的痕迹，尸检未发现机械性暴力损伤，进一步排除他杀的可能。根据案发前情况，聂某从农贸市场购买咸鱼干煲汤，毒物分析结果提示河鲀毒素中毒。通过对商家查封调查发现,其所售咸鱼干中混有河鲀鱼干。商家供述自己晾晒咸鱼干时不慎混入河鲀,同时处理不得当,内脏没有去除干净。综上,死者因误食混有河鲀的咸鱼干引发河鲀毒素中毒,导致呼吸衰竭死亡。

五、案例的热带特殊性分析

河鲀毒素的化学性质相当稳定,日晒、盐腌及一般烹调手段均难以破坏。本案例中死者从北方初到海南,对本地海鲜鱼类尚不熟悉,最终误食有剧毒的河鲀鱼干导致死亡。在热带地区的法医实践中,首先要对热带常见的有毒毒物有明确的认识。本案例现场勘查中没有特殊发现,尸表检查也仅有发绀等缺氧表现,结合案发场景和死者信息,推测出中毒的可能。之后在现场勘查和解剖时,及时提取并低温保存检材,及时送检。本例案件的正确鉴定在于案情了解全面、法医学尸体检验全面细致、样品提取保存有效、毒物检测方法可靠等各个环节,可以作为借鉴。

(马春玲 文迪 王帅 刘光明 张静 洪仕君 张桓)

参 考 文 献

[1] 王军惠.环境温度与农药中毒的时间序列分析[D].青岛:青岛大学,2019.

[2] 靳倩,崔雅岚,时梦,等.梭曼急性暴露对大鼠肝脏线粒体的损伤作用研究[J].军事医学,2023,47(4):268-272,292.

[3] 阮海林,胡灼君,邓旺生,等.柳州市急性非职业性一氧化碳中毒与气象相关分析[J].职业卫生与应急救援,2020,38(6):611-615.

[4] 刘之江,翟仙敦,官玲,等.法医昆虫毒理学研究进展[J].法医学杂志,2015(3):227-229.

[5] 谢阳,伍淳操,杨宗发,等.马钱子药理和毒性机制的研究进展[J].华西药学杂志,2022,37(1):102-107.

[6] 巫坚,张磊,冯小兵.服用马钱子自杀中毒死亡法医学分析1例[J].广东公安科技,2020,28(4):74-76.

[7] 翟金晓,严慧,沈敏,等.LC-MS/MS测定血液、肝组织中的欧夹竹桃苷[J].法医学杂志,

2018, 34（06）：585-589.

［8］彭静怡，刘广超，柴立辉，等．相思子毒素结构特征、毒作用机制、检测及其中毒防治研究进展［J］.中国药理学与毒理学杂志，2021，35（12）：962-968.

［9］曾伟，夏菱，赵萍萍，等．3例急性曼陀罗中毒患者的急救与护理［J］.中华灾害救援医学，2022，10（5）：298-300.

［10］李学闻，张翔宇．河豚毒素中毒死亡法医学鉴定1例［J］.中国法医学杂志，2018，33（1）：106-107，后插1.

［11］农继飞，黄周，黄正壮，等．蛇毒检测方法及其应用的研究进展［J］.蛇志，2023，35（2）：172-176.

［12］周志杰．海洋石头鱼毒素检测及抗毒素制备研究［D］.北京：解放军军事医学科学院，2016.

［13］陈荔，吴佳俊，王鹏斌．雪卡毒素及其产毒底栖甲藻的研究现状与展望［J］.海洋科学进展，2022，40（04）：581-593.

［14］王兴，郑海峰，陈国华．山中高度腐败尸体法医鉴定分析1例［J］.广东公安科技，2020，28（1）：70-72.

［15］谭秋丰，贺向阳，冯小丹，等．1例非典型密闭空间中CO中毒死亡案的法医学分析［J］.刑事技术，2023，48（3）：327-330.

［16］贾鹏，曲宏宇，张振铎．敌敌畏中毒案例检验分析［J］.中国化工贸易，2016，8（6）：33.

［17］杨发震，鲁志强，陈康，等．白骨化尸体肝区泥土经GC-MS检出氯氰菊酯1例［J］.法医学杂志，2017，33（05）：573-574.

［18］SEIFERT S A, ARMITAGE J O, SANCHEZ E E. Snake envenomation［J］. New England Journal of Medicine, 2022, 386（1）：68-78.

第七章　热带地区法医物证学

　　法医物证学是以法医物证为研究对象,以提供科学证据为目的,研究应用生命科学技术和法医学理论解决案件中与人体有关的生物检材鉴定的一门法医学分支学科。人类遗传学是法医物证学重要的理论基础。人类的遗传和变异使个体的遗传信息与其亲代和子代具有相似性,但又具备自身的遗传特征。法医物证检验研究将这些遗传学规律应用于个体识别和亲权鉴定实践,为案件的侦破与审判提供准确、有效的科学证据。遗传信息在世代传递过程中受到各种物理、化学及生物因素的影响,可能发生基因突变,产生新的遗传变异。新的遗传变异经过数代至数十代的传递后,能够在群体中稳定地保留下来,形成人类基因组多态性。环境对人类基因组多态性具有重要影响,可能导致不同地区、群体之间存在显著的群体遗传差异,进而影响法医物证检验。

第一节　气候与地理条件对人类遗传多态性的影响

　　人类遗传多态性(genetic polymorphism)是指人类基因组在群体中存在的差异,这些差异可以体现在 DNA 序列、染色体结构、基因表达等多个层面。气候与地理因素对人类遗传多态性产生深远的影响,这种影响可以追溯到人类进化的历史进程中。从遗传学的角度分析,遗传多态性是指遗传标记的基因座上存在 2 个或 2 个以上等位基因,并且等位基因的频率大于 0.01。遗传多态性的形成机制是基因突变,但只有在突变基因经过了数代乃至数十代的遗传,在群体中能够保持一定的频率时,才能认为具有遗传多态性。群体遗传多态性所呈现的这些差异是生态系统和生态过程的重要组成部分,其中,环境中的气候与地理条件对生物遗传多样性的影响不可忽视。

一、气候对人类遗传多态性的影响

气候是地球生态系统的一个关键支撑要素,为包括人类在内的地球生物构筑了生存和发展的基本环境。根据气温、降水量、日照、季节分配等特点,地球上的气候类型主要可分为热带雨林气候、热带草原气候、热带沙漠气候、热带季风气候、地中海气候、温带海洋性气候、温带季风气候等 12 种。有研究显示,人的高矮胖瘦以及容貌肤色不仅与遗传有关,也与气候存在一定关系。例如,欧亚大陆生活在赤道附近的人,一方面由于光照强烈、气温高,因而肤色较黑;另一方面其脖子相对较短,体型大多前屈,头偏小,鼻子较阔,有利于体内热量的散发。而生活在寒带、温带高纬度地区的人,一方面由于常年缺乏太阳直射,气温低,严寒期较长,大多肤色较白;另一方面他们的鼻子更为挺拔,鼻梁较高,鼻道较长,头偏大,头形较圆,面部较平,有利于保温,减少散热。年平均日照高的地区居民身高显著高于年平均日照低的地区居民,部分原因是阳光中的紫外线能使人体皮肤内的脱氧胆固醇变为维生素 D,维生素 D 促进骨骼钙吸收,进而促进骨骼生长。

气候变化对人类遗传多态性的影响是一个复杂的问题,目前还没有确凿的结论。某些研究指出,气候变化可能会对人类遗传多态性产生影响。

首先,气候变化可能会导致人口迁移,产生生物学界所谓的基因流(gene flow),即由种群之间基因混合引发的进化。当来自不同种群的人群婚配繁衍,他们的基因会在子代体内杂合,这可能导致子代出现父母任何一方,甚至整个族群都不曾出现的一些遗传特征,这些因素可能会对人类的基因组产生选择压力,导致一些基因频率增加或减少,从而影响人类的遗传多态性。例如,对肤色的影响是典型的例子。真黑素会使皮肤变黑,有助于人体抵御强烈的阳光,但真黑素过多,会使体内难以产生构建健康骨骼所必需的维生素 D。因此,数千年来,人类在全球迁移过程中,进化出了不同程度的皮肤色素沉着,而自然选择起到了平衡作用,避免了真黑素过多(可能导致骨骼畸形)与真黑素过少(可能导致癌症和天生缺陷)。自然选择的结果是人的肤色与不同地区的阳光强度紧密契合,赤道附近的居民肤色较深,两极附近的居民肤色较浅。但在现代,因为防晒霜和维生素补充剂的存在,自然选择对皮肤色素沉着变化的影响不如基因流。由于肤色受多基因控制,肤色不同的父母生出的孩子往往是中间肤色,因此肤色不同的父母发生婚配,在五到十代之后,黑皮肤或白皮肤的人会变少,而棕色或橄榄色皮肤的人会增多,同时拥有深色皮肤和浅色眼睛的现象可能会变得更加普遍。比如,佛得角居民的黑皮肤和蓝眼睛,就是葡萄牙人和西非人杂合的结果。

其次,在气候变化的影响下,人类可能会通过基因突变或在新的环境变化下选择现有基因型或进行性状可塑性变化来适应环境变化,从而影响遗传多态性。例如,历史上约鲁巴人常年生活在撒哈拉沙漠边缘萨赫勒地区的干燥气候下。为探寻约鲁巴人是否为应对该生存环境而进化,美国斯坦福大学研究了 20 名约鲁巴人、20 名东亚人和 20 名欧洲人 DNA 样本中 FOX11 基因的变异。该基因与肾脏水潴留相关,而一篇论文数据显示,撒哈拉沙漠以南地区慢性肾病的患病率达 17.7%。研究团队发现,85% 的约鲁巴人有着相似的遗传信息序列,且相较随机重组产生的序列,该序列更长。因此,该研究认为,这是自然选择的结果。遗传信息序列长度表明,约鲁巴人的基因改变可能始于距今一万至两万年前,恰好与撒哈拉沙漠化的初级阶段相吻合。另一典型的例子是疟疾、西尼罗热等疾病的演变,这类病长期流行于热带地区,气候变暖使其扩散到温带地区,温带地区的居民如果接触到这些疾病,他们的免疫系统可能将被迫进化出新的防御机制,这或许会引起其他非传染性疾病。比如,镰状细胞贫血和地中海贫血之所以长期存在,是因为携带特定基因的个体能够抵抗疟疾的严重发作,发挥对人类有益的作用。地中海贫血会导致红细胞内血红蛋白数降低,造成体内细胞供氧不足,但地中海贫血可能让人免受疟疾困扰。如果疟疾蔓延到北美、东亚、欧洲的人口稠密地区,那么这两种疾病或其他新疾病可能很快随之出现。

此外,气候变化还可以通过改变生态环境,影响人类饮食、活动等行为方式,从而左右人群进化,影响人类遗传多态性,其中,对饮食行为方式的影响非常明显。食物的摄入类型取决于当地种植农作物和饲养牲畜的种类,人类的消化系统会随摄入食物的变化而变化。例如,成年人消化牛奶的能力是从中东和北非的一些养牛族群进化而来的,他们的后代可能进化出更好的糖耐受或脂肪耐受能力。饮食改变也会引起人体微生物组变化。寄居在肠道中的某些微生物有益于人体健康。素食者体内的菌群往往与肉食者不同。居住在长期干旱地区的人们由于饲养成本过高,牲畜肉摄入过少,可能会放大这种微生物组的差异,一旦这些变化在人体内部发生,外部特征也会随之改变。生活在寒冷地区的人们更容易摄入高脂肪和高蛋白食物,这可能会影响其基因表达和代谢途径。这些变化可能会进一步影响其遗传多态性和适应能力。

气候变化还可能通过影响人类的生殖健康、生殖方式、生育率等影响人类的遗传多态性。从人类特征的演进史可以窥视气候变化在未来可能留下的人种烙印。

2021 年,复旦大学徐书华团队收集了全球热带地区近 1 000 例原住民的基因型数据,并以深肤色为例探索人群适应性进化的遗传机制。研究发现,亚洲热带地区的族群在常染色体、线粒体 DNA 和 Y 染色体上均表现出较大的遗传差异和复杂的祖源构成，基于文献和数据库报道的 1 057 个色素相关基因和其中包含的 103 个功能效应明确的位点，从现有的亚洲热带原住民基因组中鉴定出代表该成分的基因片段提示可能与人群的毛发形态（如 *LIMS1* 基因）、骨骼发育（如 *COL24A1* 基因）等适应性进化具有密切关联。分析显示，之前基于非洲人群研究报道的绝大多数深肤色关联变异（如位于 *DDB1/DAK* 基因中的若干变异），在亚洲热带原住民人群中也以一定的频率存在，并且携带这类变异的单倍型为现代人中较为古老的类型，这表明前述亚洲早期祖先成分可能构成了该地区原住民人群深肤色表型的部分遗传基础。

二、地理条件对人类遗传多态性的影响

广义的地理条件包括人文地理条件与自然地理条件。狭义的地理条件指自然地理条件，即本地区自然地图上的方位、地形、地势、植被、河流、山川等，其特点对人类遗传多态性同样有着深远的影响。

总的来说，与气候对人类遗传多态性的影响类似，地理条件通过迁徙与基因漂移、自然选择与适应压力、行为方式等机制，对人类遗传多态性产生影响，这是一个复杂的过程。

地理条件中最典型的例子就是海拔对人类遗传多态性的影响。高海拔地区如青藏高原的平均海拔超过 4 000m，空气中的氧气平均含量约为海平面的 60%，稀薄的空气会给人体带来不适，所以当低海拔地区居民来到高原地区时，可能会发生头痛、失眠、呼吸困难等一系列高原反应，但世居青藏高原的各族群却可以在这样的高海拔低氧环境中生存。通过比较世代居住在高海拔地区和低海拔地区的群体，国内外学者发现包括美洲安第斯人、东非的阿比西尼亚人和青藏高原原住民在内的各群体在基因上存在不同程度和不同方式的适应。通常低海拔地区人群来到高海拔地区时会出现高原反应，如果经过一段时期的习服，多数人血液中的血红蛋白浓度会显著升高。这种高血红蛋白现象还见于生活在南美安第斯山区的人群。然而，青藏高原世居人群的血红蛋白浓度却明显低于生活在同样高度的安第斯人群，而与低海拔人群的血红蛋白水平接近，这表明该人群对于高海拔的适应机制与祖先同样来自亚洲的安第斯人群有所不同。为了揭示导致青藏高原世居人群低血红蛋白浓度的遗传变异，中国科学院曾长青团队在海拔 3 200m 以上的 3 个不同地区共收集了 200 多份藏族世居样品，通过对他们的基因组数据进行分析，并与国际人类基因组单体型图计划（International HapMap Project）中居住

在低海拔地区的汉族人群基因组数据进行比较,发现位于 2 号染色体上"*EPAS1* 基因"的选择信号最为强烈,该基因的多态性与藏族人群的低血红蛋白浓度密切相关。藏族人群能够适应高海拔地区低氧环境,并且免于罹患高原疾病的一个重要遗传机制在于 *EPAS1* 基因的多态性。西藏民族大学康龙丽团队对号称"喜马拉雅山上的挑夫"的夏尔巴人进行研究,结果显示夏尔巴人群体 mtDNA 单倍型存在 *C4a3b1*、*A4e3a* 两个特有的变异,可能与氧化磷酸化中复合物Ⅰ(呼吸链中将电子从 NADH 传向辅酶 Q)的功能相关,是具有高海拔适应性的变异。

其次,地形、地势、植被等地理条件会影响人类的心理和生理特性。生活在不同地区的人们可能面临不同的疾病压力,这对人类遗传多态性也会产生影响。例如,某些地区的人们可能更容易患上与当地环境相关的疾病,如高原反应、热带雨林中的疟疾、血吸虫病、淋巴丝虫病等。这些疾病可能会对当地人群的遗传多态性产生影响。地理条件影响人类基因流动,如欧洲的乌拉尔山地,由于地势隔绝,使附近地区的人群相对难以交流,在长时间的历史演化过程中,造成了当地人群与外界人口的遗传孤立状态。

此外,地理条件也会导致人体内微生物群落的差异,进而影响基因表达的方式和程度,这些差异长期积累下来,就可能导致不同地区内人类遗传多态性的差异。

第二节　热带地区气候和地理条件对法医物证检验的影响

法医物证检材通常包括血液、精液、阴道分泌物、乳汁、唾液、鼻涕、尿液、羊水、毛发、指(趾)甲、骨骼、牙齿、人体各种组织器官及其碎块等,甚至小到肉眼不可见的脱落细胞。由于法医物证检材属于生物性检材,具有容易发生变性、变质、降解和腐败的特点,因此其稳定性与环境条件密切相关。

一、热带地区气候和地理条件对法医物证检材的影响

作案手段的多样性和犯罪现场的复杂性,使生物检材不可避免地受到环境的影响。生物检材一旦离体,受到外界环境温度、湿度、光照等环境因素的影响将迅速变质,发生

不可逆的变化。热带地区气候和地理条件最显著的特点是全年气温较高,昼夜温差小,降水丰富,湿度高,虽然没有明显的四季之分,但部分地区存在旱、雨季节变化,阳光充足,日照时间长,植被丰富,生物种类丰富。因此热带地区的生物检材更易受到环境因素影响,尤其是来自犯罪现场的检材,温度、湿度、光照及微生物等各种物理、化学及生物作用将加速生物检材 DNA 的降解。生物检材自身的变性、降解和腐败等改变程度不受人为控制,也无法预知,而且不同生物检材所受环境因素影响也千差万别,这给法医物证检验鉴定工作带来相当大的挑战。

(一)温度和湿度

热带气候的显著特点是高温高湿,这对法医物证检材的保存,尤其是案发现场生物检材的保存产生不利影响。温度是导致生物检材降解较为重要的因素之一。人体死亡后由于缺血缺氧及代谢停止,线粒体氧化磷酸化停止,导致细胞膜及核膜结构破坏,屏障功能逐渐丧失,胞浆内溶酶体酶被激活释放出来,溶酶体酶对细胞及核内物质产生水解作用,导致 DNA 降解,而溶酶体酶的激活程度在一定温度范围内与温度成正相关。另外,在尸体腐败过程中,不同温度下细菌繁殖速度不一样,细菌繁殖速度在一定温度范围内与环境温度成正比,从而加速生物检材的腐败和 DNA 降解。

湿度是指空气中水蒸气的含量。除温度外,游离态水分子也能促使 DNA 分子降解。有研究者通过控制不同空气相对湿度来模拟现实案件,探讨环境湿度对生物检材 DNA 降解的影响。结果显示,当检材放置在湿度控制为 50%~70% 的湿度箱内 3 小时,检材 DNA 没有发生明显降解,而湿度控制在 71%~80% 时,检材 DNA 发生部分降解;当湿度控制在 81% 以上时,检材 DNA 发生明显降解。由于大量水分子的存在,DNA 脱嘌呤、断链的速度加快,因而加快了 DNA 水解的过程。李春香等通过模拟不同环境条件下 DNA 残存量的差异来探讨温度、湿度对 DNA 降解的影响,结果发现环境温度和湿度是影响 DNA 降解的重要因素,在高温环境下湿度越高,DNA 降解越快。热带地区高温高湿的气候将加速法医物证检材的降解,高腐尸体及白骨化尸体在热带地区较为常见,给法医物证检验实践带来挑战。

(二)紫外线

热带地区日照时间长,紫外线强度较高,紫外线的照射可导致生物检材 DNA 损伤。当 DNA 受到紫外线照射时,同一条 DNA 链上相邻的嘧啶核苷酸以共价键形成嘧啶二聚体,相邻的两个碱基之间都可以环丁基环形成二聚体,其中最容易形成胸腺嘧啶二聚体,这些嘧啶二聚体使 DNA 双螺旋两条链的氢键减弱,使 DNA 结构局部变形,改变 DNA 空间结构,导致 DNA 损伤,严重影响 DNA 的复制;或者两条 DNA 链之间形成交联,使 DNA 空间结构发生变化或造成 DNA 链断裂,DNA 交联阻碍 PCR 过程中的 DNA 变性,聚合酶于交联处停止延伸,导致扩增失败,影响检材后续检测。

(三)降水

热带地区的降水充沛,尤其是雨季,连续降雨可对现场环境和生物物证产生一定程度的破坏。连续降雨可冲洗掉关键的痕迹物证,影响痕迹物证的发现和提取。同时,雨水也会使原本干燥的物证检材变得湿润,不仅加速生物检材 DNA 的降解,也可降低检材的 DNA 浓度,从而对后续的检测和分析造成困扰。

(四)动植物及微生物活动

热带地区生物群落丰富,微生物种类繁多,有些嗜尸性、嗜血性动物或昆虫活动可能会破坏尸体和痕迹物证,从而影响法医物证检材的提取和鉴定。热带地区的高温高湿环境同时也可促进微生物快速繁殖生长,通过微生物侵染或微生物分泌的化学物质中的酶来影响生物检材,加速 DNA 降解,影响后续检测。

(五)饮食和生活方式

热带地区的饮食和生活方式具有某些特征,也会对法医物证现场检材的分辨和提取产生影响,比如热带地区盛产槟榔,生活在热带地区的海南人有其独特的槟榔食用方法,其咀嚼后吐出的唾液溅落到地面,极其类似血痕,现场勘验需要注意鉴别,但因其包含唾液成分,也是法医物证鉴定的重要检材。

二、热带地区气候和地理条件对法医物证检验遗传标记选择的影响

个体的单位遗传性状作为标志用于法医物证分析时,这种遗传性状即为遗传标记(genetic marker),是可检测、由遗传决定、并能够以一定的规律从亲代传递给下一代的形态学、生理学及分子生物学特征。法医学遗传标记的选择是决定法医物证学检验效能的关键因素。热带地区在人种、肤色、表型、群体等诸多方面具有遗传多态性,因此在热带地区的法医学实践中,应当注重具有热带地区群体特异性遗传标记的选择和应用。在热带地区,法医学遗传标记的选择需要考虑以下几个因素。

（一）遗传标记的群体多态性

群体遗传数据是法医遗传学的重要基础,对丰富群体遗传多态性资料,评估遗传标记的个体识别能力、系统效能、法庭证据价值等方面起到重要作用。热带地区的群体丰富,遗传多态性较高,群体遗传结构复杂,不同群体之间的遗传差异较大。因此,进行法医学检验时应选择在当地群体中具有高多态性和高变异的遗传标记,以便区分不同个体。根据目前基于不同遗传标记(如 STR、SNP、InDel、mtDNA 及 microhaplotype 等)的群体遗传学调查研究表明,遗传标记等位基因频率在不同群体之间的分布存在不同程度的差异,其中热带地区群体与其他地区群体之间的差异尤为明显。因此,针对热带地区群体的法医物证检验,需要对当地群体进行群体遗传学调查,筛选适合当地群体的高多态性遗传标记。

（二）遗传标记的群体特异性

在人类进化过程中,地理隔绝、气候和遗传漂变等多种因素导致不同大陆地区的群体之间存在不同程度的遗传结构差异,通常表现为某些遗传标记的群体遗传结构在不同地理区域的群体中具有显著不同的等位基因频率差异分布,或某些群体中更容易出现某些新的遗传变异。在热带地区,由于地理、环境、气候和早期的人口迁徙等原因,某些遗传标记可能具有特定的地理分布特征。基于群体间的遗传差异,可以从一系列指标或遗传标记中推断出来源不明的样本或个体的生物地理起源或其遗传信息中不同祖先成分的组成比例。因此,选择具有地理分布特征的遗传标记将有助于推断个体或群体的生物地理来源,为某些疑难案件的侦查提供更多线索。热带地区的族群结构较为复杂,不同群体之间的亲缘关系和遗传背景可能存在差异。因此,选择具有热带地区群体结构特征的遗传标记将有助于推断个体或群体的族群来源。目前对于族群来源推断的研究大多基于 SNP 和 InDel,由连锁 SNP 或 InDel 构成的新型复合遗传标记也是族源推断研究的重要组成部分。此外,不同地理环境的人类遗传多态性也存在差异,人类的形态特征也不同。复旦大学金力团队对中国南北方汉族群体的面部形态特征进行遗传学分析,发现中国大陆北方、中部、南方地区的汉族群体面部形态特征有明显差异,这些面部形态特征差异与遗传因素高度相关。热带地区土著群体面貌特征呈现出较大的地区特异性,通过对筛选具有热带地区群体特异性表型相关的遗传标记检测将有助于推断个体或群体的表型特征,能够深入挖掘生物物证所蕴含的外貌相关信息,进行 DNA 分子画像构建,为疑难案件和冷案提供侦查线索。

（三）遗传标记的遗传稳定性

不同的遗传标记突变率（mutation rate）存在差异，而部分遗传标记的突变率在不同地区和不同群体之间也存在差异。某些遗传标记具有较高的遗传稳定性，突变率较低，可用于亲权鉴定、系谱推断、族群推断和追溯个体或群体的遗传历史，也可用于群体进化方面的研究；中等突变率的遗传标记可用于群体历史和家系研究；而高突变率的遗传标记可用于分析经历了瓶颈效应或建立者效应的群体以及法医学个人识别，也可用于鉴别具有亲缘关系的不同个体，尤其高突变率 Y 染色体 STR 有利于鉴别同一父系的不同个体。在热带地区，由于气候和环境因素的影响，部分遗传标记在个体或群体的遗传稳定性存在差异。因此，高稳定性的遗传标记适合应用于亲权鉴定，也有助于追溯个体的族群来源、系谱或群体的遗传演变过程；而突变率较高的遗传标记可用于法医学的个体识别和家系研究。

（四）遗传标记的可检测性

由于热带地区高温高湿、日照长的环境气候特点，热带地区生物检材更易发生腐败降解。针对降解、陈旧检材，选择扩增片段更短的遗传标记进行检测尤为重要，如 miniSTR、SNP、InDel、microhaplotype、multi-InDel 等遗传标记的开发和应用，以期在有限的生物检材中获取更多的有效遗传信息。同时，在选择法医学遗传标记时，需要考虑其实用性和可操作性。某些遗传标记可能具有很高的多态性和稳定性，但检测和分析方法可能较为复杂或成本较高。因此，选择具有简便、快速、经济等优点的遗传标记是有必要的（表 7-1）。

综上所述，在热带地区选择法医学遗传标记时，需要考虑群体遗传多态性、群体特异性、遗传稳定性、可检测性等因素，以便选择适合当地群体的遗传标记进行法医物证检验和鉴定。

表 7-1 针对降解陈旧检材的短扩增片段遗传标记比较

遗传标记类型	核心序列长度范围 /bp	多态性	可选择的位点数	主要检测方法	检测成本
miniSTR	30~120	高	少	毛细管电泳	低
InDel	2~10	低	多	毛细管电泳	低
multi-InDel	5~70	较高	少	毛细管电泳	低
SNP	1	低	多	二代测序	高
microhaplotype	5~200	较高	较多	二代测序	高

第三节　热带地区法医物证检验注意事项

随着科学技术的快速发展,DNA 鉴定技术被广泛应用于刑事案件的侦查过程中,成为揭露事实真相和准确、有效打击犯罪分子的工具。热带地区高温高湿的环境特点使生物检材的提取和保存面临巨大挑战。在热带地区的法医学实践中,法医和技术人员需要充分考虑当地气候和地理条件等的影响,采取相应的措施来保护和提取生物检材,以获取有效的 DNA 信息。此外,热带地区物种丰富,种类繁多,各种动植物、昆虫及微生物群落的检验可能会拓展生物物证的证据价值。

一、现场保护

在热带地区,由于高温高湿环境的影响,法医物证更容易发生腐败和遭到破坏,因此现场保护尤为重要。发现生物物证后,应立即采取措施保护现场,防止无关人员或动物破坏物证。热带气候由于高温多雨,为动植物的繁衍生长创造了极为有利的条件,热带地区昆虫种类丰富、活动频繁,容易对尸体和物证产生破坏。技术人员应采取措施防止昆虫破坏。

二、检材提取

由于热带地区的温度和湿度较高,环境中微生物种类丰富而繁多,法医物证极易发生腐败降解;同时大部分热带地区多雨,生物检材容易被雨水冲洗破坏。因此,法医和技术人员应尽快对生物物证进行提取,以保持其新鲜度和完整性。在提取过程中,应使用适当的工具和方法,避免对物证造成破坏;腐败降解检材要降低污染和损耗,最大程度回收 DNA。

热带地区的生物多样性丰富,有很多植物汁液斑痕与人类的生物斑痕相似,技术人员应注意区分鉴别。在采集斑痕类物证时,应避免采集到无关的植物材料。

热带地区最常见的尸体为高度腐败的尸体,从高腐尸体提取检材进行 DNA 检测,通常选取肋软骨、指(趾)甲、毛发、牙齿等组织。这些检材相对稳定,对腐败因素抵抗力较强,提取的 DNA 样本分析成功率较高。

尸体软组织经腐败过程逐渐软化、液化,直至完全溶解消失,毛发和指(趾)甲脱落,最后仅剩下骨骼,称为白骨化(skeletonization of body)。热带高温高湿的环境会大大加速尸体白骨化的进程。白骨化尸体大多暴露在野外,环境较为恶劣,存放时间长。在白骨化尸体的案件现场,大多提取牙齿或四肢长骨进行 DNA 检验,而相对于长骨,牙齿的提取保存更为方便,并且在检验过程中,四肢长骨一般需要使用价格昂贵的液氮研磨器进行研磨,而牙齿则可以用简易的砸牙器砸成粉末状进行脱钙处理。对基层 DNA 实验室而言,采用牙齿进行 DNA 检验更符合实际工作。牙齿是人体最坚硬和保存时间最长的器官,由于牙齿高度钙化,用于 DNA 检验的牙本质和牙髓组织外层都有牙釉质或牙骨质包裹,不易受环境和理化因素的影响,这种稳定性使牙齿成为 DNA 检验很好的生物检材。在实验中,最好选取磨牙进行检验,据文献报道,磨牙的 DNA 获取量比尖牙或切牙高很多倍,更容易检出完整的 STR 分型,且由于磨牙不容易从牙槽骨中脱落,在案件现场中更容易获取。

此外,热带地区法医学实践中更容易遇到腐败后遗留的一些陈旧白骨化的骨骼,由于经过风吹雨打、长期暴晒或湿润等恶劣环境,污染极其严重,DNA 高度降解,增加了 DNA 检验的难度,成为法医 DNA 检验的一大难题。

三、检材包装、保存和送检

法医物证的生物学特点要求检材必须保持干燥,但是在高温高湿的热带地区,使用塑料袋包装生物检材,若检材包装前晾干不充分,很短时间内即可造成检材腐败或霉变,因此不适于使用塑料袋等密闭性很强的包装物来包裹检材。此外,在热带地区的高湿环境下,检材或样本间更容易发生互相污染,在包装过程中,应当予以高度关注,采取措施防止这种现象发生。

对于热带地区现场提取的生物检材,保存和送检的原则是冷藏保存,及时送检。对于已经提取的物证,应尽量低温保存,及时送检,以防止腐败和降解。在热带地区,由于环境温度较高,冷藏保存尤为重要,可使用冰块、冷藏箱或低温冰箱等设备进行保存运输,避免现场提取的各类生物检材在运输中出现腐败、降解。不能及时送达及到达实验室后,都应及时放置于冰箱内冷藏保存;如果没有低温保存条件,未干的斑痕类检材应及时晾干制成干燥斑痕;液体类检材可用 FTA 卡或滤纸、纱布制成干燥斑痕;软组织、肋软骨、牙齿可用 75% 乙醇保存,不能用甲醛保存。

四、实验室检验

热带地区的高湿环境不仅会加速 DNA 降解,对物证检验过程也会产生影响。遗传分析仪的光学元件、光电元件、电子元件等受潮后,易发生锈蚀、霉变等现象,导致仪器性能下降。潮湿的环境还可能导致仪器的绝缘性能变差,产生不安全因素。仪器吸附的水分可连接成连续的水膜或凝聚成水雾,可能造成光学镜面的光洁度下降,导致光学部件如光栅、反射镜等配件性能降低,产生光能不足、散光、基线上升等,从而影响 STR 分型图谱的质量。因此,在热带气候条件下使用遗传分析仪,必须配置除湿通风设备,确保环境湿度满足仪器运行要求。

实验室技术人员需要对生物检材进行特殊处理和检测,获取准确的结果。高温高湿环境下的 DNA 检材,需要进行特殊的纯化和处理,以避免 DNA 降解和污染。制约腐败或微量检材 DNA 检验成功率的关键在于 DNA 的提取,如何从腐败或微量检材中提取到足够数量和质量的 DNA,选择合适的 DNA 提取方法至关重要。DNA 提取方法有多种,不同的提取方法所得到的 DNA 质量不同,对于高度腐败的生物检材,在选择 DNA 提取方法时,最好选择检材耗损量小、纯化效果好、污染少、DNA 质量高的提取方法。

骨骼样本需要进行脱钙处理。人体骨组织的细胞间质主要由胶原质和羟基磷灰石构成,加入 EDTA 螯合羟基磷灰石中的钙离子,有利于溶解骨骼无机物成分,使骨骼结构疏松,易于裂解;在进行脱钙时,要避免骨骼长时间脱钙导致 DNA 严重损失。在对骨骼样本进行研磨时,最好使用液氮低温进行研磨处理,使检材处于低温环境中,可避免研磨过程中检材 DNA 发生降解或变性。从白骨化尸体提取到的牙齿大多暴露在恶劣的环境中,牙齿表面都附着一层污垢,在预处理过程中一定要将污垢刮干净,以免造成扩增抑制。在牙齿粉末的脱钙及裂解过程中,振荡后一定要确保裂解的离心管盖子盖紧,以免造成液体挥发。

对于微量检材,在扩增过程中可以适当地增加 DNA 模板量和扩增循环次数,以提高 DNA 检出率。对于存放时间较久的检材,可采用较大扩增体系,选择不同浓度梯度进行扩增,选取较好的结果进行分析;同时需要注意,较长片段基因座容易出现低峰现象,峰值较低且检出纯合子的基因座需要注意是否出现了等位基因丢失的情况;若出现可选用片段较短的遗传标记进行补充检验,也可增加 DNA 模板量。对于轻度和中度降解的生物检材,可以选择 miniSTR 遗传标记进行检测。常规的五色或六色荧光标记的 miniSTR 复合检测体系只能容纳 16~18 个位点,当遇到涉及此类检材的亲缘关系鉴定案件时,如通过亲子鉴定明确野外无名尸体的个体身份,系统效能可能不足。目前公安部第一研究所已经开发八色荧光标记复合检测技术,使用这一技术构建的 miniSTR 复合检测体系可容纳更多 miniSTR 位点,从而提高系统效能。微单倍型(microhaplotype)遗传标记也适用于轻度和中度降解检材的鉴定,但是目前此类遗传标记需要使用二代测序(next-generation sequencing, NGS)技术进行检测,检测流程复杂,费用较高,尚未广泛推广。针对高度降解检材,可以选择或开发扩增片段极短的遗传标记进行检测,如 SNP、InDel、multi-InDel 等,以提高检材的检出率。由于 SNP 和 InDel 遗传标记多态性低,检测体系的系统效能有限;multi-InDel 是复合遗传标记,多态性较高,已被证实可用于高度降解检材检测(图 7-1),但是目前发现的 multi-InDel 位点数量较少,也不能满足涉及高度降解检材亲缘关系鉴定的系统效能需求。总而言之,微量和高度降解检材仍然是热带法医物证实践中遇到的极大挑战,亟待开发适用于热带地区生物检材检测的新方法。

五、嗜血性、嗜尸性或嗜骨性昆虫检材的检验

热带地区物种丰富,昆虫种类繁多,常年高温高湿的气候特点为昆虫提供了良好的生长环境,尸体附近的特殊生物检材如嗜血性、嗜尸性昆虫等对热带地区案件的侦查也具有一定价值。嗜血性、嗜尸性或嗜骨性昆虫通过对案发现场的尸体组织进行啃食或对嫌疑人进行叮咬,将人体组织或血液转移至嗉囊进行临时保存。嗉囊位于昆虫消化道前端,是昆虫的食物储存器官,而非消化器官,由于缺乏昆虫分泌的蛋白水解酶的作用,昆虫嗉囊中临时储存的人体组织和血液可以相对较好地进行保存。对昆虫嗉囊内未消化的人体组织或血液进行 DNA 提取检测,或将成为某些特殊案件侦破的关键点,为案件侦查提供新的线索。有文献报道,热带地区的嗜血性苍蝇消化道内保存 24 小时的血液依然可以得到完整的 DNA 分型信息,这将为热带地区案件侦查提供新的思路。对于一些无其他阳性发现的法医现场,嗜尸性昆虫体内如果可以检测到宿主 DNA,则可以间接证明尸体存在于该现场,进而为现场移尸提供证据。在热带地区,白骨化尸体骨骼中的 DNA 可能发生严重的降解,无法满足遗传标记检测的需求。嗜骨性昆虫以人类的骨骼为食,其嗉囊内可能含有宿主的 DNA 信息,因此,对于白骨化的尸体,也可以通过提取嗜骨性昆虫嗉囊内的检材进行遗传标记分型检测,进而帮助确定宿主的身份信息。既往有研究表明,从暴露在外界环境中数月的人类肋骨中获得露尾甲幼虫,其体内获得的宿主 DNA 检材可通过线粒体 DNA 分析的方式,帮助确定宿主的身份信息。

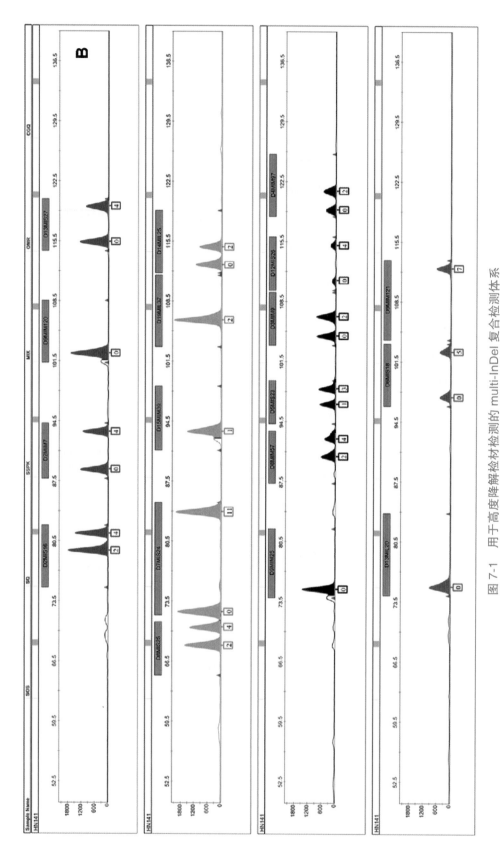

图 7-1 用于高度降解检材检测的 multi-InDel 复合检测体系

（资料来源：LI J，LIN L，JIANG B，et al. An 18 multi-InDels panel for analysis of highly degraded forensic biological samples［J］. Electrophoresis, 2021, 42（9-10）: 1143-1152.）

此外,还有一些昆虫以人类的分泌物(精斑、唾液和粪便等)为食,这可为相关案件(如强奸案等)提供新的侦查手段。在采用昆虫嗉囊内的生物学检材进行法医学实践时,首先需要进行种属鉴定,只有在确定这些检材来自人类后,才能进行后续的检测分析。

六、植物检材的检验

热带地区植物种类和数量都非常丰富,且广泛分布在自然环境中,与人类活动密切相关,在某些案件侦查诉讼中,植物也将可能成为重要的证据之一。刑事案件中的植物物证包括植物叶片、果实、种子、汁液、花粉等,对确定嫌疑人与犯罪现场的关系、认定或排除嫌疑人可起佐证作用。1992 年,美国亚利桑那州发生一起凶杀案件,一具女尸被发现在一棵假紫荆树下,警方通过初步排查确定了一位嫌疑人,但嫌疑人矢口否认。警方在进一步调查时,在该嫌疑人的卡车里发现了假紫荆豆荚,检验人员将卡车中的假紫荆豆荚与犯罪现场的假紫荆树进行 DNA 分析比对,最终确定嫌疑人的犯罪事实,这是第一个应用植物 DNA 并获得法庭认可的案例。DNA 技术不仅能鉴别植物物证的种类,还可以进行个体识别。有案例报道,英国思克莱德大学采用 DNA-SSR 标记技术对从两处扣押的毒品样本进行分析,发现两份样本 SSR 基因型一致,证明样本来源相同。植物的孢子和花粉分布广泛,容易黏附在犯罪现场的有关人证物证上,且不同植物的孢粉结构不同,可以通过孢粉结构判断孢粉来源。同时,孢粉不容易被肉眼发现,再加上其极其稳定的植物性质,为案件的证据保留提供有力支撑。在某些案件中,仅确定植物的种类往往无法为案件的破解提供直接有力的证据,对植物进行更为详细的个体识别显得尤为重要,而植物 DNA 分析技术正是解决深层问题的有效方法。此外,植物 DNA 还可以用于推断死亡时间、胃肠道食物的鉴定等,所以在某些刑事案件中,植物 DNA 也发挥着不可忽视的重要作用。

七、微生物检验

微生物是细菌、病毒、真菌等存在于自然界的一类肉眼看不见或看不清楚的微小生物的总称。微生物在自然界中广泛存在,存在于人体体表和体腔内的微生物数量大概是人体细胞的 10 倍,也被称为人体的"第二基因组"。根据微生物与人类的存在方式,可将微生物分为人类身体相关微生物(如来自皮肤、口腔、胃肠道的微生物)和身体周围微生物(如来自与身体各部位接触的物体微生物)。机体死亡后,利用与宿主和环境相关的微生物群落在尸体腐败过程中的演替规律可以进行死亡时间的推断,包括人体内部器官的微生物群落动态和人类尸体外部关联的微生物群落动态。目前研究显示,尸体新鲜期、肿胀期、腐败早期、高度腐败期的微生物分解比较旺盛,群落变化特征明显,死亡时间推断准确度较高,误差较小;当尸体营养消耗殆尽到最后的白骨化阶段,微生物变化减少,死亡时间推断误差较大。尸体所处环境如环境温度、湿度对微生物群落的影响较大,此外,个体生前生理病理状态对微生物群落也存在一定影响。在某些案件中,对尸体微生物进行分析还可以推断死亡原因,如溺死尸体,除检测硅藻外,由于水中存在大量浮游微生物,若在相应脏器内检出溺液相关的微生物也将有助于溺死的判断。在自然界中生存的微生物与周围环境(如空气、土壤、水、动植物等)之间存在相互作用,形成微生物生态系统的多样性。犯罪现场所处环境微生物的种类、数量、分布可为案件调查中推断相关地理位置提供线索。同时,已有多项研究表明,人体皮肤、口腔、肠道等微生物生态系统具有明显的多态性和个体差异性,对人体微生物群落组成和差异的检测将有助于进行个体识别。对体液中的微生物群落进行差异性分析,也将有助于体液斑的鉴别。随着微生物测序技术与生物信息技术的快速发展,微生物将为法医学实践中疑难问题的解决带来新的思路。

第四节　热带地区案例分析

热带地区由于常年高温高湿,与人体有关的生物检材极易受到影响,尤其是案发现场遗留的检材。此外,热带地区某些地方具有鲜明的传统风俗习惯,对尸体的处理要求和方式不同,也给法医鉴定带来挑战,法医物证检验中需要根据热带地区法医学实践的实际情况,采取适当的技术方案和策略。

一、案情简介

2018年夏季某日,海南一村民王某,男性,55岁,因腹痛到当地诊所进行输液治疗,输液后疼痛缓解,回家休息,第二天王某被发现死亡,家属按照当地习俗很快进行了土葬。3周后,因涉及财产分割,家属要求寄养别家声称与王某具有父女关系的刘某与死者王某进行亲子鉴定。气象部门气象资料显示,该时段该地的气温为29~35℃。

二、现场勘查

1. 王某检材提取　开棺后发现王某尸体已高度腐败,提取其心腔内残存的血液并制作血痕;同时提取其指甲和肋软骨样本。

2. 刘某检材提取　采集外周血液样本,并制作血痕。

3. DNA 提取　对提取的王某血样和刘某血样采用常规 Chelex 法提取 DNA;王某肋骨和指甲样本采用磁珠法提取 DNA。具体为:将肋软骨清洗干净,切除腐败的肌肉组织,取肋软骨中间部分约 0.2cm×0.5cm,用磁珠法提取 DNA;将指甲清洗干净,切除腐败部分,刮去指甲正反面的角质层和黏附物,取指甲近端,剪成 0.1cm×0.1cm 大小,取 3 片,用纯水清洗干净,用磁珠法提取 DNA。

三、法医学检验主要发现

使用人类荧光标记 STR 复合扩增检测试剂进行复合 PCR 扩增,包含 D19S433、D5S818、D21S11、D18S51、D6S1043、D3S1358、D13S317、D7S820、D16S539、CSF1PO、Penta D、vWA、D8S1179、TPOX、Penta E、TH01、D12S391、D2S1338、FGA 19 个 STR 基因座和 AMEL 牙釉基因座。使用遗传分析仪进行毛细管电泳和基因型分析。

检验结果:刘某血样 19 个 STR 基因座获得完整分型。死者王某的血样未检出分型,检验失败;肋软骨样本 19 个 STR 基因座获得完整分型;指甲样本中 D6S1043 和 FGA 两个基因座峰值很低或出现等位基因丢失,其余 17 个基因座获得完整分型。将肋软骨样本和指甲样本已获得完整分型的基因座进行比对,分型结果一致,指甲样本整体等位基因峰高均略低于肋软骨样本。经计算,累积亲权指数大于 10 000,支持死者王某是刘某的生物学父亲。

四、案例的热带特殊性分析

根据案情,死者王某已经土葬 3 周,海南地区因地处热带,夏季环境温度很高,尸体极易腐败,在开棺提取血液样本的同时,也提取腐败尸体肋软骨和指甲两种检材。结果证明,对于高度腐败的尸体,即使可以提取到血液样本,也未能成功提取到 DNA。肋软骨和指甲 DNA 提取时选择了磁珠法,而非常用的 Chelex 法,结果显示磁珠法可以有效提高 DNA 质量,获取浓度和纯度较高的 DNA,适用于微量或腐败检材。如果尸体埋葬时间过长,出现白骨化,可提取尸体的牙齿或四肢长骨进行 DNA 检测,优先选择牙齿中的磨牙。在本案例中,指甲样本有 2 个基因座(D6S1043 和 FGA)峰值很低或出现等位基因丢失。由于 D6S1043 和 FGA 这 2 个基因座扩增片段较长,腐败或降解检材进行 STR 检测时容易出现等位基因丢失导致分型失败。腐败或降解检材若出现 STR 分型失败,则可考虑选择扩增片段更短的 miniSTR、SNP 或 InDel 等遗传标记进行检测,提高检出成功率。

（孙宏钰　邹 星　李淑瑾　扎拉嘎白乙拉　邱平明　聂胜洁　赵 凯　台运春

雷国庆　唐剑频　王先文　张长全 ）

参 考 文 献

[1] 侯一平. 法医物证学[M]. 4 版. 北京:人民卫生出版社,2016.

[2] 邓建强. 热带法医学[M]. 北京:人民卫生出版社,2019.

[3] 董彦会,徐荣彬,王政和,等. 中国儿童青少年身高与日照暴露时间的关联[J]. 中国学校卫生,2017,38(05):649-653.

[4] 姜玲玲,曹琴琴. 紫外线对 DNA 的损伤及应用影响[J]. 中国安全防范技术与应用,2022(01):74-79.

[5] 刘志勇,沈雪枫,陈慧,等. 法医微生物学研究进展[J]. 中国法医学杂志,2022,37(03):223-227.

[6] 朱晓琳,徐曲毅,韩雅莉,等. 溺死相关浮游生物基因座的复合扩增体系[J]. 中国法医学杂志,2020,35(1):22-27.

[7] MORENO-ESTRADA A, APARICIO-PRAT E, SIKORA M, et al. African signatures of recent positive selection in human FOXI1[J]. BMC Evol Biol, 2010, 10:267.

[8] NOVA N, ATHNI T S, CHILDS M L, et al. Global change and emerging infectious diseases[J]. Annu Rev Resour Econ, 2022, 14:333-354.

[9] DENG L, PAN Y, WANG Y, et al. Genetic connections and convergent evolution of tropical indigenous peoples in Asia[J]. Mol Biol Evol, 2022, 39(2):msab361.

[10] CYNTHIA M B, GIANPIERO L C, LIBIN D, et al. Natural selection on EPAS1（HIF2 α） associated with low hemoglobin concentration in Tibetan highlanders［J］. ProcNatAcad Sci, 2010, 107（25）: 11459-11464.

[11] LI C X, PAKSTIS A J, JIANG L, et al. A panel of 75 AISNP: improved ancestry inference within Eastern Asia［J］. Forensic Sci Int Genet, 2016, 23: 101-110.

[12] LAN Q, SHEN C, JIN X, et al. Distinguishing three distinct biogeographic regions with an in-house developed 39-AIM-InDel panel and further admixture proportion estimation for Uyghurs［J］. Electrophoresis, 2019, 40（11）: 1525-1534.

[13] KIDD K K, SPEED W C, PAKSTIS A J, et al. Current sequencing technology makes microhaplotypes a powerful new type of genetic marker for forensics［J］. Forensic Sci Int Genet, 2014, 12: 215-224.

[14] QIAO H, TAN J, WEN S, et al. De novo dissecting the three-dimensional facial morphology of 2379 Han Chinese individuals［J］. Phenomics, 2024, 4: 1-12.

[15] JIANG B, QU W, WANG F, et al. Development and validation of novel 8-dye short tandem repeat multiplex system for forensic applications［J］. Legal Med, 2021, 135（6）: 2263-2274.

[16] LI J, LIN L, JIANG B, et al. An 18 Multi-InDels panel for analysis of highly degraded forensic biological samples［J］. Electrophoresis, 2021, 42（9-10）: 1143-1152.

[17] INBAR E, LAWYER P, SACKS D, et al. The potential use of forensic DNA methods applied to sand fly blood meal analysis to identify the infection reservoirs of anthroponotic visceral leishmaniasis［J］. Plos Negl Trop Dis, 2016, 10（5）: e0004706.

[18] MARCHESI J R, RAVEL J. The vocabulary of microbiome research: a proposal［J］. Microbiome, 2015, 3（1）: 31.

[19] METCALF J L, XU Z Z, WEISS S, et al. Microbial community assembly and metanolic function during Mammalian corpse decomposition［J］. Science, 2016, 351（6269）: 158-162.

[20] DASH H R, DAS S. Thanatomicrobiome and epinecrotic community signatures for estimation of post-mortem time interval in human cadaver［J］. Appl Microbiol Biotechnol, 2020, 104（22）: 9497-9512.

[21] UCHIYAMA T, KAKIZAKI E, KOZAWA S, et al. A new molecular approach to help conclude drowning as a cause of death: simultaneous detection of eight bacterioplankton species using real-time PCR assays with TaqMan probes［J］. Forensic Sci Int, 2012, 222（1/3）: 11-26.

[22] SCHMEDES S E, WOERNER A E, BUDOWLE B. Forensic human identification using skin

microbiomes［J］. Appl Environ Microbiol, 2017, 83（22）: e01672-17.

［23］SCHMEDES S E, WOERNER A E, NOVROSKI N M M, et al. Targeted sequencing of clade-specific markers from skin microbiomes for forensic human identification［J］. Forensic Sci Int Genet, 2018, 32: 50-61.

［24］ALTMÄE S, FRANASIAK J M, MÄNDAR R. The seminal microbiome in health and disease［J］. Nat Rev Urol, 2019, 16（12）: 703-721.

［25］GUPTA S, KAKKAR V, BHUSHAN I. Crosstalk between vaginal microbiome and female health: a review［J］. Microb Pathog, 2019, 136: 103696.

［26］BYRD A L, BELKAID Y, SEGRE J A. The human skin microbiome［J］. Nat Rev Microbiol, 2018, 16（3）: 143-155.

［27］DASS M, SINGH Y, GHAI M, et al. A review on microbial species for forensic body fluid identificationin healthy and diseased humans［J］. Current Microbiol, 2023, 80: 299.

［28］LIU Z, LIU J, GENG J, et al. Metatranscriptomic characterization of six types of forensic samples and its potential application to body fluid/tissue identification: a pilot study［J］. Foren Sci Int Genet, 2024, 68: 102978.

第八章　热带地区法医人类学

法医人类学(forensic anthropology)是以医学为基础,应用人类学的理论与方法,解决司法审判工作中与骨骼有关的个体识别问题,从而为案件的侦破提供线索,为案件的审判提供证据的一门应用学科。热带地区法医人类学是重点对热带地区的骨骼进行个人特征识别与鉴定的一门科学,因热带全年高温的特有气候特征,热带地区法医人类学与其他地区法医人类学存在差异。

第一节　气候与环境因素对人类学的影响

热带地区法医人类学的主要目的是对热带地区的骨骼进行个人特征识别与鉴定。通过骨骼分析,可以区分人骨和非人骨,预测埋葬时间、死亡年龄、所患疾病和其他众多与法医专业相关的问题。然而,在热带地区进行分析预测的过程中,法医工作者往往会面临许多困难与挑战。通常情况下,受热带气候、多种环境因素(温度、位置、土壤特征等)及尸体的埋葬时间、大小、死亡年龄等的影响,发掘出的骨骼,即使是最近被掩埋的骨骼也可能会快速分解,从而导致骨骼的快速变形,使其看起来比实际年龄更老。因此,在热带地区,法医工作者在面对诸如白骨化等法医案件时应注意热带气候与环境对骨骼的影响。

本节主要介绍热带气候与热带地区环境因素对法医人类学造成的影响。

一、热带气候对人类学的影响

（一）热带气候对人体骨骼发育的影响

因为有特殊的强光照及高温高湿条件，在长期的自然选择中，热带地区人群在骨骼的发育上有独特之处，这对于个人识别非常重要。首先，炎热给人们带来的伤害大于寒冷。炎热使人体肌肉活动能量的 3/4 以热能体现出来。人体必须释放多余的热能才能保持适宜的温度，防止内部脏器，尤其是大脑在高温情况下发生器质性损伤，而排汗是人类最重要的散热方式。热带地区普遍闷热潮湿，降低了排汗的降温效果。在这种环境下，人体为了释放体内的热量，新陈代谢速度加快，同时食物中的钙、磷酸盐等的利用率降低，影响人体生长发育，因此热带地区的人群发育相对较早，骨骼发育的闭合时间较早。其次，炎热潮湿的环境更适宜微生物和有害昆虫滋生，虫媒种类多、密度大，为媒介生物的繁殖、传播、扩散提供了便利条件，容易导致传染病的发生与流行，影响人体健康。再者，由于各地居民饮食结构及生活习惯等的不同，各地区人群发育也存在差异。一般而言，热带地区的人比温带发育、成熟早，温带地区的人又比寒带地区发育、成熟早。因此，在利用骨骼进行个体识别时，应考虑到上述因素。

（二）热带气候对尸骨分解速度的影响

热带气候高温多雨的特点为动物的繁衍和植物的生长创造了极为有利的条件。许多珍贵的动植物都产于热带气候区内，宽广的热带雨林是制造氧气、吸收二氧化碳的巨大绿色"工厂"。因此，炎热的天气、充足的氧气以及潮湿的气候为尸骨的分解创造了条件。在热带地区，一具暴露在正常室温下的尸体在 12 小时左右就会腐烂，第一天绿头苍蝇就会在尸体上产卵，第二天左右虫卵即转变为活跃的幼虫，在 3 个月至 1 年的时间内尸体就会完全白骨化。

根据案例报道，在热带地区发现的尸体腐烂程度往往比在温带地区的要高得多。骨骼暴露是区分尸体早期和晚期分解的一个明显特征。在热带地区，杀人案、失踪案等法医鉴定实践中经常遇到晚期分解和骨骼化的尸体，由于缺乏热带地区的特定数据，极大地影响了死亡时间推断以及个人识别等工作的准确性。因此，在热带地区的法医鉴定实践中，特别是在热带地区法医人类学鉴定方面，缺乏关于尸骨分解速度或死亡时间推断的循证学依据一直是一个令人关切的问题。

二、热带地区环境因素对法医人类学的影响

骨骼残骸的结构分解常需要经历一个漫长的过程,从出现沿骨开裂到完全失去骨骼完整性,最早 6 年即可能发生,最长可为 30 年。一组骨骼残骸分解需要的时间长短在很大程度上取决于它的微环境,即作用于残骸的周围环境。微环境中的关键变化可以大大增加或减缓这一过程。研究发现,将遗骸埋藏在地表以下,可以有效地减轻许多最具破坏性的腐烂因素,如自然因素、昆虫和动物活动等的影响,从而增加骨骼残骸分解所需的时间。更好地理解不同微环境下的分解过程,对于正确推断骨骼残骸掩埋的时间至关重要。这不仅有助于了解考古遗迹,而且有助于现代法医理解古代涉及人权鉴定案件中的个体识别。

(一)自然环境因素对法医人类学的影响

骨骼残骸变化的辅助或延迟取决于它们的宏观和微观环境,包括土壤的质量、温度、含水量和 pH、植被活动和植被覆盖度以及土壤中细菌和真菌的生长情况。

热带雨林气候地区大致在南北纬 10° 之间,主要分布在非洲的刚果盆地、南美洲的亚马孙河流域、亚洲的印度尼西亚群岛等。热带地区终年受到赤道低气压带控制,盛行上升气流,多对流雨。中国的海南岛、雷州半岛、西双版纳和台湾岛南部大致位于北纬 22° 以南地区,属热带季风气候,年平均气温为 23~26℃,年平均降水量为 1 600~2 000mm。热带雨林气候及热带季风气候的土壤为砖红壤,具有风化淋溶作用强烈,易溶性无机养分大量流失,铁、铝残留在土中,颜色发红,土层深厚,质地黏重,肥力差,呈酸性或强酸性等特点。滇南的大部分地区,广西、广东的南部,福建的东南部以及台湾的中南部大致在北纬 22° ~25° 的地区,为南亚热带季风气候区,气温较砖红壤地区略低,年平均气温为 21~22 ℃,年平均降水量为 1 200~2 000mm。植被为常绿阔叶林,其土壤为砖红壤与红壤之间的过渡类型,称为赤红壤。赤红壤的风化淋溶作用略弱于砖红壤,具有颜色红、土层较厚、质地较黏重、肥力较差、呈酸性等特点。

热带草原气候地区一般分布在热带雨林气候地区(北纬 10° 至南纬 10°)的南北两侧,大部分位于南北纬 10° 至南北回归线之间,以非洲中部南部大部分地区、澳大利亚的北部和东部、南美洲的巴西高原为典型。气候特点是全年高温,有明显的旱雨季,年平均气温约 25℃,年平均降水量一般为 750~1 000mm。热带草原气候一般以燥红土(红

褐土）为主,雨季植物生长旺盛,旱季有机质分解缓慢,土壤含氮量较高,偏弱酸性,整体肥力较差。

热带沙漠气候也叫热带干旱与半干旱气候。它主要分布于南、北回归线两侧的内陆和西部,大体介于南北纬 15°～30°。典型的热带干旱气候区包括非洲的撒哈拉沙漠、卡拉哈里沙漠和纳米布沙漠,西亚的阿拉伯沙漠、南亚的塔尔沙漠、澳大利亚西部和中部沙漠以及南美洲西海岸的阿塔卡马沙漠等。这里常年处于副热带高压和信风控制之下,盛行热带大陆气团,气候炎热干燥。沙漠土壤指沙漠地区的土壤,主要以地带性土壤中的荒漠土和干旱土,非地带性土壤中的盐碱土、风沙土和草甸土为代表。其土体很薄,并表现为"原始性"。由于降水稀少,土体中各种元素基本上不发生移动或移动极弱,$CaCO_3$ 在表层聚积,较易移动的石膏和易溶性盐类也淋洗不深。土壤剖面的发生层次比较明显,从上到下依次为:聚集石灰的表层、石膏聚集的中层和累积易溶盐的底层。"三化一积累"指漆皮化、龟裂化、砾质化和碳酸盐的表聚化,以及石膏易溶性盐分的累积,是荒漠土形成过程的基本特点。

在热带地区独特的地理环境下,尸体极易腐败、分解并形成白骨化,甚至骨骼及骨骼残片中的生物学标志物往往很容易受到环境影响而被污染或降解,这给法医工作者的个人识别鉴定工作造成较大困难。

（二）昆虫和动物活动对法医人类学的影响

除了热带地区泥土微生物、环境温度、湿度会加速生物学检材腐败及 DNA 降解外,大块遗骸也可能被动物咬食或昆虫蚕食。

蝇蛆、蚂蚁、蟑螂等多种昆虫都能毁坏尸体,其中最常见的是蝇蛆和蚂蚁。蝇蛆对尸体的毁坏在法医学检验中比较常见,而且蝇蛆生长迅速,对尸体软组织的破坏很快。特别是在热带地区,夏季较长,如果没有防蝇设备,苍蝇很快就能在死者口角、鼻孔、眼角、外耳道、肛门、外阴、创口等处产卵。这些卵经过 10~30 小时即可孵化成蛆。蛆虫能分泌一种溶解蛋白质的液体,使尸体软组织溶解消失,而蛆则从中吸取营养逐渐长大,变成蝇蛹,进而成长为苍蝇。蝇蛆对尸体软组织破坏的速度惊人,婴儿尸体在 6~8 天内,成年人尸体在 3~4 周内就可被蝇蛆吃尽软组织而只剩下骨骼。蚂蚁蛀食尸体多发生在表皮剥脱或皮肤柔软的部位,有时形成皮肤咬伤,有时形成大小不等的圆形、椭圆形或近似方形的组织缺损。切开皮肤有时可以见到蚂蚁群集。

在法医检验中,鼠和犬对尸体的破坏比较常见。但在热带地区,还需特别注意蟒蛇、鳄鱼、猎豹、孟加拉虎、鹭鹰、猞猁等动物对尸体骨骼造成的破坏。老鼠咬伤尸体的特点是多在眼睛、嘴唇周围,耳郭和其他暴露部位也可见到,其损伤一般创口不大,创缘不整齐,呈锯齿状啮痕,通常较浅,但也可达皮下肌层。犬咬食尸体破坏性较大,有的甚至发生肢体离断,被咬伤的尸体呈撕裂状,创面肌肉纤维不整齐,骨皮质上可遗留犬齿咬痕;在尸体上可见条状犬爪搔痕,衣服上和现场可能遗留有犬毛。此外,乌鸦和鹰等鸟类也可毁坏尸体,乌鸦和鹰等啄食尸体,可造成皮肤、肌肉缺损,边缘不整,深浅不一,有扭转、撕扯伤痕,有时可见鸟类爪痕。

第二节　热带地区人类学的特点

人类学(anthropology)是研究人及其文化的学科。人类在不同环境中创造出不同的社会、政治、经济制度和宗教体系,而人类学者则通过比较研究,找出这些文化制度之间的异同,从而探求人类存在的本质。热带地区人类学与其他地区存在明显差异,有其自身特点。

一、热带地区的种族特点

根据肤色、头发等体质特征,研究人员将全世界的人划分为 4 个人种:蒙古人种(Mongoloid)或称黄种人,肤色黄、头发直、脸扁平、鼻扁、鼻孔宽大;欧罗巴人种(Europoid)或称白种人,皮肤白、鼻子高而狭,眼睛颜色和头发类型多种多样;尼格罗人种(Negroid)或称黑种人,皮肤黑、嘴唇厚、鼻子宽、头发卷曲;澳大利亚人种(Australoid)或称棕种人,皮肤棕色或巧克力色,头发棕黑色而卷曲,鼻宽,胡须及体毛发达。

人们通常按肤色、鼻形等体质特征来划分人种,这些特征主要为了适应气候而产生。造成肤色差异的主要因素是血管的分布和一定皮肤区域中黑色素的数量,黑色素多的皮肤显黑色,中等的显黄色,很少的显浅色。黑色素有吸收太阳光中紫外线的能力,生活在横跨赤道的非洲黑种人和西太平洋赤道附近的棕种人具有深色的皮肤,可使皮肤不至于因过多的紫外线照射而受损害。紫外线可以刺激维生素 D 的产生,因而,深色的皮肤可以防止产生过多的维生素 D 而导致维生素 D 中毒。相反,白种人原先生活在北欧,那里阳光不像赤道附近那么强烈,阳光中的紫外线不会危害身体,反而会刺激必要的维生素 D 形成,因而北欧白种人皮肤里的色素极少。

鼻形也是如此。生活在热带森林的人,鼻孔一般较宽阔。这里的气候温暖湿润,温暖湿润空气的功能不是很重要。而生活在高纬度的白种人有较长而突的鼻子,可以帮助暖化和湿润进入肺部的空气。黄种人的眼褶可能与亚洲中部风沙地带的气候有关;扁平的脸型和饱满的脂肪层能够保护脸部不受冻伤。

在欧亚大陆,可以明显地看出,越往南走,人的皮肤颜色越深。生活在赤道附近的人,由于光照强烈,气温又高,人的皮肤颜色是黑黝黝的,大多为黑种人。黑种人有着抵御酷热气候的"面目":脖子短、体型大多前屈,头型前后长,而鼻子较阔,呈"塌鼻子"外观,这种长相有利于散发体内的热量。有趣的是,非洲黑种人几乎都是卷发,每一卷发周围都留有很多空隙,当炽热的阳光向头顶辐射时,这种卷发恰似一顶凉帽。另外,他们的手掌和脚掌汗腺在每一单位面积中的数量比白、黄种人多,而且汗腺也粗得多,这就更有利于排汗散热。

在寒带、温带的高纬度地区,常年太阳不能直射,光照强度较弱,气温很低,严寒期又长,这里大多为白种人。白种人皮肤白、头发黄、眼睛蓝,与阳光照射微弱的环境相适应。白种人鼻梁高,鼻道长,鼻孔细小,鼻尖下呈爪状,体毛发达,均与那里的气候有关。因为经过鼻道后,干冷的空气可以得到缓冲,变得较为暖湿,避免冷而干的空气伤害呼吸道。同时他们的体毛发达,能够起到保暖的作用。

黄种人的容貌则介于两者之间。黄种人主要居住在气候温和的亚洲。我国的绝大多数民族为黄种人,然而,我国国土辽阔,气候各异,人的身材也大不一样。在热带地区生活的人群出现了与温带、寒带地区生活人群不一样的特征,表现为肤色上呈现黝黑色或黄色,头发黑呈波浪或卷曲,黑眼睛,脸扁平,鼻子宽扁,鼻根低矮或中等,鼻突出度小,鼻孔横径较大,凸唇,口宽度大,唇厚,胡须和体毛较少,身材较矮小。

二、热带地区的骨骼特点

有研究者提出,同一物种的动物在寒冷区域的附肢(四肢、耳和尾等)相对短粗,而炎热环境下的动物肢体则趋于瘦长。这种个体间的肢体形态差异本质上是动物通过调整肢体表面积体积比(或表面积体重比)来适应周边气候,其中寒冷环境的个体拥有较低表面积体积比以便于保留热量,而炎热环境内的个体拥有较高表面积体积比,便于热量散发。有研究表明,人类的形态特征遵循伯格曼法则和艾伦法则。然而,体重相关指标(即质量、BMI 和表面积体重比)和温度之间最佳拟合回归的斜率存在偏差。这些差异似乎归因于大规模的长期趋势,特别是在热带人口中。

　　有研究表明,随着环境温度升高,中国现代人的上肢相对长度逐渐变长,前臂和手则逐渐变细;下肢(下肢全长、大腿长和小腿长)逐渐变短,且下肢相对长度同样减小。手长、手宽、上臂围和前臂围与气温年较差呈正相关,而身高、上肢长指数与气温年较差呈负相关;下肢全长、大腿长、足长和小腿围与气温年较差呈正相关。环境温度作为一项选择性压力,在作用于上肢发育或形态塑造过程的显著程度上要高于下肢。此外,许多研究者探究人类颅骨的大小、体积是否与他们居住地区的纬度、气候有关,在20世纪80年代已经有人依靠游标卡尺等手工测量仪器做过此类研究。由此得到的数据除了颅容量(脑体积)是三维数据外,其他大多数都是线性数据,如颅骨长度、宽度等。

　　当时的研究证明,高纬度、寒冷地区的人,脑体积比较大,头顶比较高耸,整个头骨更加接近球体,而热带地区的人正好相反。目前,研究者们仍然采用现代人的头骨作为研究材料,但与前人不同的是,在技术水平飞速发展的前提下,现代人已能够采用三维激光表面扫描技术扫描并建立头骨的三维虚拟模型,用软件来测量头骨特定部分的表面积;并结合当地的纬度、气温数据,进一步研究头骨形态在不同纬度及不同环境的分布特征。结果显示,纬度越高、气温越低,当地人群头盖部表面积越大;处于低纬度、热带环境的人群则反之。而颧骨面积则与纬度没有显著联系,只与气温有关。气温越低,当地人群颧骨表面积越大;低纬度、热带环境的人群则相反。头颧指数(即颧骨与头骨面积的比例)也只与气温呈负相关,与纬度没有显著联系。因此,热带地区由于温度、湿度等全年较高,人类骨骼的生长态势容易随着生活环境的变化而发生改变。

　　除此之外,骨科疾病在热带地区也十分常见。炎热多湿的特殊环境因素不仅适宜病原生物的繁殖,而且使机体的代谢消耗增加,内环境易发生紊乱,降低机体在创伤后的应激和抵抗能力,使伤情更加严重和复杂。此外,大部分热带地区的经济水平相对较低,卫生习惯较差,因此热带发展中国家的骨科疾病谱有其独特性。热带地区常见的骨科疾病包括感染性骨性关节病、骨骼肌炎、骨性关节炎、反应性关节炎、代谢性骨病、自发性断趾病等,这些疾病都会对骨骼的鉴定造成一定的影响。

三、热带地区的牙齿特点

　　牙齿是人体最硬的器官,除担负切咬、咀嚼等功能外,还起着保持面部外形和辅助发音等作用。牙齿可分为切牙(门牙)、尖牙(虎牙)、前磨牙和磨牙四种。每个牙齿均由露在牙槽骨外的牙冠和长在牙槽骨内的牙根,以及牙冠、牙根之间的牙颈组成。牙齿的主要构成物质为牙质(牙本质),外面包有牙釉质(在牙冠部分)和牙骨质(在牙根部分)。牙骨质外还有由纤维组成的牙周膜,把牙齿固定在牙槽中。牙的中央有牙髓腔,腔内充满牙髓,并有丰富的血管和神经。

人一生要萌出两次牙齿。第1次萌出的叫乳牙,上下颌左右侧各5个,共20个,从出生后6个月开始至3岁左右长全。6~7岁时乳牙开始脱落。第2次萌出的叫恒牙,上下颌左右侧各8个,共32个。6~7岁时萌出第一磨牙,并开始更换乳牙;至13~14岁乳牙全部换完,但第三磨牙(又称智齿)要到20岁左右才生长。

牙齿大小和形状的差异可能与不同的饮食习惯有关。在热带地区,人们常更多地食用热带水果、蔬菜和肉类,这些食物通常需要咀嚼和研磨。因此,牙齿可能会表现出更大的咀嚼面和更强的研磨能力,这可能会导致牙齿更大、更厚、更锋利。牙齿磨损的程度可能与食物的硬度和咀嚼频次有关。在热带地区,人们可能更多地食用硬质食物,如坚果、水果和肉类,这些食物可能会对牙齿造成更大的磨损。因此,牙齿可能会出现更多的磨损痕迹和更少的填充物,也更容易出现凸颌、槟榔牙等特征。

第三节　热带地区法医学实践注意事项

法医学实践中发现的白骨化尸体大多为无名尸体,因发现的时间与死亡时间间隔较久,尸体已遭到自然因素以及生物因素如昆虫、动物的咬噬等破坏,使死者衣着腐烂、器官软组织消失而仅残留骸骨,检验及鉴定的难度明显增加。此外,尸体发现的场所又多是隐蔽或偏僻处,如荒郊、野外、地下、水中等,常为移尸、抛尸、埋尸、沉尸的第二现场,遗留的痕迹物证常较少,进一步增加了检验和鉴定的难度。

有利的因素是骨骼不易受到时间、环境以及温度等的影响,不易灭失。通过系统的搜集和清理,获得较为完整的骸骨,大多能够判断出死者的性别、年龄、身高、个体特征乃至损伤机制、死亡原因等,成为案件侦破的重要证据。因此,在进行此类案件的法医学检验时,要注意案件性质的确定、白骨化尸体的死亡时间推断以及个人识别与死者身源的确定等问题。

一、白骨化尸体的法医鉴定步骤

在对白骨化尸体进行检验时,首先要对现场原始状态进行拍照/摄影固定,然后再做全面检材的提取,不可轻易放过任何有检验鉴定价值的物证。要对骸骨、衣着、附着物等逐一检验,并对尸体下方的腐烂泥土进行毒物化验,运用法医人类学、法医损伤学以及昆虫学、植物学等学科的知识,密切结合现场情况进行综合分析,弄清死者身源、死亡原因、致死方式、死亡时间、致伤工具甚至犯罪分子特征等侦查急需问题。

当遇到多人骨骼混杂在一起时,应先仔细区分,再按解剖学顺序排列检验;对骨骼上的任何变异和损伤都应当充分检验和分析,不容忽视。亲友的证词不能作为认定死者身源的唯一依据,身源的最终确定必须通过 DNA 检验等客观方法来鉴定,以防发生错案。毒物检验应作为每起白骨案的常规项目,可通过提取骨骼及内脏相应部位的泥状物等进行检验,以确认有无投毒加害的可能。

现场骨骼的发现、收集与处理是对骨骼进行人类学检验的重要步骤,是为侦查破案提供证据及线索的重要环节。在热带地区,白骨化尸体的法医鉴定是一项极具挑战性的任务。由于热带气候的炎热和高湿度,尸体的保存和鉴定往往面临更大的困难。因此,法医工作者需要采取特殊的措施来保护证据,并防止进一步的破坏。在提取骨骼标本之前,需确定所发现遗骸的埋藏情况,特别需要详细记录骨骼发现地点的方位、周围环境、温度、气候、土壤种类、植被以及尸骸的埋藏情况。除此之外,要特别注意尸骸的姿势、包裹物,与尸骸有关的其他物品的发现情况及相关位置。在现场勘查和收集过程中,法医工作者需要特别注意保护骨骼和随身物品,以防止其受到高温和湿度的影响,应采取必要的措施来保护证据和防止进一步的破坏,以确保后续鉴定工作的顺利进行。

在衣物和随身物品的检验过程中,法医工作者需要更加仔细地观察和分析这些物品的材质、颜色和形状,以寻找任何可能揭示死者身份的线索,这些线索可能包括商标、图案或特殊的磨损痕迹等,它们可以帮助法医工作者确定死者的身份和生活环境。同时,要进行拍照、录像,以固定现场。

对于较大的露天现场,封闭现场后要按网格法对现场进行逐一勘查、挖掘。可用白灰在现场画成 2m×2m 的网格,每一网格代表一个搜查区域,逐一勘查,防止遗漏。在现场提取骨骼时,应先提取较小、易丢失的不规则骨,如掌、指骨及牙齿等,然后再提取较大的骨骼。在骨骼拼接和检验过程中,需要耐心地拼接散落的骨骼,并仔细地观察和分析每块骨骼的特点和变化,它们可以提示死者的年龄、性别、身高和种族等身份信息,以便于法医工作者确定死者的身份和死亡原因。

提取骨骼时,要将与骨骼同时发现的其他物品如枪弹、凶器、衣物、饰品等统一编号,一并提取。根据案件需要,可提取现场的土壤、水等检材进行检验,同时要提取对照样本。同时,还需要注意防止虫害和动物破坏对证据的影响。

总之,热带地区白骨化尸体的法医鉴定是一项充满挑战但极具价值的工作。法医工作者的专业知识和耐心细致的工作态度是揭示真相的关键。

二、案件性质的确定

案件性质的确定与死因、手段紧密相关。判断死亡原因和致死方式是确定死亡性质的关键。有无致命性损伤、有无中毒是检验的重点,应注意检验颅骨、舌骨、肋骨等有无暴力作用造成的骨折及遗留的工具痕迹等,研究其形成的机制,以便于确定死者的死亡性质。但若骸骨上无损伤,也不能完全排除以电击、机械性窒息、暴力致脏器损伤等方式造成的死亡,必须在认真分析研判的基础上进行鉴别。

研究骨骼上有无致命损伤痕迹,重点要注意颅骨、舌骨及肋骨等。被打击头部致死者,颅骨上会留下各种形态的骨折、缺损以及砍击痕迹。在热带沿海地区,要尤其注意鱼线、渔具等工具给尸体骨骼留下的痕迹。此外,还需注意手捻刀、竖铲等特殊工具留下的痕迹。分析颅骨骨折形成的机制有助于确定致伤工具、死者在被害时的体位,从而确定案件性质。舌骨骨折往往提示颈部受压,多为扼颈造成,提示他杀。观察肋骨有无折断及刀刺痕,可确定是否为刀捅伤及其他暴力作用,对分析案件性质很有帮助。毒物检验应作为每起可疑白骨案的常规,可取肝、胃等相应部位的泥土及骨骼等进行检验。尸块不全或有包装物的,要分析是否存在分尸的可能,仔细观察分尸时在骨骼上留下的痕迹。在分尸时,骨骼上常常会留下分尸痕迹,特别是颈椎的横突和棘突,很容易留下砍痕。除此之外,还需注意工具和动物在骨骼上留下痕迹的区别。有包装物并非都是杀人(分尸)案,如有的在劳动时掘出尸骨,或迁移无主坟墓时将尸骨包装掩埋等,但后者无骨骼损伤,需注意甄别。此外,观察现场环境和尸块所处的具体方位对分析案件的推断会有帮助。

在全身骨骼无损伤时,也不能排除他杀。有许多杀人手段在骨骼上不能被发现,如电击、投毒、部分机械性窒息以及刀捅伤等。除他杀和自杀外,意外灾害事件造成的死亡也需要特别注意。在热带地区,常见的自然灾害包括洪涝、台风、暴雨、雷电、干旱、气旋等。因自然灾害死亡后形成的白骨化尸体,骨骼上可能会留下碰撞伤等痕迹,如骨折、脊柱损伤等,也可能全身骨骼无损伤,因此在进行法医鉴定时,需特别注意与其他死因进行区分。

在热带地区,还需注意气温、雨林、草原、沙漠里特殊的动植物造成的非自然死亡。当白骨化尸体在偏僻、人烟稀少的地区被发现时,除了考虑他杀抛尸外,还应考虑周围环境造成的死亡。当骨骼有损伤时,应考虑到动物、植物等对骨骼造成的损伤,并与其他工具造成的损伤进行区分。还需注意是否因高温等天气因素造成死亡,周围的动植物、昆虫等对骨骼进行破坏,此时要对骨骼进行生前伤与死后伤的鉴别。

在热带地区,由于气候炎热、湿度高等原因,尸体可能常较快地出现腐败、分解等情况,给案件性质的确定带来一定难度。因此,在处理这类案件时,需要采取有效的措施保护现场,避免证据进一步灭失,仔细收集证据,进行详细的法医检验等。

三、白骨化死亡时间推断

尸体软组织器官的崩解主要是生物学过程,也有化学过程的氧化作用和还原作用参与。在法医人类学检案实践中,需要做的第一步工作往往是确定尸体白骨化的时间。白骨化尸体死亡时间的推断(estimating of postmortem interval of skeletonization of body),对于确定死者大致的死亡时间、案发时间、案发环境条件等,都有十分重要的意义。新鲜的尸体可根据早期尸体现象推断死亡时间,能够得到较为精确的结果。随着死亡时间的延长,特别是已经腐败呈白骨化的尸体,推断死亡时间的误差将会大大增加。尸体白骨化时间的确定是十分复杂的问题,受到多种因素的影响。例如,尸体放置的环境情况,放在室内与室外尸体的白骨化时间不同,放在水泥地面与土地上尸体的白骨化时间也不同;尸体接触条件,如尸体有土埋或无土埋,土埋深浅;尸体有包裹或无包裹等,其白骨化过程常常不同。而且,不同季节死亡的个体及尸体上有无损伤,尸体白骨化的过程也不同。甚至,不同性别、年龄、体形的个体,死后尸体白骨化的过程也有很大差别。由于尸体白骨化的过程极为复杂,尸体白骨化时间的推断难度较大。尸体白骨化的时间推断与案件的侦查关系密切。因此,尸体白骨化研究已引起法医人类学家的关注。

常用的尸体白骨化死亡时间的推断包括以下几种方法:①根据死者的衣着与季节的对应关系来判断;②根据尸体放置的环境情况来推断;③根据尸体上滋生的蝇虫等的生命周期阶段来进行时间推断;④根据尸骸周围植物的生长规律来推断。

1. 根据死者的衣着与季节的对应关系来推断白骨化尸体死亡时间是常见的方法，但此方法不太适用于热带地区。热带地区是在南北回归线之间的广大地区,四季界限不明显,日温度变化大于年温度变化,因此在许多热带地区,人们的衣着不会有太大的变化,便很难根据死者的衣着判断对应的季节。

2. 在法医学实践中,多种因素都会对尸体形态变化产生影响,尸体放置的地点与接触条件不同(室内与室外;陆地与水中;尸体有土埋或无土埋,土埋深浅;尸体有包裹或无包裹等),其白骨化过程也完全不同。这既是法医人类学的重要任务,也是工作难点。因此,在根据尸体放置的环境情况推断白骨化死亡时间时,可结合现场的气候、土壤性质、成分、湿度、温度、酸碱度等因素进行大致估算。

热带地区的土壤形成受到气候、地质、生物等多方面的影响。通过长期的热化作用和酸化作用,热带地区的土壤层次结构明显,顶土层多剥落,植物根系发达,且有机质含量高。同时,由于热带地区植被茂密、多样性高,这些植物在生长过程中不断释放出有机物和化学物质,也进一步促进了土层有机质的积累。热带气候所形成的土壤包括砖红壤、赤红壤、燥红土、荒漠土等,可根据不同土壤中的酸碱度、矿物质、微生物等特殊环境进行分析。

3. 根据尸体上滋生的蝇虫等的生命周期阶段来进行死亡时间推断。热带地区特有的蚊蝇虫包括蛇蝇、丽蝇、突眼蝇、火蚁、行军蚁等,可根据其生命周期进行尸体白骨化时间推断。但此方法只适用于形成时间不久的白骨化死者的死亡时间推断,对于白骨化时间较长的尸体无法准确估算。

4. 根据尸骸周围植物的生长规律来进行分析判断。比如,一年生植物有发芽、开花、结果的周期,通过分析比较受尸体覆盖影响而停止生长的植物与周围同类植物生长的差异,可推断尸体处于该地点的大致时间。又如多年生植物的主干断面有明显的年轮,通过检验穿过尸体或裹尸物等生长出植物的年轮数,可以估计 1 年以上的死亡时间(年轮为最少年数)。

实践证明,观察的指标越多,获取的信息越多,死亡时间推断的准确程度就越高。因此,充分发掘和利用现场的物证资源,可以避免或减少死亡时间推断的误差。

四、个人识别与死者身源的确定

确定死者身源是侦查破案的首要环节。通过骸骨检验,运用法医人类学知识展开个体识别,明确种属、种族、性别、身高、年龄,以及根据牙齿和有无陈旧性骨折等特征进行排查,是早期查找身源最常用和行之有效的方法。同时,识别、辨认死者的随身衣着、证件、印章、钥匙、手表、首饰等物品也是判断身源的重要佐证。目前,国内外公认通过颅像重合技术和DNA检验取得的结论是确定身源的可靠依据。

（一）骨骼种属的推断

确定骨骼是否属于人骨。首先,法医工作者需要了解人类的骨骼特征。人类的骨骼结构具有一些特征,如颅骨的形状、牙齿的数量和大小、骨盆的结构等。通过比较这些特征,可以判断一具白骨化尸体是否属于人类的骨骼。其次,对于非人类的骨骼,法医工作者需要了解各种动物骨骼的特征。不同种类的动物具有不同的骨骼结构和形态特征,如四肢的长度、牙齿的数量和形状等。通过比较这些特征,可以判断一具白骨化尸体属于哪种动物的骨骼。体积较大的骨骼可直接观测鉴定,但如果送检的骨骼标本为骨骼残片,骨骼表面特征破坏较大,根据人体骨骼的形态学特征无法进行鉴定时,需做骨组织磨片,根据骨骼的组织学特征进行种属鉴定。

人和动物骨骼的大体形态明显不同,易于鉴别。人类颅骨高隆,脑颅大于面颅（侧面观脑颅占 2/3,面颅占 1/3;正面观脑颅与面颅的比例为 1:1）,脑颅呈球形,面颅吻部不突出。动物的脑颅比面颅小,头颅一般呈三角形,面颅吻部突出。个体的骨骼种属鉴定主要用于碎尸案及杀人焚尸案发现骨骼的鉴定。此类案件骨骼碎片的体积较小,鉴定骨骼的种属较困难。尤其是在杀人焚尸案中,骨骼 DNA 检验常受到客观条件的限制,法医人类学的检验常成为案件侦审的关键。

1. 骨骼残片的初检　清理骨骼残片,通过骨骼的外部形态确定骨骼损伤情况及处置方法,如骨骼断端是否光滑,骨骼表面是否有切割痕、砍痕等。根据骨骼表面的情况,再确定骨骼是否被水煮过、焚烧或用其他的方法处理过。如果骨骼的表面形态、颜色一致,表明骨骼是在相同条件下处置的。对于被犯罪嫌疑人处理过的骨骼,即使是骨骼碎片也需要逐一检验,以发现骨骼是否存在损伤。

2. 骨骼残片的鉴定　如果骨骼残片的体积很小,进行骨骼的种属鉴定难度较大。首先将送检骨骼残片中存在关节面的骨骼残片选出。在骨骼残片的检验中,被检骨骼的体积都很小,人体中小的骨骼,如指、趾骨常会被完整地保存下来。由于人类的直立行走,手、足的结构与动物完全不同。人类指、趾末端的骨骼呈三角形,甲床面较平,指、趾腹面粗糙。有上述特征的骨骼,一经发现即可认定为人类骨骼。然后,对有关节面的骨骼残片进行检验。人类的关节与动物相比更加灵活,动物的关节则更加稳定坚固。因此,人类骨骼的关节面与动物骨骼的关节面相比,更加光滑,球面关节曲面接触面相对更小,关节囊松弛,韧带附着点的面积相对较小。如果送检骨骼残片中发现有关节面的骨片,可以根据关节面上有无沟嵴及关节周边韧带附着点的情况确定送检的骨骼是否为人类骨骼。

(二)骨骼种族的推断

在移民国家发现白骨化的尸骨,骨骼的种族鉴定是必须进行的工作。在热带地区,根据骨骼对种族进行推断也有重要的意义。由于热带地区的地理环境和气候条件与其他地区不同,不同种族之间的生物学差异可能更加明显。通过对热带地区的人类骨骼进行研究,法医工作者可以了解不同种族之间骨骼的形态、结构、大小等方面的差异,并推断出他们所受的遗传、环境和生活方式等因素的影响。

1. 颅骨的种族差异　颅骨的大体形态特征存在着明显的种族差异。

(1)欧罗巴人种:颅骨特征表现为:眉弓较其他人种更发达;乳突大;正颌面形,吻部突出不明显;高而窄的鼻骨,发达的鼻棘,突出的颏。

(2)蒙古人种:颅骨特征表现为:短颅及圆形颅较多见,颧骨及眶下部向前突,眉弓不发达;鼻根宽扁,鼻梁低,梨状孔较窄;颌及齿弓短宽;下颌宽,下颌角向两侧张开;铲形门齿;扁平的枕骨,枕外隆突发达;颅穹隆平滑。

(3)尼格罗人种:颅骨特征表现为:颅形狭长,眉弓多不发达,前额丰满;低而宽的鼻梁;突颌明显;上、下齿槽明显,前突颏不发达;长而窄的颌及齿弓;枕部明显后突。

(4)澳大利亚人种:颅骨特征与早期的人类相似,主要表现为扁平的前额、突出的眉弓、大的颌及牙齿。

2. 椎骨的种族差异　颈椎棘突末端形态存在明显的种族差异。Duray 等对 359 个个体的颈椎进行了种族差异的研究,种族来源于非洲大陆及欧洲大陆的白人后裔,同一种族内不同性别个体的比例大致相等。根据颈椎棘突末端是否有分叉的情况,将颈椎分为 3 种类型:颈椎棘突末端明显分叉、颈椎棘突末端部分分叉、颈椎棘突末端不分叉。研究结果表明,91% 个体的第 2 颈椎棘突末端均为明显分叉型,98% 个体的第 7 颈椎均为棘突末端不分叉型。统计结果显示第 2、7 颈椎末端分型均不存在种族及性别差异。从第 3 颈椎到第 6 颈椎,棘突末端明显分叉个体的出现率在美国白种人和美国黑种人之间存在明显的种族差异。统计检验表明,美国白种人的第 3 颈椎到第 6 颈椎棘突末端明显分叉型的出现率远远高于美国黑种人。而且,男性棘突末端完全分叉型的出现率高于女性,种族间的差异大于种族内的性别差异。

（三）根据骨骼推断年龄

在正常人的骨骼生长发育过程中，骨骼的初级和次级骨化中心（ossification center）出现的时间、骨化速度、骨骺（epiphysis）与干骺端闭合时间及其形态变化都具有一定的规律性。未成年人的骨骼年龄鉴定依据骨骼的生长发育，观察骨化点出现的数目及骨骺闭合的情况。成年人骨骼年龄鉴定的依据是随年龄增长骨骼出现的生理及病理性改变，这些改变主要发生在骨骼的软骨连接及骨骼的关节部位。最常用的骨骼年龄推断（estimation of age）方法为耻骨联合面（symphysial surface）的年龄判定，其次为胸骨、肋骨、锁骨的年龄判定。骨缝的闭合情况也可以用于推断成年人的年龄，常用方法有颅缝闭合的年龄判定及腭缝的年龄判定。颅缝的年龄判定误差相对较大，实践中已经很少应用。腭缝的年龄判定效果较好，实践中应用较多。同时，牙齿的发育情况受环境的影响较小，牙齿年龄与不同生长阶段的发育及矿化相关，根据牙齿的不同发育阶段、形态变化等推断牙龄对于推断个体实际年龄至关重要。牙齿的萌出顺序（包括乳牙及恒牙）可以用来推断少年、儿童的年龄。使用牙齿推断成人年龄的方法很多，评估牙齿的体积和第三磨牙的发育是推断成人年龄的两种最常用方法，该方法简单，准确性相对较高，同时，法医还可以根据牙齿的磨耗程度推断年龄。

一般而言，热带地区的人比温带地区的人发育成熟早，温带地区的人比寒带地区的人发育成熟早，各相差 1 年左右。此外，骨骼的年龄与性别有关。一般女性骨骼的年龄变化较男性的略早，在 5~10 岁相差约 1 年，在 10~15 岁相差 2 年，在 15~20 岁相差约 1 年。由于营养、疾病、地域及性别等诸多因素的影响，同一年龄不同个体的骨骼会出现不同的年龄特征；具有相同或相近年龄特征的骨骼却分属不同年龄个体。

未成年骨骼的年龄鉴定主要根据躯体初级骨化中心的出现时间以及骨骺闭合程度进行推断。20 岁以后以耻骨联合的年龄变化最有价值，根据耻骨联合面鉴定年龄，在 14~30 岁，误差仅 ±1 岁；在 30~50 岁，误差为 ±2 岁。其他骨骼年龄鉴定存在较大误差。骨骼的年龄变化通常受营养、健康状态、地理环境与性别等诸多因素的影响，因此根据骨骼鉴定年龄时，应尽可能采用多种鉴定方法，以提高准确性。

由于手腕部集中了人体的长骨、短骨、圆骨，能够较为全面地反映个体骨骼的生长成熟状况，且 X 线图像获取较为方便，因此多数学者认为手腕部是确定青少年儿童骨龄的最理想部位，常使用手腕部 X 线片来推断个体年龄。迄今为止，国际上较为流行的骨龄评价方法有 G-P 图谱法和 TW3 评分法。国内学者针对中国人口的发育特点，制定了中国青少年儿童手腕骨成熟度及评价方法、中国青少年骨龄鉴定标准图谱法等，致力于提高骨龄鉴定意见的精确度。

年龄推断是法医人类学工作中的重要内容,准确的年龄推断能够为案件的侦查提供线索,为审判的定罪量刑提供证据。多排螺旋 CT 能够实现快速地对骨骼进行径线、面积和体积的综合测量以及形态学观察,国外法医人类学家以"虚拟骨骼"为对象,进行了年龄推断的研究,并取得了一定的成果。

(四)根据骨骼推断性别

骨骼的性别鉴定(sex identification)主要依据骨骼形态的生理特征及骨骼的表面形态。确定性别准确率最高的骨骼是骨盆,其次是颅骨及躯干骨。四肢骨骼的性别鉴定准确率较高。其他不规则骨,如肩胛骨、跟骨等也可以进行性别鉴定。任何单一骨骼的性别鉴定都有一定的误差,多骨骼的性别鉴定可以起到交叉校对的作用,提高骨骼性别鉴定的准确性。

1. 颅骨表面特征的性别差异 主要表现在颅骨表面解剖结构的形态方面。男性颅骨粗大、厚重,女性颅骨光滑、纤细。较为典型的男性或女性颅骨,通过观察可以较容易确定颅骨的性别。

(1)男性颅骨表面特征

1)整体观:大而重,颅壁较厚、粗壮,肌嵴明显,颅容积大(约 1 450ml)。

2)正面观:额部较倾斜,额结节不明显;眉间凸度大,突出于鼻根上;鼻根点凹陷较深;眶类方形,上缘较钝;眉弓明显;梨状孔高而窄,颧骨高,粗壮,颧弓发达。

3)后面观:枕外隆突明显;乳突发达,枕鳞肌嵴明显。

4)底面观:齿槽弓较大,近 U 形;枕骨大孔大,枕骨髁大,颅底肌嵴明显。

5)顶面观:顶结节较小,眉弓突出。

(2)女性颅骨表面特征

1)整体观:小而轻,颅壁较薄、表面光滑,肌嵴不明显,颅容积较小(约 1 300ml)。

2)正面观:额部较陡直,额结节大而明显;眉间凸度较小,较平;鼻根凹陷较浅;眶类圆形,眶上缘较锐;眉弓不明显;梨状孔低而圆;颧骨低而薄弱,颧弓较细。

3)后面观:乳突不发达,枕鳞肌嵴不明显。

4)底面观:齿弓小而尖,呈抛物线形;枕骨大孔较小,枕骨髁小,颅底肌嵴不明显。

5)顶面观:顶结节较大,眉弓不突出。

2. 骨盆的性别判断 骨盆由左右髋骨及骶骨构成,骨盆的性别差异十分明显。

(1)男性骨盆:骨盆整体粗壮,肌嵴明显,骨骼厚重。骨盆入口纵径大于横径,呈心脏形。骨盆高而窄,呈漏斗形。骨盆出口狭小,坐骨棘发达。耻骨下角呈 V 形,夹角较小,相当于示指与中指所形成的夹角。骶骨底第 1 骶椎上关节面大,占骶骨底部的 2/5~1/2。

（2）女性骨盆:骨盆整体纤细,肌嵴不明显,骨骼轻。骨盆入口横径大于纵径,呈椭圆形。骨盆浅而宽,呈圆柱形。骨盆出口宽阔,坐骨棘不发达。耻骨下角呈 U 形,夹角较大,相当于拇指与示指所形成的夹角。骶骨底第 1 骶椎上关节面小,约占骶骨底部的 1/3。

3. 胸骨的性别判断　一般认为,通过胸骨的形态观察可以判断胸骨的性别。男性胸骨长而大,胸骨体的长度是胸骨柄长度的 2 倍以上。女性的胸骨短而小,胸骨体的长度不足胸骨柄长度的 2 倍。而且,女性的胸骨下端常膨大。在实践中可观察到,胸骨的形态不仅有性别差异,还与体形的大小有关。

在热带地区,由于气候和环境的影响,人类骨骼的特点与其他地区有所不同。然而,无论在哪个地区,推断骨骼的性别都是一个复杂的过程,需要综合考虑多个因素。一般来说,男性骨骼比女性骨骼更重、更厚、更长。例如,男性的头骨通常比女性头骨更大、更重,而女性的盆骨则更宽、更圆。此外,男性的骨骼通常具有更明显的肌肉附着痕迹,而女性的骨骼则可能具有更明显的脂肪沉积。在热带地区,由于气候炎热潮湿,人们可能更倾向于赤脚或穿较少的衣服,因此足部和下肢的骨骼可能会受到更多的磨损和伤害。此外,由于炎热的气候可能导致脱水和其他健康问题,颅骨和其他骨骼可能也会受到影响。然而,仅凭骨骼特点来判断性别常常是不准确的。推断性别通常需要综合考虑多个因素,如骨骼形态、大小、比例、损伤情况等。此外,不同人群的骨骼特点也可能存在差异,因此需要结合当地的文化、历史和环境等因素进行分析。热带地区人群的骨骼特点可能与其他地区有所不同,但仅凭这些特点来判断性别常不准确。

（五）根据骨骼推断身高

在无名白骨化尸体的案件中,或在尸体被肢解后残留部分肢体的案件中,法医工作者需要根据骨骼或残骨进行身高推断。采用公式来推断的方法受种族、性别、年龄和个体差异的影响,因而推断所得的身高数据实为死者生前近似身高。

地域和种族对身高的影响较大。通常白种人比黄种人身高要高。国内统计表明:东北人平均身高高于黄河以北地区的人,黄河以北地区的人平均身高高于长江以北地区的人,长江以北地区的人平均身高高于长江以南地区的人。身高有明显的性别差异。

种族、民族、地区相同的人群,女性平均身高均低于男性。身高与年龄密切相关。一般认为,一个人的最大身高在 18~20 岁,30 岁以后,每年身高降低 0.06cm,即每 20 年身高降低 1.2cm。

四肢长骨比其他类型骨骼推断身高的准确性高;下肢长骨推断身高的准确性比上肢长骨高;用多根长骨推断身高,其准确性比一根长骨高;全身骨骼以股骨推断身高的误差最小。根据骨骼推断死者生前身高,根据骨骼和采用的公式不同,一般误差在 2~10cm。

对于完整的无名尸骨,可测量全套骨骼的总长度,再加上 5cm 软组织厚度,即为死者身高。也可采用下列方法计算,先测得颅高、各椎骨椎体长的总和、股骨生理长、胫骨生理长、距骨高与跟骨高之和,用下列公式,即可求得死者生前身高:身高 =[0.98 × 骨骼全长(即上述测量值总和)+ 14.63 ± 2.05](cm)。

未成年人骨骼的身高推断应用解剖学方法,即将发现的骨骼按解剖学原理排列好,然后加上关节软骨及椎间盘的厚度直接测量。成年人发现的骨骼较完整时,也可以用解剖学方法推断身高。未成年人用解剖学方法推断身高时,关节软骨及椎间盘的厚度为 1~2cm;成年人用此法,关节软骨及椎间盘的厚度为 3~4cm。骨骼身高推断最常用人体测量学的方法对骨骼进行测量,根据骨骼的测量数据,应用回归方程推断身高。目前,中国人根据骨骼推断身高的方法是用 20 世纪 70 年代末收集的骨骼标本建立的,近年的研究表明,中国人的平均身高明显增加,子代的身高明显高于亲代。在实践中,用骨骼推断身高所得结论可以参照当地不同年龄组人群的平均身高综合分析。

总的来看,高纬度人群的平均身高高于低纬度人群、牧区人群的平均身高高于农区人群、城市人群的平均身高高于农村人群。高纬度地区终年寒冷,人体新陈代谢慢,生长期长,较多地积累了物质和能量,故该地区的人身材高大。高大的身材使单位体积对应的表面积小,散热少,有利于抵御风寒。低纬度地区的人身材矮小,则与上述原因相反。另一方面,身高还与日照时数呈正相关关系。

法医通过比较不同个体骨骼的长度和形态,可以得到关于个体身高的一些线索。首先,在热带地区,由于气候炎热潮湿,人们的新陈代谢较快,生长发育也较快,因此骨骼生长的速度可能会比其他地区的人更快。这可能会导致骨骼形态和身高特点与其他地区的人有所不同。例如,热带地区的人可能具有较长的四肢和较高的身高。其次,不同的人种和族群在热带地区的骨骼形态和身高特点也会有所不同。例如,非洲人在热带地区的骨骼形态可能更适应于跳跃和快速移动,而亚洲人在热带地区的骨骼形态可能更适应于长时间站立和行走。因此,使用骨骼身高推断方法时需要考虑个体差异和不同人种、族群的特点。最后,使用根据热带地区的骨骼生长特点推断身高的方法时需要考虑营养状况、遗传等因素的影响。例如,在热带地区,由于气候和环境等因素,人们的营养状况可能会受到影响,这也会影响骨骼形态和身高的发育。

(六)根据牙齿进行个人识别

牙齿是口腔内由高度钙化的组织构成的器官,是人体最坚硬的组织和保存时间最长的器官,不易受环境与理化因素的影响。这种稳定性使牙齿鉴定成为法医学的一种重要方法。碎尸、高度腐败、白骨化以及在交通事故中被严重破坏的尸体均可能仅剩下牙齿。在一些严重的火灾案件中,鉴定牙齿可能成为识别烧焦尸骸的唯一方法。不同个体的牙齿发育状况及排列方式不同,随着牙齿的使用、磨损而出现的局部缺损特征,使牙齿具有了唯一性,这在法医个体识别中有重要意义。

热带地区的饮食习惯也可能导致牙齿发育的不同。长期饮用咖啡、浓茶、可乐等深色食物会使牙齿变黄、变黑。其他如长期抽烟、嚼槟榔等不良习惯也会因为深色素沉积于牙齿表面甚至渗透入牙釉质内部,导致牙齿变色而形成黑牙。

牙齿磨损的程度可能与食物的硬度和咀嚼有关。在热带地区,人们可能更多地食用硬质食物,因此,牙齿可能会出现更多的磨损痕迹和更少的填充物。例如,槟榔原产于马来西亚,目前广泛栽培于中国云南、海南及台湾等热带地区。槟榔是重要的中药材,一些人还会将果实作为一种咀嚼嗜好品。但槟榔的主要成分槟榔碱对多种细胞有细胞毒性、遗传毒性、致畸性作用,长期咀嚼槟榔会持续刺激口腔黏膜,引起口腔黏膜的病变甚至癌变,增加口腔癌的发病率。长期咀嚼槟榔会导致牙齿磨耗严重,牙齿变短、过敏甚至牙髓暴露,引起牙髓炎以及牙齿松动甚至提前掉牙的现象,形成槟榔牙。

此外,由于热带高温和潮湿的环境条件,传染病等疾病的发病率也大幅度增加,而热带传染病伴发的口腔病损也时有发生。在热带地区,牙龈炎、龋齿、颞下颌关节病、楔状缺损、牙周炎、牙列缺损、牙髓炎、口腔溃疡、唇单纯疱疹、日光性唇炎、智齿冠周炎、磨牙症、根尖周炎和颌面部外伤等口腔疾病及损伤的发生率也大幅提升。

除上述疾病外,氟骨症是一种由于长期摄入过量氟化物导致的代谢性骨病,可无症状,也可出现广泛的疾病表现,如弥漫性骨骼疼痛、活动受限、骨量减少、韧带和骨间膜骨化。在热带地区,口腔可能是其他代谢性骨病的窗口,如氟斑牙。氟斑牙又叫斑釉,与饮用水中氟含量过高有关。氟本身对牙齿具有双重作用,饮用水中氟含量过高可导致氟斑牙,过低则形成龋齿。当饮用水含氟量为 0.000 1% 时,既有防龋作用,又不至于形成氟斑牙。然而,亚热带、热带地区,有关氟离子浓度的适宜值尚未形成一致意见。热带地区流行病学研究中关于供给水中所含氟量应达到什么水平才既可防止氟中毒,同时又能提供抗龋齿保护的调查尚有许多矛盾之处。

需要注意的是,以上推断仅基于一般情况,并不适用于所有情况。在具体的研究中,还需要考虑更多的因素,如遗传、环境、生活方式等,以得出更准确的结论。

(七)根据骨骼推断身源

一般是指对相关失踪人与骨骼的关系进行法医人类学方面的检验,包括颅相重合及颅骨容貌复原。颅相重合是在发现相关失踪人的信息后,用失踪人的面像照片与发现提取的颅骨进行影像重合,来确定颅骨与失踪人之间的关系。颅骨容貌复原是根据解剖学原理结合雕塑艺术,以发现的颅骨为基础,在颅骨的特定标志点上确定相应的软组织厚度,雕塑出容貌的轮廓,再根据颅骨的解剖学结构与面部五官特征的关系,如眼眶与眼裂、梨状孔与外鼻等,雕塑出面部五官。最后根据当地的风土人情对雕像进行修饰,如发型、服饰等。当颅骨容貌复原完成后,执法人员根据雕像去寻找失踪人员,为案件的侦查提供线索。

五、非骨骼材料的鉴定

在法医人类学实践中,对骨骼遗骸的分析不仅包括对骨骼的检查,还包括可能与之相关的生物遗骸。这种材料的回收可以为生物剖面的构建提供额外的信息,因为这些元素可能是老年(如骨化软骨)、病理条件(如血管钙化、生物结石、胸膜斑块)的产物或用于特定分析(如头发和人的指甲)。然而,这些元素可能难以识别,特别是如果它们已经破碎或降解,与土壤、根、泥土和骨头碎片混合,在宏观上可能被误认为其他元素。因此,重要的是要知道这些非骨骼材料看起来像什么,并意识到它们的客观存在。之前有研究试图记录骨骼残骸中常见非骨材料的宏观和微观特征,包括血管钙化、生物结石和囊肿,以便使用可获得的低成本技术在干骨情况下为其识别提供标准。然而,在法医案件中关于这些非骨骼材料的报道仍然很少。

(一)骨化软骨

肋喉软骨骨化在微结构上是一种正常的生理过程,与衰老有关。有学者研究了软骨骨化的模式和程度,以估计其在性别和年龄鉴定方面的潜在用途。虽然由于其他变量的影响,这些方法还不够精确,不能应用于法医科学相关工作,但骨化序列可以通过区分广泛的年龄组提供一个一般的年龄指标,并可能在没有其他方法可用时提供一个可能的性别判断。

（二）指甲

人的指甲可以通过 DNA 分型用于个人鉴定,通过毒理学分析来检测药物,通过同位素分析来重建旅行史、饮食和确定出生区域。由于角蛋白的作用,指甲结构坚硬,可以抵抗环境因素和分解,允许其在骨骼残骸中被发现。然而,在长时间埋藏后,指甲角蛋白可能会发生显著的降解,影响 DNA 和同位素分析。有研究认为,指甲对每个人来说都是独一无二的,它可以作为一种识别个人身份的手段,也可以将嫌疑人与犯罪现场或受害者联系起来。

（三）头发

在法医案件中,头发分析已被证明非常有用,不仅可以作为药物滥用调查的诊断工具,而且能够评估个体生前的健康状况和可能的死因。通过分析头发样本,法医工作者可以检测出个体生前可能摄入的药物、遭受的中毒情况以及接触过的环境污染物,为案件调查提供重要的生物学证据。此外,头发还可用于 DNA 分析和创伤损伤分析,从而可能为虐待儿童等特定案件提供信息。头发是一种非骨骼生物材料,能够存在数个世纪,在法医案件中不应被忽视。然而,与指甲相似,长时间埋藏后,头发角蛋白可能会发生显著降解,影响 DNA 和同位素分析。目前骨骼残骸的研究发现了超过一半的头盖骨和/或耻骨上有毛发。在 Lucie Biehler -Gomez 等人收集的研究样本中,从最短到最长的死后时间(死后 23 年到 76 年不等)的男女(男性 24 人,女性 30人)和所有年龄组(从 20 岁到 90 岁不等)的人中都采集到了毛发。研究还证明,骨化软骨、毛发和指甲可以在死后很长时间之后被发现,因为在死后 23 年至 76 年的残骸中都发现了这些物质。这些结果表明,无论骨骼遗骸的保存状况如何,非骨骼生物材料可能在两性和所有成年年龄组中都存在(研究中没有出现青少年),而且频率非常高。

第四节 热带地区案例分析

法医人类学是一门涉及人体骨骼和骨骼结构研究的学科,主要用于涉及法律和犯罪的案件中。由于热带地区特殊的地理和气候条件,法医人类学案例分析具有一定的特殊性和复杂性。热带地区的白骨化尸体通常是由于长期暴露在高温和潮湿的环境中,导致尸体腐败加速,组织分解迅速。这种过程通常需要数周到数月的时间。然而,具体的白骨化时间取决于许多因素,包括环境条件、尸体大小、尸体姿势、土壤类型和微生物活动等。

一、白骨化尸体

1. 简要案情　一名环卫工人在一南方城市内河涌边的草丛内发现一包由红布包裹的尸骨。

2. 现场勘查　现场位于河涌边的草丛,旁边的山为一乱葬岗,周围有4个在建工地,河涌边的大路通往一个村庄。该草丛内有一红色布包裹,包裹大小约为30cm×30cm×15cm,包裹外侧有少量尘土附着。包裹内装有尸骨,尸骨不同程度地附着植物根须和泥土,包裹内容物包括一个完整的头颅骨、多块颅骨碎片、两个下颌骨、四颗牙齿、两块髋骨及多数长骨、肋骨、椎骨以及其他骨碎块,还有少量动物尸骨以及较多的植物根须和泥土混合物。展开红色布包裹,见该包裹由一块红色布块对折后打结形成,红色布块大小约为190cm×77cm,布块较新。

3. 法医人类学检验　上述尸骨均腐败风化严重,通过分类检验分析,大部分尸骨分属于3名死者,其中女性1名(35岁左右)、未成年人1名(10岁左右)、成年男性1名(年龄无法判断,现场骨质不具备推断条件);其余少量尸骨破损严重,通过形态学无法判断。

上述尸骨中,女性个体尸骨质地相对较硬;未成年人个体骨质虽有一定硬度,但轻微用力即可折断;成年男性个体骨质腐败风化最严重,手指按压即粉碎。分析尸骨来自不同年代。

对尸骨上的附属物进行检验,见成年男性个体部分骨质被植物根须侵入;其余骨质未见植物根须侵入,仅表层有黄色泥土附着。分析上述尸骨所处环境有差异。

4. 讨论　根据现场勘查及法医检验情况,红布包裹内的尸骨来自不同个体、不同年代、不同环境。分析为上述尸骨暴露后,被人发现、收集后用红布包裹,放置于草丛内。热带地区雨水充足,山坡上的坟墓时间长了在雨水冲刷下会暴露出来,部分尸骨上有黄色泥浆干燥后附着,符合雨水冲刷后形成的特点。尸骨来自多个个体,并且其中含有部分动物尸骨,符合乱葬岗的特征。尸骨由何人放置也是很重要的调查工作,附近工地的工人在施工过程可以发现,另外村民在劳作时也可发现,尸骨由红布包裹,这个习俗在很多地区都有,这个行为说明放置尸骨的人尊重习俗,所以调查的方向还是以附近村民为主。

二、杀人碎尸案

1. 简要案情　某公安机关因侦办一宗非法经营案件,到案件嫌疑人租住处进行勘查取证,在房内发现密封的 3 个铁桶有臭味,房间有疑似人头颅骨的物品。3 个铁桶呈密封状,开启后里面装有 10 罐腐败的疑似人体残碎组织。嫌疑人称 3 个铁桶、疑似人头颅骨系从一男子处花 10 万元买来,3 个铁桶未开封过。房间内有供奉东南亚地区的佛像及佛牌。

2. 法医检验情况　尸块共分装于 3 个大铁皮桶(分别编号为:1、2、3)内的 10 个罐子(分别编号为:1-1、1-2、2-1、2-2、2-3、2-4、3-1、3-2、3-3、3-4)内。10 个罐子中 5 个为 10L 玻璃罐,2 个为 5L 黑色塑料罐,2 个为红色塑料罐,1 个为白色塑料罐。尸块被分别封装在 5 个玻璃罐和 5 个黑色胶桶内,罐口有防漏胶布缠绕防漏,罐盖有透明胶带缠绕,罐体有白色、黑色两层蜡封。10 个罐体分别封装在 3 个不锈钢的大桶内,桶口有玻璃胶、防漏胶布、透明胶带、透明薄膜分层缠绕。在编号 1-1 的黑色塑料罐内发现 1 块肋骨、肾脏、部分肺脏、部分肠管、部分皮肤(皮肤表面见一单刃刺创,长 2cm)及肌肉组织;在编号 1-2 的白色塑料罐内发现部分皮肤及肌肉组织;在编号 2-1 的玻璃罐内发现部分肩胛骨碎片、左侧髋骨、双侧股骨(右股骨最长值为 44cm)、双侧胫腓骨、部分肺脏、部分肌肉组织;在编号 2-2 的黑色塑料罐内发现左足(足长 24cm)、左手掌、部分肋骨、部分肺脏、部分皮肤及肌肉组织;在编号 2-3 的玻璃罐内发现脊柱、左侧肩胛骨、髋骨;在编号 2-4 的玻璃罐内发现右足、右手掌、右侧肺脏、心脏、肝脏、部分肠管、脾脏、胰腺;在编号 3-1 的红色塑料罐内发现左大腿皮肤及肌肉组织、左侧髋骨、会阴部皮肤(有阴茎)及肌肉组织;在编号 3-2 的玻璃罐内发现颅骨(已崩裂为 25 份,智齿未完全萌出,磨牙可见牙渍)、部分肋骨、双侧肱骨、双侧桡骨、双侧尺骨、头枕部头皮组织(有文身);

在编号 3-3 的红色塑料罐内发现右大腿皮肤及肌肉组织；在编号 3-4 的玻璃罐内发现胸骨、部分脑组织、部分皮肤肌肉及毛发；以上尸块骨质断面可见大量砍痕。10 个罐体内发现的全部尸块经拼接为一具完整的男性尸体。

颅骨：颅盖骨被分割为数十块碎骨片，颅底粉碎性骨折，残留枕骨大孔和枕骨及部分右上颌骨相连；下颌骨及其他面颅骨粉碎、分离。双侧颞骨碎片及右上颌骨碎片附着肌肉组织多处出血。

脊柱及肩胛骨：脊柱被分割为 5 段，断端可见多处砍痕及暴力掰裂痕，脊柱旁肋骨断端可见砍痕和暴力折断痕；肩胛骨于肩关节处分离，右肩胛骨被砍击分离为 3 个碎块。

胸骨、肋骨：胸骨于胸锁关节连接处及肋软骨处分离，肋骨断端有多处砍痕和暴力折断痕。

四肢：四肢长骨及双足均于关节连接处分离，股骨、胫腓骨均于中段离断，断端有砍痕和暴力折断痕。

骨盆：骨盆被砍击分离为 4 块，断端见砍痕。

皮肤：全身皮肤被分割成数十块，可见 3 处文身，其中背部、双上肢、双大腿、双足部皮下及肌肉内大面积出血。

内脏器官：遗留肺、心、肝、脾、双肾、胰腺、肠管，各脏器无破损，肺水肿，切面色淡，心内膜色淡，肝脏、脾脏、肾脏切面色淡，肠内发现 3 种颜色及形态的内容物。

3. 讨论　10 个罐子内的全部尸块可拼凑成为一具完整男尸，其中骨骼、内脏基本齐全。个人特征：死者年龄约为 22 岁，尸长为 170cm 左右，头枕部及躯干部有文身。死因：死者头面部、背部、双上肢、双大腿、双足部皮下及肌肉内大面积出血，内脏器官切面色淡，说明死者系被他人殴打致全身大面积出血引起创伤性休克死亡。致伤工具：死者头面部、背部、双上肢、双大腿、双足部皮下及肌肉内大面积出血，属钝器致伤；出血部位皮肤组织完好，说明致伤物表面光滑；综合分析，致伤工具为易于挥动的光滑钝物。碎尸工具：四肢长骨、脊柱、骨盆断端有多处锐器砍切痕，属菜刀类砍击所致；四肢长骨均于关节部位分离，胸腹部皮肤有一单刃锐器创，属带尖端的锐器刺切分割所致；颅骨粉碎性破裂，全颅崩裂成 25 份，分析存在一重物打击颅骨，符合金属锤类作用。该案件有明显的东南亚地区特点。"养小鬼"主要源于泰国，在东南亚一带很流行。警方需要担心的是要是有人杀人"养小鬼"获利的话，会不会形成产业造成连环杀人案，特别是该案件现场还有另外一个疑似人头颅骨的物品。

（张　鹏　王亚辉　汪家文　吴　坚　李志刚　李介男）

参 考 文 献

[1] 张鑫,黄欣,林海弘.30年土埋尸体形态变化分析1例[J].中国法医学志,2022,37(04):409-410.

[2] 张靖,魏富华,谭宜松,等.死后焚尸抛尸致尸体白骨化法医学检验1例[J].法医学杂志,2019,35(02):253-254.

[3] 白森布尔.探讨法医学检验与现场分析在白骨化尸体中的应用[J].世界最新医学信息文摘,2016,16(76):221.

[4] 张自雄,胡丽梅,向峰,等.水中白骨化尸体的DNA检验[J].法医学杂志,2015,31(02):147,149.

[5] 聂则欢,帅逸.中国援非专家的口腔疾病状况调查[J].广西医学,2022,44(22):2693-2695.

[6] 扈祚文,钟文,谢培增,等.热带海域长期巡逻官兵牙周病患病情况[J].解放军预防医学杂志,2012,30(04):282-283.

[7] 艾国平.热带医学的起源与发展趋势[J].第三军医大学学报,2012,34(08):687-690.

[8] 宝福凯.热带医学与热带病的研究现状、挑战与展望[J].昆明医科大学学报,2012,33(12):1-3.

[9] 王亚辉,万雷,郭昱成,等.法医学活体年龄研究前沿[M].北京:科学出版社,2023.

[10] GUNAWARDENA S A, ABEYRATNE P, JAYASENA A. Retrospective analysis of factors affecting rate of skeletonization within a tropical climate[J]. Sci Justice, 2023, 63(5): 638-650.

[11] ROSS A H, CUNNINGHAM S L. Time-since-death and bone weathering in a tropical environment[J]. Forensic Sci Int, 2011, 204(1-3): 126-133.

[12] ASTOLPHI R D, DE SEIXAS ALVES M T, EVISON M P. The impact of burial period on compact bone microstructure: histological analysis of matrix loss and cell integrity in human bones exhumed from tropical soil[J]. Forensic Sci Int, 2019, 298: 384-392.

[13] WESCOTT D J. Recent advances in forensic anthropology: decomposition research[J]. Forensic Sci Res, 2018, 3(4): 327-342.

[14] EMMONS A L, MUNDORFF A Z, KEENAN S W. Characterizing the postmortem human bone

microbiome from surface-decomposed remains［J］. PLoS One, 2020, 15（7）: e0218636.

［15］BIEHLER-GOMEZ L, CAPPELLA A, MAZZARELLI D. Frequency of biological non-skeletal materials in dry bone scenarios［J］. J Forensic Leg Med, 2021, 78: 102125.

［16］SINGH R, DEEPA, KAUR R. Diatomological mapping of water bodies: a future perspective［J］. J Forensic Leg Med, 2013, 20（6）: 622-625.

［17］ISHIKAWA N, NAKAMURA Y, KITAMURA K. A method for estimating time since death through analysis of substances deposited on the surface of dental enamel in a body immersed in freshwater［J］. J Forensic Leg Med, 2022, 92: 102447.

［18］NAGENDRA L, KAPOOR N, BHATTACHARYA S. Metabolic bone disease in the tropics［M］. South Dartmouth（MA）: MDText. com, Inc, 2023.

［19］VON CRAMON-TAUBADEL N, STOCK J T, PINHASI R. Skull and limb morphology differentially track population history and environmental factors in the transition to agriculture in Europe［J］. Proc R Soc B, 2013, 280（1767）: 20131337.

第九章　热带法医昆虫学

法医昆虫学（forensic entomology）是昆虫学与法医学相结合的一门交叉、应用学科，它利用昆虫学的知识理论来解决与法律相关的昆虫学问题，从而为调查案件真相、揭露犯罪等提供帮助。由于昆虫的群落结构及其演替在不同自然环境中差异非常大，特别在热带地区更是自成体系，因此热带法医学迫切需要构建独特的热带法医昆虫学理论与学科体系，积累热带法医昆虫发育生物学和尸体上群落的演替数据，更好地服务于法医学实践。此外，在热带地区，由于尸体腐败发生更早、进展更快，在法医学实践中，法医昆虫学可以发挥比其他地区更加重要的作用。

第一节　气候与环境因素对昆虫的影响

昆虫生物学（insect biology）是研究昆虫的胚胎发育、胚后发育、变态、习性等的一门科学，是法医昆虫学实践的理论基础，是法医昆虫学研究必须掌握的内容，这一知识要求贯穿整个法医昆虫学的科研和实践过程，也是热带法医昆虫学在热带地区实践中发挥应有价值的前提条件。昆虫生物学知识的欠缺或不足，会严重影响法医昆虫学者收集证据的可靠性和科学性，如昆虫证据的现场收集、保存和鉴定的准确性。

一、昆虫的发育过程和变态

变态昆虫的各个历期形态差异较大，缺乏昆虫学基础知识的人不易识别，容易导致相关证据的遗漏和误判；不同种类昆虫对食性、温度和湿度要求等各不相同，因此，对现场所收集的昆虫进行准确的种类鉴定有助于对昆虫学证据（entomological evidence）进行正确的保存、饲养和处理。因此，法医工作者有必要学习和掌握昆虫学的基本知识和常用术语,以及昆虫的生物学习性及其在法医学实践中的应用。

(一)昆虫的发育过程

昆虫的发育过程分为两个阶段,即胚胎发育和胚后发育。

1. 胚胎发育 成熟的两性生殖细胞融合为受精卵后发育成完整胚胎的过程,即卵期(ovum stage)。这个阶段昆虫主要经历胚层的形成、体节的划分、附肢的形成以及幼稚器官的形成。卵是卵生昆虫个体发育的第一个虫态,而且是一个不活动的虫态。部分昆虫采用"卵胎生"的生殖方式(如部分麻蝇),没有独立的卵期,其卵在母体内受精、发育,直接产出幼虫。

2. 胚后发育 指从卵孵化出幼虫开始,历经各龄期,发育至成虫性成熟为止的过程。此过程可肉眼观察到昆虫的发育过程,包括幼虫期、蛹期、成虫期。各历期持续时间长短不同,种间差异较大,如部分蚜虫种类整个生活史仅需数天,而十七年蝉可长达17年。

(二)昆虫的变态

昆虫在胚胎发育、幼期状态发育为成虫过程中,所有的外部形态、内部器官、生理、生活习性以及行为和本能上的一切变化总和称为变态(metamorphosis)。根据昆虫发育阶段的变化,变态主要有以下两类。

1. 完全变态(complete metamorphosis) 其特点是个体发育过程中要经过卵、幼虫、蛹和成虫4个发育阶段。幼虫在外部形态和生活习性上同成虫截然不同。幼虫不断生长经若干次蜕皮(ecdysis)变为形态上完全不同的蛹,蛹再经过相当一段时期后羽化为成虫。因此,这类变态必须经过蛹的过渡阶段来完成幼虫到成虫的转变过程。蝇、蚤、蚊、蛉的发育就是这种完全变态。

2. 不完全变态(incomplete metamorphosis) 其特点是个体发育无蛹期,只经过卵、幼虫和成虫3个发育阶段。因幼虫和成虫在形态和生活习性上都相类似而得名,如虱、臭虫、锥蝽的发育过程就是这种不完全变态。

昆虫在胚后发育从幼期变态发育至成虫期过程中,两种主要变态类型幼虫的蜕皮、生长除受外界环境因素如温度、湿度、光照和营养等的影响外,主要还受保幼激素、蜕皮激素和脑激素的调节和控制。这3种内激素在昆虫变态发育过程中起着相互联系和相互抑制的作用,其中保幼激素和蜕皮激素都受脑激素所控制。它们在形成和分泌过程中相互依赖并相互作用,决定昆虫的形态、生长发育和变态,以及调节一般生理作用。

二、昆虫的生活史

生命周期（life cycle）是指昆虫个体发育的全过程，即昆虫的新个体自离开母体到产生后代为止的发育过程。生活史（life history）是指一种昆虫在一定阶段的发育史，生活史常以一年或一代为时间范围。昆虫在一年中的发育过程叫生活年史（annual life history），包括世代数、各世代发生时间、各虫态的历期等；昆虫完成一个生命周期的发育史称为代生活史（generational life history），简称一代。每种昆虫完成一个世代所需时间差异很大，年生活史有 1 年几代到几年甚至几十年一代的。影响昆虫世代的因素主要为昆虫的种类以及周围环境。每一种昆虫完成一个世代都有一个总的有效发育积温，温度是影响同一种昆虫完成世代的最主要影响因素。热带地区由于平均温度较高，因此昆虫的生活史与其他地区有较显著差异。

在昆虫生活史的某一阶段，当昆虫遇到不利环境条件时，生命活动会出现停滞现象以安全度过不利环境阶段，这一现象常与盛夏的高温干旱及隆冬的低温缺食相关，即所谓的夏眠或冬眠。根据引起和解除滞育的条件，可将生命停滞现象分为休眠与滞育两类。

三、昆虫行为及习性

为了适应周围环境，昆虫在亿万年的不断进化中形成了许多特有的行为特性。这些特性与昆虫所处的环境密切关联，受到环境温湿度、光照强度、光照时长等因素影响。掌握相关昆虫的行为与习性对于法医昆虫的采集饲养以及法医昆虫学证据的正确解读有重要意义。

（一）趋性

昆虫的趋性是指对某种刺激有定向活动的现象。根据刺激源可将趋性分为趋热性、趋光性、趋湿性、趋声性等。根据对刺激源反应的方向可将趋性分为正趋性和负趋性。

（二）昆虫与外界相适应的生存能力特性

在漫长的生物进化过程中，昆虫建立起了与外界环境相适应的生存能力特性，包括拟态、伪装和假死等现象。

（三）活动的昼夜节律

昆虫的活动在长期的进化过程中形成了与自然中昼夜变化规律相吻合的节律，即生物钟（biological clock）或昆虫钟（insect clock）。绝大多数昆虫的活动如飞翔、取食、交配等均有固定的昼夜节律。由于自然中昼夜长短是随季节变化的，所以许多昆虫的活动节律也有季节性。昆虫活动的昼夜节律表面上看似乎是受到光的影响，但昼夜间还有不少变化着的因素，如湿度的变化、食物成分的变化、异性释放外激素的生理条件等。热带地区的光照、温湿度与温带等地区迥异，必然影响昆虫的生长发育，只有全面的研究才能更好地指导法医学实践工作。

四、热带地区环境气候条件对昆虫的影响

大量研究证实，导致昆虫多样性发生显著变化的主要压力源为气候变化、栖息地丧失和退化等。目前，随着全球气候持续变暖，气候效应成为驱动昆虫种群变化的主导因素，已对昆虫的行为、发育、生存、繁殖和后代的适宜性均产生了较大影响。

（一）温度对昆虫生长发育的影响

昆虫是变温动物，其体内的化学反应速度受环境温度的影响显著。一般来说，温度与发育速率的关系呈钟形曲线，当环境温度高于昆虫能够发育的最低温度，即发育起点温度时，随着温度升高，发育速率以较缓的方式升高。当环境温度上升至昆虫发育的适宜温度时，发育速率随温度呈线性上升。而当环境温度继续升高逐渐达到昆虫的致死温度时，发育速率则急剧下降，以至造成昆虫死亡。因此开展尸体周围收集的嗜尸性昆虫生长发育数据调查很有必要，但由于昆虫发育数据随着地理种群的变化而变化，在实际案件应用时建议使用同物种近缘地理种群的发育数据作为参考。

昆虫生物学特性及种群的动态变化均与环境温度密切相关，目前已有众多针对大头金蝇（Chrysomya megacephala）、绯颜裸金蝇（Achoetandrus rufifacies）、瘦叶带绿蝇（Hemipyrellia ligurriens）、酱亚麻蝇（Parasarcophaga dux）、黄须亚麻蝇（Parasarcophaga misera）、棕尾别麻蝇（Boettcherisca peregrina）及家蝇（Musca domestica）的生长发育与温度关系的研究。高温天气的发生（热应激）导致生物体内生理应激反应发生变化，昆虫必须通过自身的热感机制进行调节。已有研究表明昆虫对热刺激的适应性反应主要依赖于神经调节、代谢反应、体温调节以及在热应激下协调发育和行为反应的激素等，其

中热休克蛋白、抗氧化反应及激素变化等是昆虫热应激研究中的热点。

鉴于温度是影响昆虫生长发育最重要的因素,对法医昆虫发育规律的研究多以温度作为唯一变量。此外,尽管自然环境温度千变万化,但因受试验条件的限制,大多数法医昆虫的发育数据源于恒温下饲养的昆虫。当应用这些数据时,通常先将尸体所处的环境温度取平均值,然后利用与平均值相同或相近的恒温发育数据进行最短死后经过时间推断。

关于恒温和变温对昆虫生长发育的影响引发了研究者的广泛讨论,形成了不同的研究结果。有的研究表明,昆虫在变温与恒温下的发育速率无显著性差异,而另一些研究则认为变温会在一定程度上加速或减缓昆虫的发育。当变温的低温区和高温区均处于昆虫的适温区时,昆虫在变温及恒温下的发育时间则应相同或相近;而当变温的低温低于或接近发育起点温度,或高温接近或高于致死高温区时(即发育速率钟形曲线的首尾端时),这种变温与恒温下的发育速率则会出现偏差。此外,若变温的温度变化幅度增加,变温与恒温发育速率之间的差异也会增大。

嗜尸性昆虫对温度的适应性很强,热带地区绝大多数案件中的变温不会超出昆虫的适温范围。但如果在法医学实践中确实出现了变温的最低或最高温度接近或超过昆虫的最低和最高耐受温度,或者在昼夜温差较大的区域进行最短死后经过时间推断时,则应当充分考虑变温对嗜尸性昆虫发育速率的影响。

(二)湿度和光照对昆虫生长发育的影响

对于嗜尸性蝇类来说,湿度对其生长发育的影响一般很小,因为蝇蛆本身生活在富含大量水分的新鲜尸体上。相比尸体在腐败时产生的大量水分,空气湿度对蛆虫发育的影响微不足道。只有当尸体处于极端条件时,蝇蛆的生长发育才会受到显著的影响,如当尸体处于沙漠或戈壁环境时,过低的湿度会导致蝇卵的孵化率降低。伴随尸体水分的迅速散失,干化的组织不再适合喜取食半液体食物的蝇蛆,导致蝇蛆失水死亡或提前化蛹。而当尸体处于热带多雨的环境下时,尸体浸泡在雨水中会影响蛆虫的正常取食、延迟化蛹甚至死亡。在实验室进行嗜尸性蝇类发育研究时,应根据蝇蛆的取食情况适量添加肉类,确保蝇蛆生活在湿度适宜的条件下。除了埋葬甲科和隐翅虫科之外,包括皮蠹科、郭公甲科、露尾甲科和金龟甲科在内的大多数嗜尸性甲虫通常以蝇蛆取食后残余的软骨、筋膜和毛皮为食,其中有些类群对尸体湿度存在一定程度的偏好,如露尾甲科和金龟甲科的昆虫更倾向在湿润的尸体环境下生活,而皮蠹科的昆虫则更容易在干化的尸体上大量繁殖。虽然皮蠹喜取食干化的尸体组织,但其生长发育却会受空气相对湿度的显著影响。当相对湿度低于 50% 时,白腹皮蠹各幼期的存活率均显著降低,而当相对湿度在 0~20% 时,幼虫则不能完成发育。

关于光照对嗜尸性昆虫的影响,目前的研究大多从光照对嗜尸性昆虫的产卵活动及幼虫取食习性的角度展开。已经有较多研究探索了在黑暗及黑夜条件下嗜尸性蝇类在尸体上的活动和产卵行为,得出了不同的结果,但大多数研究认为,蝇类在夜间产卵的概率很低。此外,研究发现,阳光在尸体上的分布情况会影响幼虫群的位置,当尸体处于阴影中时,幼虫群在尸体表面和内部都有分布;但如果尸体处于阳光直射时,幼虫则会选择尸体偏暗的体腔环境,取食内部组织,只留下一层与尸体外形相似的木乃伊化皮肤组织遮挡阳光。如果尸体处于阳光的直射下,尸体温度会上升更快,导致微生物活动加剧,产生的腐败气体会吸引更多的昆虫,从而加速腐败进程。

目前,关于光周期对嗜尸性昆虫生长发育影响的研究很少且结论存在争议。目前法医昆虫学领域对于湿度和光照对嗜尸性昆虫生长发育的认知还很少。虽然湿度和光周期对嗜尸性昆虫生长发育的影响可能远远没有温度产生的影响显著,但仍需开展进一步研究以提高昆虫证据在法庭调查和审判中的价值。

(三)海拔对昆虫生长发育的影响

海拔作为综合温度、湿度、光照等多种影响生物多样性分布的重要环境因子,影响着昆虫群落种类组成及生长发育规律。海拔差异对昆虫群落特征的影响主要通过温度、湿度影响群落中各功能团亚群落的物种及数量来实现,主要影响昆虫的生长、发育、繁殖和存活等,而这种影响往往不是平均温度、平均湿度起主要作用,而是极端温度及湿度,并且通常是温、湿度联合起作用,只有适宜的温湿度范围才有利于增加群落的稳定性。低海拔区域捕食性、寄生性昆虫物种及个体数与最低温度的关联度较大,而低海拔温度相对较高,不利于捕食性、寄生性昆虫物种及个体数的增长,而植食性、中性昆虫相对更能适应低海拔区域的高温环境;中海拔区域昆虫群落各功能团亚种群物种及个体数量与平均温度、平均湿度关联性均较大,表明中海拔区域的温湿度较适合昆虫群落的物种及个体数量的增长;较高海拔区域总体温度较低,湿度较大,昆虫群落各功能团亚种群个体数却与最高温度关联性较大。这充分说明低海拔区域由于总体温度高、湿度低,不利于昆虫群落物种数及个体数量的增加,而中等海拔区域的温度、湿度较为适中,昆虫群落的物种及数量均相对较多,较高海拔区域总体温度低、湿度大,不利于昆虫群落物种的增长。总体来说,探讨海拔、温湿度等因子与昆虫群落特征变化的关系,可了解和掌握海拔间温湿度的季节变化与群落特征动态以及害虫种群数量大发生之间的关系,而海拔、温湿度等因子的测量、分析均较为方便,故研究海拔、温湿度等因子与昆虫群落特征的关系具有实际意义。

(四)食物类型对昆虫生长发育的影响

在法医昆虫的发育研究中,法医昆虫学者采用灵长类、猪、牛、羊、马和狗的组织作为昆虫的食物,进行了大量发育比较研究。有研究表明,蝇类幼虫以不同动物组织饲养,发育历期没有显著差异;也有研究认为嗜尸性昆虫以不同组织饲养的发育速率存在差异。但可以确定的是,不同昆虫有自己偏好的食物类型,如嗜尸性蝇类因食物偏好分为嗜牛肉型、嗜鸡肉型等类型。

另外,热带地区的有关研究发现,不同时期昆虫喜好的食物有所偏差。澳大利亚一项关于昆虫食物的喜好实验中,研究者同时提供人类血液、精液和唾液、宠物食物、金枪鱼罐头和蜂蜜,记录蝇类成虫6小时内的访问次数和时间。其中一日龄的蝇类最喜宠物食物和蜂蜜,但在蜂蜜和精液上停留时间最长;三日龄的蝇类最喜精液和宠物食物,并且停留时间最长;血液和唾液是所有蝇类成虫最不喜欢的食物选择;观察还发现,蝇类更喜欢干燥的血液和精液。另外,即使有其他食物来源,犯罪现场的苍蝇也可能以人类生物液体为食,以此携带人类基因。

(五)毒药物对昆虫生长发育的影响

当死者生前服用过某些药物或毒物时,以其为食的昆虫的生长速率和发育历期可能会受到影响,造成死亡时间推断更大的误差。为了明确不同毒物、药物或其他化学物质对嗜尸性昆虫生长发育的影响,法医昆虫学者已经开展了较多研究,结果表明,包括对乙酰氨基酚、氯胺酮、地西泮、可卡因和可待因在内的多种毒物或药物会加速昆虫的发育,有些则会延缓昆虫的发育,如马拉硫磷、乙醇和阿米替林,而去甲西泮、诺龙和庆大霉素则被认为不会显著改变嗜尸性昆虫的生长发育情况。关于同一种毒物对昆虫发育的影响,研究者也得出了不同的结果。Goff等的研究结果表明,吗啡能够加速嗜尸性蝇类的发育,导致幼虫体长变长,质量增大,能够产生84小时的死亡时间偏差。而George等的研究则发现,吗啡不会改变幼虫的发育速率。此外,Mullany等发现,甲基苯丙胺及其在人体中的代谢物会加速幼虫的发育,但蛹期的发育时间会延长,而Goff等的研究则发现,甲基苯丙胺对幼虫和蛹的发育均有一定的抑制作用,会使两者的发育时间分别延迟18小时和48小时。

（六）生存能力特性对昆虫生长发育的影响

在漫长的生物进化过程中，昆虫获得了与外界环境相适应的生存能力特性，包括拟态、伪装和假死等现象。不同的生活环境强烈影响着昆虫的群落结构组成与进化方向。如竹节虫对树枝的模仿，枯叶蝶静止时的外形似枯叶，一些鞘翅目、半翅目、双翅目、鳞翅目昆虫等模拟具有蜇刺能力的胡蜂的色斑型作为警戒色。伪装多为幼虫或若虫所具有，见于半翅目、脉翅目、鳞翅目等的部分类群，伪装物有土粒、沙粒、小石块、植物叶片和花瓣、猎物的空壳等。不少鞘翅目的成虫和鳞翅目的幼虫具有假死性。假死性是昆虫逃避敌害的一种有效方式。根据昆虫的假死性，在收集昆虫时，可以利用触动或震落法采集标本。

第二节　热带地区常见嗜尸性昆虫分类与发育规律

不同种类的昆虫有不同的生长发育规律，同一种类的昆虫在不同地区、气候条件下也有独特的发育态势。热带地区昆虫种类繁多，下面主要对几种与法医学关系密切昆虫的生长发育规律进行介绍。

一、双翅目

双翅目（Diptera）是昆虫纲较大的目之一，已知超过 10 万种，包括蚊、蠓、蚋、虻和蝇等，其中某些种类是传播疾病给人或其他动植物的媒介。它们适应力强，食性复杂多样，有植食性、腐食性、捕食性及寄生性等。

（一）热带地区双翅目的法医昆虫学研究状况

热带地区的经济普遍欠发达，而法医学的发展严重依赖国内经济发展程度，使热带地区的法医学研究数据非常贫乏，世界范围内仅有小部分的热带地区有相关的研究数据。表 9-1 列出不同热带地区的常见嗜尸性蝇类。常见的温度对生长发育有差异。

表 9-1 不同热带地区的常见嗜尸性蝇类

国家	嗜尸性蝇类物种
中国	大头金蝇、棕尾别麻蝇、绯颜裸金蝇、黄须亚麻蝇、瘦叶带绿蝇、褐须亚麻蝇、灰斑白麻蝇、酱亚麻蝇、肥躯金蝇、家蝇
马来西亚	红颜金蝇、大头金蝇、肥躯金蝇、瘦叶带绿蝇、裸芒综蝇、蛆症异蚤蝇、麻蝇
斯里兰卡	大头金蝇、绯颜裸金蝇、瘦叶带绿蝇、绯角亚麻蝇、齿股蝇和肥躯金蝇
泰国	大头金蝇、绯颜裸金蝇、粗足裸金蝇、蛆症金蝇、泰金蝇、铜绿蝇、瘦叶带绿蝇、刺齿股蝇、裸芒综蝇、蛆症异蚤蝇、绯角亚麻蝇
哥伦比亚	丽蝇科、蝇科、酪蝇科、麻蝇科、食蚜蝇科、斑蝇科
巴西	麻蝇科、丽蝇科、蝇科、厕蝇科、花蝇科
沙特阿拉伯	丽蝇科、蝇科、麻蝇科、蚁科、阎甲科、皮蠹科、拟步甲科

（二）热带地区大头金蝇的发育数据

大头金蝇成虫体长 8~11mm，是腐败现场常见嗜尸蝇的一种，是热带气候地区分布非常广泛的蝇种。Sukontason 等观察泰国清迈的大头金蝇在自然环境温度和自然明暗光周期下的发育速度并进行数据分析，结果表明，大头金蝇在 4 月生长发育最快，在平均气温 31.4℃ 的条件下约 84 小时开始化蛹，雨季和冬季幼虫生长较慢。Bambaradeniya等对斯里兰卡不同温度下（20℃、25℃、27℃、38℃）以猪肉为食的大头金蝇卵、一、二、三龄幼虫和蛹发育历期进行总结，见表 9-2。

表 9-2 大头金蝇在斯里兰卡的发育历期　　　　　　　　　　单位：h

发育阶段	20℃	25℃	27℃	38℃
卵	27.20	14.30	13.00	4.00
一龄幼虫	46.20	28.30	17.00	8.00
二龄幼虫	56.00	19.30	20.00	12.00
三龄幼虫	104.20	60.00	60.00	64.00
蛹	189.20	110.00	98.30	120.00

Ivorra 等同样对马来西亚 4 种温度下（27.0℃、29.5℃、32.0℃ 和 34.5℃）大头金蝇卵、幼虫和蛹发育历期进行总结，并对卵的存活率进行计算，见表 9-3，同时记录了不同温度下幼虫长度与不同阶段的生长天数（图 9-1）。

表 9-3   大头金蝇在马来西亚的发育历期及存活率

发育阶段	27.0℃发育历期 /d	29.5℃发育历期 /d	32.0℃发育历期 /d	34.5℃发育历期 /d
卵	0.50 ± 0.00	0.50 ± 0.00	0.50 ± 0.00	0.50 ± 0.00
幼虫	4.01 ± 0.12	4.14 ± 0.36	4.00 ± 0.00	4.02 ± 0.26
蛹	4.00 ± 0.00	3.61 ± 0.57	3.02 ± 0.13	3.05 ± 0.30
合计	8.51 ± 0.12	8.25 ± 0.52	7.52 ± 0.13	7.57 ± 0.25
存活率 /%	85.00	48.89	74.43	72.73

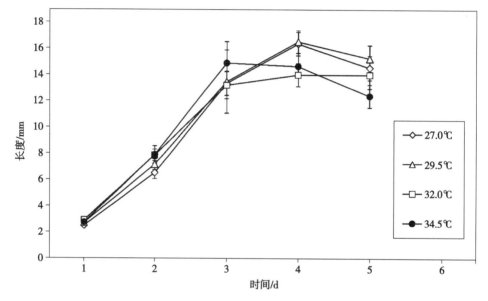

图 9-1   不同温度下大头金蝇幼虫长度与生长天数数据

（资料来源：IVORRA T，KHORRI SM，RAHIMI R，et al. New developmental data of *Chrysomya megacephala* （Diptera：Calliphoridae）in tropical temperatures and its implications in forensic entomology［J］. Trop Biomed，2023，40（1）：1-6.）

二、膜翅目

膜翅目（Hymenoptera）是昆虫纲中第三大的目，仅次于鞘翅目和鳞翅目，广泛分布于世界各地，已知约 12 万种，以热带、亚热带地区种类最多，常见的如蜜蜂、胡蜂及蚂蚁等。其中与法医学关系最密切的膜翅目昆虫主要有蜜蜂科、姬蜂科、蚁科、胡蜂科的昆虫，在中国的海南岛、马来西亚、泰国、哥伦比亚等均有发现。但关于膜翅目昆虫生长发育规律的研究资料很少。

（一）胡蜂对尸体变化的影响

胡蜂属于膜翅目胡蜂科,在全球的分布相当广泛,种类繁多,全世界已知的胡蜂就有 5 000 种之多。胡蜂属于杂食性昆虫,不仅捕食动物还取食植物。在中国,与尸体演替相关的胡蜂主要有北方黄胡蜂、墨胸胡蜂以及黑盾胡蜂。胡蜂不仅取食尸体腐败组织,吸食尸体腐败液,还会捕食蝇类成虫和幼虫,因此胡蜂的频繁活动会减少蝇类的种群数量从而使尸体腐败进程减慢。胡蜂个体较大,在尸体上容易被发现,但是往往数量不多。

（二）蜜蜂对尸体变化的影响

蜜蜂是膜翅目蜜蜂科的俗称,包括中华蜜蜂、小蜜蜂、熊蜂等。很早之前的研究就发现意大利蜜蜂、熊蜂和木蜂会被尸体腐败液吸引。此外,关于嗜尸性蜜蜂的研究表明一些蜜蜂也能捕食未成熟的昆虫,可能是因为这些未成熟的昆虫是易获得的蛋白质食物源。

（三）蚂蚁对尸体变化的影响

蚂蚁在世界上分布广泛,数量种类众多,特别是在热带。蚂蚁一般是最早到达尸体的昆虫之一,只要不是严寒的冬季和雨季,蚂蚁都会在尸体演替中一直存在,它们取食尸体组织和其他昆虫,特别是蝇类的卵和幼虫。在炽热的晴天,蚂蚁会聚集在尸体近地侧。大量蚂蚁频繁活动会严重影响蝇类在尸体上的产卵行为,蝇类的卵通常在很短时间内就会被蚂蚁搬运一空。一般来说,蚂蚁会在食物来源充足的地方建立自己的巢穴,这样更有利于蚁群的繁衍。不同地方的蚂蚁种类也各异。Velásquez 等在一个调查研究中发现,在委内瑞拉的热带草原上,蚂蚁活动频繁,种类丰富,而在密林深处只有一种阿根廷蚁活动。因此,蚂蚁地域分布上的特点可以作为某些特定情况下判断死亡地点的参考依据。

一些法医昆虫学研究者提出蚂蚁大量出现在尸体上会对蝇类活动产生影响。Heo等于八月至九月在马来西亚的一个油棕榈树种植园进行猪尸体昆虫演替实验,通过对林蚁、切叶蚁、猛蚁的观察发现,这些蚁类比蝇类更早到达尸体,并且从尸体新鲜期至干化期,活跃于整个尸体腐败进程,同时这些蚂蚁的活动会减少蝇类的数量,随之减缓尸体腐败的速度。另外,2009 年 Lindgren在美国得克萨斯州东南部对红火蚁进行观察,他们将人尸体埋在土里,一部分腹部暴露在土层之外,并在暴露处人为地划一道伤口用来吸引蝇类前来取食,发现大量红火蚁聚集并填满整个伤口,使得其他嗜尸性昆虫不能在暴露的尸体上活动,直到尸体肿胀期才有蝇类在暴露的尸体上活动。因此,法医昆虫学家在发现尸体上有大量蚂蚁活动痕迹的情况下,推断必须格外注意,应将蚁类活动可能产生的影响考虑进去。虽然蚂蚁总体范围分布广,但是单个蚁穴中的蚂蚁活动范围上的限制比蝇类大,蚂蚁大多只能在离蚁穴十几米至几十米范围内觅食。蚂蚁活动产生影响的程度跟尸体和蚁穴之间的距离息息相关,尸体离蚁穴越近,蚂蚁在尸体上的数量就越多,活动就越频繁,对嗜尸性蝇类产生的影响就越大,甚至有可能在一定时间内完全阻隔蝇类的活动。因此,蚂蚁取食尸体组织、蝇类成虫、幼虫及虫卵的行为都会对尸体腐败进程直接或间接地产生影响,最终导致法医工作者对尸体死亡时间的推断产生偏差。

另外,在野外的尸体上发现大量出血点或表皮散在小损伤,且分布比较广泛时,应考虑是昆虫活动所致,特别是蚂蚁活动。而蚂蚁在尸体上的活动同样会导致尸体表皮的一些痕迹被改变、模糊甚至消失。研究表明,蚂蚁在尸体表面会形成类似擦伤的痕迹,但是相比生前擦伤痕,蚂蚁活动造成的痕迹杂乱没有方向性,分布散,且痕迹通常比较浅。

三、鞘翅目

鞘翅目(Coleoptera)是昆虫纲种类最多、分布最广的一目,已知约35万种,占昆虫纲的40%。因有坚硬如甲的前翅而被称为"甲虫"。常见昆虫(俗称)有:天牛、瓢虫、萤火虫、屎壳郎、斑蝥、金龟子、龙虱等。在很多热带地区的犯罪现场中发现较多的鞘翅目昆虫,主要有隐翅甲科、阎甲科、步甲科、金龟子科、皮蠹科及埋葬甲科。其中与法医关系密切的要数埋葬甲科。

(一)中国台湾嗜尸性鞘翅目昆虫研究

台湾南北划为两个气候区,中部及北部属亚热带季风气候,南部属热带季风气候。整体气候夏季长且潮湿,冬季较短且温暖。Lin等研究了台湾岛内常见的嗜尸性甲虫,发现优势种群是隐翅甲科中的黑隐翅虫(*Aleochara nigra* Kraatz)及亚洲前角隐翅虫[*Aleochara*(*Xenochara*)*asiatica* Kraatz],并对其在不同温度下的生长发育规律进行研究,具体见表9-4、表9-5。

表 9-4　黑隐翅虫的生长发育规律　　　　　　　　　单位：d

历期	25℃	27.5℃	30℃
一龄幼虫进入寄主蛹前时间	0.61 ± 0.51	0.47 ± 0.13	0.62 ± 0.38
一龄幼虫在寄主蛹内发育时间	2.72 ± 0.39	2.2 ± 0.34	2.15 ± 0.34
二龄幼虫发育时间	1.92 ± 0.31	1.62 ± 0.22	1.65 ± 0.23
三龄幼虫在寄主内发育时间	2.2 ± 0.37	1.97 ± 0.23	1.92 ± 0.29
三龄幼虫离开寄主后时间	4.95 ± 0.43	4.71 ± 0.41	3.77 ± 0.29
蛹期发育时间	10.65 ± 0.68	9.39 ± 0.21	8.71 ± 0.54
成虫茧中发育时间	2 ± 1.64	1.54 ± 0.66	2.41 ± 0.63
发育总时间	22.21 ± 0.74	19.96 ± 0.41	18.17 ± 0.44

表 9-5　亚洲前角隐翅虫的生长发育规律　　　　　　　单位：d

历期	25℃	27.5℃	30℃
一龄幼虫进入寄主蛹前时间	0.61 ± 0.42	0.35 ± 0.23	0.53 ± 0.33
一龄幼虫在寄主蛹内发育时间	2.34 ± 0.42	2.19 ± 0.48	2.22 ± 0.36
二龄幼虫发育时间	1.79 ± 0.37	1.63 ± 0.22	1.57 ± 0.18
三龄幼虫在寄主内发育时间	1.99 ± 0.29	1.65 ± 0.24	1.64 ± 0.23
三龄幼虫离开寄主后时间	3.95 ± 0.76	3.88 ± 0.42	3.37 ± 0.33
蛹期发育时间	9.29 ± 0.37	7.97 ± 0.39	7.35 ± 0.39
成虫茧中发育时间	2.15 ± 1.05	1.89 ± 0.84	2.10 ± 0.51
发育总时间	18.63 ± 1.12	17.37 ± 0.72	16.12 ± 0.59

（二）委内瑞拉的嗜尸性鞘翅目昆虫研究

　　委内瑞拉是位于南美洲北部的国家，境内除山地外基本上属热带草原气候。气温随降水量和地势的不同而变化。山地温和，低地炎热。年平均气温为 26~28℃。年平均降水量从北部沿海往南由 500mm 递增至 3 000mm 左右。全境 6—11 月为雨季，12月—次年 5 月为旱季。Velásquez 等对委内瑞拉的米兰达州（10°20′N, 66°55′W）常见的黄胸尖鞘葬甲（*Oxelytrum discicolle*）的生长发育规律与温度的关系进行研究，具体见表 9-6。

表 9-6　黄胸尖鞘葬甲的生长发育规律　　　　　　　　　　单位：d

发育阶段	18.5℃历期	20℃历期	28℃历期
卵	3.08 ± 0.99	2.91 ± 0.28	2.91 ± 0.51
一龄幼虫	1.91 ± 0.28	2.00 ± 0.00	1.00 ± 0.00
二龄幼虫	1.91 ± 0.28	2.00 ± 0.00	1.41 ± 0.51
三龄幼虫	14.25 ± 1.60	13.25 ± 1.05	9.00 ± 0.95
蛹	10.08 ± 0.79	9.50 ± 1.67	6.00 ± 0.00
卵到成虫	31.25 ± 0.97	29.67 ± 1.92	20.33 ± 0.89

第三节　热带地区法医昆虫学实践的意义及注意事项

　　法医昆虫学应用于法医实践的关键，是对应用地区的法医昆虫学理论体系进行构建。但是，由于法医昆虫研究的核心对象——昆虫受外界自然环境的影响巨大，不同的气候条件下，尸体昆虫的演替、种类和历期具有很大的不同，特别是与环境条件中温度的高低关系密切，因此，可用于法医学实践的法医昆虫学理论体系在不同地区间具有明显的地域特性。换句话说，法医昆虫学具有强烈的地区特异性，不同地区之间的法医昆虫学理论实践体系往往不同。但从另一个方面来看，对于气温和自然条件相似的地区，其法医昆虫学的理论体系可以在一定程度互相借鉴参考，如气候条件相似的毗邻地区间的数据共享，再到更大的区域，如温带地区某些理论体系的共享等。热带地区由于面临相似的自然环境气候，如气温高，因此可以先建立其理论体系，然后在不同热带地区进行修订和完善，从而实现法医昆虫学在热带地区法医学实践中的应用。

一、法医昆虫学在热带地区的应用价值

　　高度腐败尸体，尤其是白骨化尸体的检验历来是法医学实践的难题。由于这种情况在热带法医学实践中常见，且运用传统法医学理论体系难以解决，因而热带法医学的实践水平不高。法医昆虫学的理论体系正好可以为尸体腐败条件下的法医学尸体检验提供思路和途径，因此被寄予厚望，也被认为是有望解决热带地区法医学实践中诸多疑

难问题的可靠途径,在此基础上建立适合热带地区法医学实践需要的热带法医学理论体系有望极大程度地提升热带地区法医学的理论和实践水平。

从已有研究来看,热带法医昆虫学理论体系的建立和完善,起码将为长期困扰和制约热带地区法医学实践水平的以下难题做出突破。

1. 在死后经过时间(PMI)、死亡原因、死亡地点等问题的解决上,法医昆虫学有时能为案件侦破提供新的切入点和线索,特别是在热带地区尸体被发现时往往已高度腐败的情况下,更具有重要的价值。但是法医昆虫学知识架构有其极强的特殊性,既需要广阔而扎实的基础医学和临床医学的理论和技术,熟悉法医学工作的原则和程序,又需要掌握昆虫生物学、生态学、生理学等相关知识,才能更好地将法医昆虫学的技术和方法付诸实践,因此只有系统地学习和研究昆虫群落在案件现场的行为方式和影响因素,才能科学、合理、有效地利用昆虫学证据和线索,指导案件侦查方向和提供审判证据。

2. 法医昆虫学研究对象中也包含一些嗜尸性或嗜血性昆虫,这些昆虫在现场取食尸体组织,叮吸当事人的血液,成为保存尸体来源遗传物质的临时容器,对昆虫胃肠道(即嗉囊)中未消化的人 DNA 进行分析,则可以为受害人的个体识别与同一认定提供帮助,也可为判断嫌疑人与犯罪事实和犯罪现场的关联性、犯罪现场重建以及确定目击者描述的可信性(辨别伪证)提供参考。

3. 近年来随着法医学昆虫与毒理学方面研究的交叉和融合,出现了新兴的交叉学科——法医昆虫毒理学(forensic entomotoxicology),是应用昆虫学、毒理学及其他自然科学的理论与技术,研究并解决司法实践中有关中毒问题的一门科学。其主要研究内容包括:检测嗜尸性昆虫体内药(毒)物,以推断死者生前染毒情况;研究监测药(毒)物对昆虫生长发育的影响,以协助确定死后间隔时间。前者作为法医毒理学的重要组成部分,其可靠性和实际应用价值已得到广泛认同,特别是在尸体高度腐败甚至白骨化的案件中,尸体上昆虫的药(毒)物检测价值愈发凸显,这在热带法医学实践中具有重要的应用价值。尸体含有的药(毒)物可以对法医昆虫的生长发育产生影响,同时也可以为死者是否生前摄入药(毒)物提供线索;药(毒)物对法医昆虫的影响与其种类、性质、摄入量以及昆虫的种类和发育阶段等因素有关。

二、法医昆虫学在热带地区的实践

在命案现场调查中,保护现场及相关证据至关重要。法医昆虫学工作者应听从现场指挥,进入现场收集昆虫学证据时,应穿戴防护服、头套、口罩、手套及鞋套,以免污染现场。此外,勘验时要轻缓地接近尸体,把对节肢动物的破坏影响减到最小,尤其是那些会飞的昆虫。进入现场后,应先记录现场环境并拍照。在将昆虫证据应用于热带法医学实践的过程中,尚需注意以下问题。

(一)昆虫证据的收集

在我国,死亡现场的昆虫证据通常由公安机关的刑事侦查人员或法医进行收集,法医昆虫学工作者主要在研究机构中从事相关研究工作而很少直接参与现场勘查。然而,死亡现场的昆虫种类多且易变,并且我国采集昆虫证据的标准化操作方法还未得到全面应用,非专业人员在收集时难以做到准确全面,从而严重影响昆虫证据的有效性。在国外的一起案例中,Matuszewski 和 Anna 比较了执法部门的现场勘查人员和法医昆虫学家在收集昆虫证据时存在的差异,以此来探究昆虫证据收集的准确性对 PMI 推断准确性的影响。结果显示,由执法部门人员收集的昆虫样本明显缺乏多样性,仅能对最短死后经过时间作出相关的判断。而通过分析昆虫学家收集的昆虫证据,除了能推断出最短死亡时间,还能推断出具有重要意义的最大死后经过时间。由此可见,采用标准化的昆虫证据收集方法很有必要。

(二)昆虫证据的物种鉴定

在收集昆虫证据后,首先需要对昆虫的物种进行鉴定,准确鉴定昆虫的物种后,才能根据其演替及发育规律推断死亡时间,这是分析昆虫证据的第一步,也是极为关键的一步。几十年来,昆虫学家对我国的蝇类及甲虫进行了全面和系统的研究,而后陈禄仕在此基础上对尸食性蝇类进行了汇总,记述了这些昆虫的基本形态特征、分布及其相应的属、种检索表。彭倩宜等对常见鞘翅目嗜尸性甲虫进行了汇总,简述了这些甲虫在尸体上的演替及食性,为尸体上昆虫的种属鉴定建立了一定的基础。

在进行昆虫的物种鉴定时,法医昆虫学研究者最初是通过昆虫的形态学分类特征进行分析识别的,这种方法发展至今已得到了广泛应用,一直是嗜尸性昆虫种属鉴定的"金标准"。但该方法要求检验人员具备专业系统的昆虫分类学知识,并且在实践中存在一些不适用的情形,如有些蝇类的幼虫需要等到成虫羽化后才能通过形态特征进行鉴定。为了提高识别的准确性以及拓宽适用范围,Sperling 等最早将分子生物学技术引入嗜尸性蝇类的种属鉴定中,证实了 DNA 序列分析方法的有效性。经过几十年的发展,DNA 测序技术逐渐成熟。得益于此,我国的法医昆虫学家已对具有重要法医学价值的昆虫进行了一系列的研究,其中包括丽蝇科、麻蝇科、家蝇科和一些鞘翅目昆虫。这些昆虫的线粒体和细胞核 DNA 标记等已经得到广泛研究,如卓莘等对我国福建省常见嗜尸性蝇类展开的实验发现线粒体 CO I 及 16S rDNA 的基因片段序列均能够实现不同蝇种间较为准确的种属鉴别。除了对单独的基因片段进行分析外,一些研究人员还对昆虫的线粒体基因组进行了总体研究,结果显示,该方法能够提供更加有效的信息来实现该蝇种与其他物种的区分。除上述方法外,研究人员发现昆虫的表皮碳氢化合物(cuticular hydrocarbons, CHCs)也能够用于昆虫的分类鉴定。目前,昆虫种属鉴定的发展方向是对昆虫进行高效、快速的种属鉴定,高通量测序、高分辨率熔解曲线分析等技术也陆续被用于昆虫的种属鉴定。

(三) 死亡时间推断及注意事项

目前,利用嗜尸性昆虫估计 PMI 有两种方法:①利用嗜尸性昆虫在尸体上的发育情况推断 PMI;②利用尸体上滋生嗜尸性昆虫的演替规律推算 PMI。

1. 生长发育规律　利用嗜尸性蝇类非成虫期(卵、幼虫、蛹)的形态学变化规律结合环境温度等条件,判断其发育阶段并计算发育到该阶段所需时间,是现有 PMI 推断的主要理论依据。在我国,利用昆虫生长发育规律进行尸体的死亡时间推断研究开始于 20世纪 90 年代。死后经过时间的推断常基于昆虫首次入侵尸体后生长发育所经历的时间,这一时间比真实死后经过时间略短,常用作最短死后经过时间。由于入侵尸体的成虫年龄与尸体的死后经过时间无直接关系,所以法医昆虫学的研究对象通常为尸体上的幼虫。在推断幼虫年龄时,各国学者已对幼虫的体长变化进行了大量的研究。需要注意的是,在不同生态地理环境中的昆虫,其生长发育情况存在差异,因此在热带地区应用昆虫的发育情况进行死亡时间推断,也需要获得最合适的昆虫发育数据,而即使在同一地区,在不同的实验条件和操作方法下得到的发育数据也有所不同,这是因为昆虫的发育会受到多种因素的影响。在这些影响条件中,温度对幼虫的发育起着至关重要的作用,因此在研究昆虫发育规律时,研究者会对温度条件进行严格的记录与控制,如前文提到的大头金蝇在不同温度下的发育数据。Matuszewski 等对世界范围内嗜尸性昆虫发育规律的研究进展进行了归纳,指出尽管丝光绿蝇和大头金蝇等常见蝇种已有多个发育数据集,但仍有一些经常入侵尸体的重要昆虫尚未得到研究,如叉叶绿蝇(Lucilia caesar)和青蓝郭公虫(Necrobia violacea)或研究较少,如脂酪蝇(Stearibia nigriceps)、黄角尸葬甲(Necrodes littoralis)、花斑露尾甲(Omosita colon)和赤足郭公虫(Necrobia rufipes)。

在热带地区,已有应用蝇类进行死亡时间推断的报道。2021 年,有文献报道了在印度恰蒂斯加尔邦应用大头金蝇三龄幼虫推断尸体的死亡时间大约在 5.5 天。

2. 昆虫的群落演替　人死后,组织会因腐败细菌的作用而发生分解,处于不同腐败阶段的尸体产生的化学信息物质有一定的差异,因此,侵食尸体的昆虫类群和数量会随着时间的推移而发生变化,这种昆虫组成的时序性变化被称为昆虫群落演替(faunal succession of insects)。嗜尸性昆虫的群落演替受气候、环境、尸体死亡原因等多重因素的影响,但当自然环境保持相对稳定时,在同一生态地理环境,内这种规律相对稳定且可预测。比如,在我国的广东地区,当尸体处于新鲜期时丽蝇科的绿蝇属、金蝇属和丽蝇属较为常见,肿胀期时蚤蝇科、埋葬甲科和皮蠹科等开始出现,腐败早期时黑蝇属和齿股蝇属等较为常见,而当尸体高度腐败时大量的蝇蛆开始化蛹,皮蠹科和露尾甲科常开始产卵。

对法医昆虫学研究人员而言,研究尸体的腐败过程以及昆虫的群落演替主要有以下意义。首先,通过这些研究,研究人员能够全面把握尸体上出现的各种昆虫,获知不同物种嗜尸性昆虫的生存环境和地理分布,这为法医昆虫学的进一步研究建立了基础。如杨利军在苏州开展的研究发现大头金蝇、丝光绿蝇和绯颜裸金蝇首先到达尸体,银眉黑蝇(*Ophyra leucostoma*)侵袭的时间则稍晚一些,随后嗜尸性甲虫到达,成为尸体腐败后期及白骨化期的优势种。王江峰等研究发现在广东中山地区,大头金蝇与绯颜裸金蝇在尸体的腐败早期占据优势,到腐败中期则逐渐被厚环黑蝇所取代。嗜尸性昆虫在尸体上的演替规律存在区域性差异,在将其用作昆虫证据时需要根据当地的实际情况作出判断。其次,对昆虫演替规律的研究可以为死亡时间的推断提供相关数据,尤其对于死亡时间较长的尸体。当死亡已发生较长时间时,无法通过蝇蛆的生长发育历期推算死亡时间,但此时仍可借助嗜尸性昆虫的群落演替规律进行推断。如对于木乃伊化的尸体,蝇类已经完成了从卵到成虫的发育,此时难以通过其发育规律来推断死亡时间,而通过研究皮蠹科,如白腹皮蠹(*Dermestes maculatus* Degeer)等较晚侵食尸体的昆虫在对应环境下的演替规律,则能较为准确地推断死亡时间。在进行昆虫演替研究时,需要观察并记录昆虫的出现前期(pre-appearance interval, PAI),即从死亡发生到昆虫出现在尸体上所经过的时间,以及存在时间(presence interval, PI),即从昆虫在尸体上首次出现到检验所经过的时间。昆虫的出现前期会受到多种因素的影响,其中最主要的影响因素是现场的温度条件,因此通过建立适当的温度模型,研究人员能够对其进行大致推断。如 Matuszewski 和 MądraBielewicz 建立了一个指数回归模型来推断黄角尸葬甲、大隐翅虫(*Creophilus maxillosus*)和赤足郭公虫等的出现时期,结果显示该方法推算得到的 PAI 比先前实验中得到的月平均 PAI 更为准确。但目前仅有部分昆虫物种有此类模型,并且对于一些重要的昆虫(如丽蝇科)使用温度数据难以推断 PAI。在这种情况下,法医昆虫学者需要对动物尸体(最好是成年家猪的尸体)上的昆虫群落演替进行大量研究,以获得较好的参考数据。至于昆虫的存在时间，尤其是成虫的 PI，比 PAI 有更复杂的成因背景，对 PI 的预测面临着更多的不确定性。目前，在推断昆虫的存在时间时，仅能参考相关研究中得到的数据。国内外学者已通过实验得到了一些昆虫的 PAI 和 PI 数据，但这些数据还不够全面，特别是室内现场需要得到更多的关注。最后，使用动物尸体（一般是成年家猪）开展的昆虫群落演替实验能够积累大量的相关数据，有助于验证 PMI 推断方法的准确性。在对昆虫的演替进行初步验证研究时，使用动物尸体开展实验特别适合。虽然最终的试验要回归到人类尸体上，但目前对成年家猪尸体上昆虫演替规律的研究应成为法医昆虫学领域优先研究的内容之一。目前关于尸体上昆虫组成与演替的研究已在多个国家开展，研究所涉及的环境条件包括室内、森林和沙漠等。

（四）死亡地点推断及注意事项

死亡地点（凶杀现场）的推断是凶杀案件侦破的难点和重点之一，尤其在交通运输十分便利的今天，尸体被处理后远距离抛尸更成为罪犯逃避打击的一种选择。在合适的温度与环境下，尸体出现后数分钟内就常有嗜尸性昆虫产卵，所以经移尸后的尸体常携带来自凶杀现场的嗜尸性昆虫的虫卵。已有研究发现，不同国家、不同地区的嗜尸性蝇类种类各不相同，甚至同一地区室内外的嗜尸性昆虫种类也有不同。所以尸体上昆虫的地理特征与尸体发现地是否相符可以帮助警方推断是否为凶杀现场。昆虫的地理特征不仅包括物种水平的地理特异性，还表现为种内地理种群基因型。两个地理环境有显著差异的地区可对其境内物种产生歧化选择作用，从而导致同一物种在地理环境上产生隔离，在其遗传物质上产生改变，形成不同的地理种群基因型。对同一物种利用分子生物学技术来开发快速、准确鉴定尸体上常见昆虫来源地的研究项目，即判定尸体发现所在地是否为第一案发现场的法医实践研究有十分必要的现实意义。

有研究以海口为基准，对各地累计纬度差和累计遗传距离进行了线性回归分析，发现二者具有较好的相关性：随着累计纬度差的增大，累计遗传距离增大。原因可能是纬度差异导致了绝对的温度差异和气候环境差异，进而导致了遗传信息的改变。因为同亚种内部之间进化压力基本一致，而地域差异性带来的歧化作用是影响其进化方向的最大动力，反之，假如用同一地域种群内的不同亚种进行整体研究，就只能得出一个平均性的差异结果。所以同亚种之间的比较更能准确找到反映地域差异性的 SNP。不同的编码区其突变位点的突变频率不一样，突变频率高，基因结构型进化速率快，所以地域特异性 SNP 要在突变频率高的位点上寻找。研究人员不需要大规模验证整个序列的进化程度，只在感兴趣的位点上通过另外几个采集点随机抽样并加以验证，就可以把尸体发现地点与第一死亡地点联系起来。

（五）确定死亡原因及注意事项

高度腐败尸体死亡原因的鉴定是法医学鉴定的一大难题。在开放性损伤导致死亡的案件中，腐败往往会掩盖创口，显著影响死亡原因的确定。但尸体上昆虫的出现有时会有助于这方面问题的解决。如嗜尸性昆虫为了让自己的卵不易变干，通常会在潮湿阴凉的部位产卵，而尸体的孔口部位，如人体的自然孔洞和创口正符合潮湿阴凉这一条件，又富有蝇蛆等发育所需的营养成分，所以这些昆虫易在尸体孔口部位产卵。尸体上蝇蛆等的异常分布给法医人员判断尸体的创口位置提供了依据，在一定程度上有助于判断腐败尸体的死亡原因。

另外，在凶杀案件中，如在尸体口鼻等周围发现有死苍蝇或其他死亡动植物时，应考虑死者体内是否含有毒成分以及中毒死的可能，以避免作出错误鉴定。

（六）个人识别的应用

通过昆虫认定死者身份主要运用的是 DNA 技术。在 2004 年 8 月举行的第 22 届国际昆虫学大会上，美国的 Wells 等发表了一篇题为《蝇蛆肠道内容物中人类和其他脊椎动物 DNA 分型：适用的技巧》的论文，文中建立了一套针对蝇蛆肠道内容物 DNA 鉴定的程序。研究者设计了一对特异性基因引物并适用了 STR（短串联重复序列）商品化试剂盒，成功从肠道中鉴定了食物来源。试验表明，蝇蛆从一种食物转到另一种食物并取食 46 小时后仍能检测到迁移中食物。运用此方法可检查出死者 DNA，这无疑给死者身份的认定提供了有力依据。

（七）毒物分析的应用

大量案例和研究已证实，在毒（药）物中毒相关死亡案例中，外源性毒（药）物会通过食物链转移到已定殖于尸体的蝇类。蝇类的发育受到毒（药）物的影响，必然会造成 PMI 推断的偏差。早在 1989 年 Goff 基于动物实验的研究就已经发现，可卡因及其代谢产物影响蝇类幼虫的生长发育速率、成蛹及羽化等行为；吸食可卡因后的人体组织能促进蝇蛆的生长发育且影响 PMI 推断，亦在一起真实案件中得到充分证实。随后，越来越多的法医昆虫学者开始关注毒（药）物对蝇类生长发育等嗜尸行为的影响。不同毒（药）物对嗜尸性蝇类的发育影响不同，中枢兴奋性药物如阿片类、苯丙胺类可加速蝇类幼虫或蛹期的发育；中枢抑制性药物如苯二氮䓬类对嗜尸性蝇类的影响并不与中枢兴奋性毒（药）物相反,仅表现为对某个龄期发育时间的延缓;其他药物对蝇类的作用均有差异。2012 年 Lucila 等研究发现,地西泮对白头裸金蝇的生长发育有抑制作用;Tabor 等学者也发现,相同温度下乙醇对伏蝇幼虫的发育时间延长约 11.90 小时,马拉硫磷将大头金蝇的羽化时间延长至 312.00 小时,而吗啡、氯氨酮、美沙酮等传统毒品均被证实对嗜尸性蝇类的生长发育存在不同程度的影响。有学者提出相同的毒（药）物会对不同蝇类的发育阶段有不同的影响,表现为某个阶段的加速或减速作用。

总之,法医昆虫学的基本理论体系及其在近年的快速发展,为解决长期以来困扰热带地区法医学实践的诸多技术难题提供了思路和途径。尽快建立热带法医昆虫学体系,通过开展相关的科研和进行大量的数据收集积累,并经实践检验不断修正、完善,热带法医昆虫学将为热带地区法医学实践做出重要贡献。

法医昆虫学的发展在全球范围内很不均衡,发达地区研究较多,也被相关学科所重视;而在热带国家和地区,法医昆虫学研究处于极度匮乏甚至停滞的状态。以我国为例,中国虽然是世界上最早将法医昆虫学应用于刑事案件侦破的国家,但相关研究仍然不够深入和全面,特别是在国内唯一的全省热带地区——海南,法医昆虫学的研究尚处于起步阶段,相关的数据极不完善,距离应用差距极远。这是全球热带地区法医昆虫学研究现状的一个缩影,解决此问题只能是通过人才引进或科研合作、加大投入、培养更多的法医昆虫学人才,大力推动相关基础研究工作,遵循法医昆虫学的科学发展规律,重视基础数据的积累,创新思维,充分利用国内外相关学科的新技术、新方法、新思路,促进热带法医学的迅速发展。

第四节　热带地区案例分析

B. SuriBabu 等在 2018 年发表了一篇印度成功应用嗜尸性蝇类进行死亡时间推断的案例报道。

一、案情简介

2018 年 6 月 15 日,有人在印度恰蒂斯加尔邦某路的涵洞下发现一具身份不明的骨骼化男性尸体,尸体被送到某医学院的停尸房进行尸检。

二、现场勘查及法医学检验

尸体被包裹在黑色塑料布中,尸体上没有衣服或其他个人物品可提供死者身份信息。尸体呈黑棕色,长约173cm,已高度腐败;面部已白骨化,仅残留极少量皮肤和肌肉组织,面部、胸部、上肢、腹腔和会阴各处遍布蝇类幼虫。幼虫在尸检时被采集并保存在乙醇中,现场发现的成蝇也被采集。

三、嗜尸性蝇类推断死亡时间

检验人员应用体视显微镜对现场的蝇类三龄幼虫和成虫进行鉴定,发现均为大头金蝇和绯颜裸金蝇。再根据有效积温法则,基于当地的每日气温数据倒序计算大头金蝇幼虫发育所需的积温和每日的积温。从采样时间倒序累计的积温等于完成发育所需积温时的时间即为产卵时间,约为4.8天。在6月份的炎热天气中,蝇类抵达尸体产卵约需0.5天,故其死亡时间需向前推断0.5天,死后经过时间约为5.5天。

法医通过分析大头金蝇的发育时期,根据文献中提到大头金蝇在(28 ± 1)℃从产卵到化蛹的每小时生长长度(accumulated degree hours, ADH),将每小时生长长度乘以24,利用恰蒂斯加尔邦比贾布尔气象站的气温资料计算了6月9日至6月15日的平均气温,从10℃的阈值温度中减去每一天的平均温度,得到每天生长的数值,最终累积长度为2 061.6 ADH,再用2 061.6 ADH除以6月9日的422.4 ADH,约为4.8天,在6月份的炎热天气,蝇类到达并产卵约为0.5天,故推断其死亡时间约为5.5天。

四、热带地区特殊性分析

热带地区发现的尸体多已高度腐败,传统的死亡时间推断方法已不能有效应用,因此在热带地区,死亡时间推断一直被认为是法医学鉴定的难点。嗜尸性蝇类具有严格的生长周期。本案例中,法医通过尸体上采集到的大头金蝇幼虫,应用文献提供的生长发育数据,结合当地温度,计算出蝇类幼虫的生长发育时间,以此推断出死者的死后经过时间,再次印证了热带法医昆虫学的实用性与适用性。

（蔡继峰　郭亚东　孟凡明　王　博　朱光辉　邓建强）

参 考 文 献

[1] 王禹,巩强,刘振江,等.嗜尸性昆虫发育生物学研究进展[J].法医学杂志,2021,37(05):673-682.

[2] 高鑫,张立敏,张晓明,等.云南花椒园中昆虫群落特征的海拔间差异分析[J].生态学报,2014,34(08):2085-2094.

[3] 修世鹏.丝光绿蝇线粒体基因遗传多样性分析及其在法医死亡地点推测中的探究[D].泰安:泰山医学院,2020.

[4] 彭钰龙.尸体上膜翅目昆虫法医学意义的初步研究[D].长沙:中南大学,2015.

[5] 任立品.棕尾别麻蝇热应激响应机制的研究及其PMI推断应用[D].长沙:中南大学,2022.

[6] 马孟云,王禹,董玉友,等.法医昆虫学检验现场操作标准探讨[J].刑事技术,2016,41(02):142-146.

[7] 陈禄仕,王杰,张红玲.尸食性蝇类研究进展[C]//中国法医学会,公安部物证鉴定中心.中国法医学理论与实践创新成果精选——全国第九次法医学术交流会论文集.贵州:贵州警官职业学院,2013.

[8] 卓莘,毛佳雄,陈建山,等.福建省常见尸食性蝇类的COⅠ及16S rDNA序列鉴定[J].法医学杂志,2020,36(06):749-754.

[9] 武红艳,杨柳青,王波,等.新乡地区夏季常见嗜尸性昆虫群落演替规律初步研究[J].中国法医学杂志,2017,32(01):13-15.

[10] 任立品,尚艳杰,郭亚东.昆虫学证据在法庭科学中的应用及进展[J].法医学杂志,2021,37(03):295-304.

[11] 杨利军.长三角地区昆虫在尸体上的演替及发育规律用于死亡时间推断的研究[D].苏州:苏州大学,2017.

[12] 吕宙,唐瑞,杨永强,等.嗜尸性昆虫群落演替及其法医学应用研究进展[J].中国法医学杂志,2015,30(02):166-170.

[13] MATUSZEWSKI S, MĄDRA-BIELEWICZ A. Post-mortem interval estimation based on insect evidence in a quasi-indoor habitat[J]. Science Justice, 2018, 59(1): 109-115.

[14] OWINGS C G, SPIEGELMAN C, TARONE A M, et al. Developmental variation among

Cochliomyia macellaria Fabricius（Diptera：Calliphoridae）populations from three ecoregions of Texas, USA[J]. Legal Med, 2014, 128（4）：709-717.

[15] MATUSZEWSKI S, MĄDRA-BIELEWICZ A. Validation of temperature methods for the estimation of pre-appearance interval in carrion insects[J]. Forensic Sci Med Pathol, 2016, 12（1）：50-57.

[16] ARCHER M. Comparative analysis of insect succession data from Victoria（Australia）using summary statistics versus preceding mean ambient temperature models[J]. Forensic Sci, 2014, 59（2）：404-412.

[17] MATUSZEWSKI S. Post-mortem interval estimation based on insect evidence：current challenges [J]. Insects, 2021, 12（4）：314.

[18] MATUSZEWSKI S, HALL M J R, MOREAU G, et al. Pigs vs people：the use of pigs as analogues for humans in forensic entomology and taphonomy research[J]. Legal Med, 2020, 134（2）：793-810.

[19] BAMBARADENIYA Y T B, KARUNARATNE W A I P, TOMBERLIN J K, et al. Effect of temperature and tissue type on the development of the forensic fly *Chrysomya megacephala* （Diptera：Calliphoridae）[J]. Med Entomol, 2019, 56（6）：1571-1581.

[20] GRUNER S V, SLONE D H, CAPINERA J L, et al. Development of the oriental latrine fly, *Chrysomya megacephala*（Diptera：Calliphoridae）, at five constant temperatures[J]. Med Entomol, 2017, 54（2）：290-298.

[21] BHARDWAJ T, SHARMA S, DALAL J, et al. The implication of morphometrics and growth rate of dipteran flies in forensic entomotoxicology research：a review[J]. Naturwissenschaften, 2020, 107（6）：50.

[22] LIN S W, SHIAO S F. Life history data on the fly parasitoids *Aleochara nigra* Kraatz and *A. asiatica* Kraatz（Coleoptera：Staphylinidae）, and their potential application in forensic entomology [J]. Forensic Sci Int, 2013, 232（1-3）：46-55.

[23] VELÁSQUEZ Y, VILORIA A L. Effects of temperature on the development of the Neotropical carrion beetle *Oxelytrum discicolle*（Brullé, 1840）（Coleoptera：Silphidae）[J]. Forensic Sci Int, 2009, 185（1-3）：107-109.

[24] VASCONCELOS S D, CRUZ T M, SALGADO R L, et al. Dipterans associated with a decomposing animal carcass in a rainforest fragment in Brazil：notes on the early arrival and colonization by necrophagous species[J]. Insect Sci, 2013, 13：145.

[25] SHAALAN E A, EL-MOATY Z A, ABDELSALAM S, et al. A preliminary study of insect

succession in Al-Ahsaa Oasis, in the eastern region of the Kingdom of Saudi Arabia[J]. Forensic Sci, 2017, 62(1): 239-243.

[26] B. SURI BABU, ROHIT KUMAR, MOHAMED EL-SHARNOUBY, et al. Calliphorids as forensic indicator to facilitate PMI estimation: a case study from Chhattisgarh, India[J]. Journal of King Saud University-Science[J]. 2022, 34(1): 101709.

[27] CORRÊA R C, MOURA D P, LEIVAS F W, et al. Operclipygus hospes(Lewis)(Coleoptera, Histeridae): a beetle of potential forensic importance for buried bodies[J]. Neotrop Entomol, 2012, 41(3): 254-256.

[28] VELÁSQUEZ Y. A checklist of arthropods associated with rat carrion in a montane locality of northern Venezuela[J]. Forensic Sci Int, 2008, 174(1): 68-70.

[29] CAMPOBASSO C P, MARCHETTI D, INTRONA F, et al. Postmortem artifacts made by ants and the effect of ant activity on decompositional rates[J]. Am Forensic Med Pathol, 2009, 30(1): 84-87.

第十章　热带环境与法医学

　　环境（environment）主要是指以人类为主体的环境，是人类周围所有生物的和非生物因素的总和。这些环境中的生物包括了动物、植物及微生物。其中，植物有30多万种、动物150多万种，还有数不胜数的细菌、病毒、真菌和少数藻类等微生物。这些与环境相互作用的生物也被称为环境生物。研究利用环境生物对环境进行监测、评价及保护的学科即为环境生物学（environmental biology）。庞大的生物物种分类使环境生物学成为一门研究领域十分广泛的学科。也正因如此，生物学常与其他学科相互交叉，从而产生新的学科。例如，与法医学交叉形成的法医植物学（forensic botany）、法医动物学（forensic zoology）、法医微生物学（forensic microbiology）等学科。

第一节　热带地区气候与环境生物

　　热带是位于南北回归线之间的广大地区，一年有两次太阳直射现象，太阳高度角终年较大，变化幅度不大。因此，这一地带终年能得到强烈的阳光照射，气候炎热。生物是不断适应环境的产物，因此，其多样性与气候地理等环境密切相关，与温带及寒带相比，热带地区的特殊地理气候和环境造就了热带气候区内独特而丰富的生物多样性。

一、影响热带地区法医相关环境生物的气候因素

　　热带分为4种气候类型：热带雨林气候、热带草原气候、热带季风气候、热带沙漠气候。不同气候类型呈现不同的气候要素和特点。除热带沙漠气候外，其他热带气候最显著的特点是全年高温、湿润，四季界限不明显，可根据降雨量不同分为旱季和雨季。热带沙漠气候地区则终年干旱，昼极热、夜极冷，气温日变化可为50℃以上，只有相对热

季和冷季。如非洲北部的撒哈拉沙漠、西亚的阿拉伯沙漠等,全年干旱少雨,气温变化剧烈,气候条件相对恶劣。该类型气候下的法医学相关研究较少,在此不做叙述。其他热带气候具有其共同的特点,与动植物相关的特点主要体现在以下几个方面。

1. 高温　高温条件使热带地区的植物和动物能够快速生长和繁殖。

2. 高湿度　充沛的降水有利于植物的生长,同时也为动物提供了充足的水源。

3. 旱雨季分明　旱雨季降水分布不同使热带地区的生态系统更具多样性。

4. 阳光充足　热带气候地区阳光充足,太阳高度角大,日照时间长,有利于植物进行光合作用,为生物提供能量。

二、热带地区环境生物的特点

与温带、寒带和极地相比,热带的生物多样性最丰富,尤其是热带雨林。热带雨林仅覆盖地球表面的 2%,但拥有 50% 以上的动植物物种。热带生物多样性与众不同,这种多样性包括动物、植物、微生物的物种多样性,物种遗传与变异的多样性,生态系统多样性和景观多样性。热带雨林的群落特征远比温带等其他地带复杂,通常在 4 000m² 内可以找到直径 10cm 以上的乔木有 40~100 种;在此水热条件适宜的环境中,各种动植物对于光照和生存空间的争夺异常激烈。据观测,热带雨林林冠顶部(46m 处)全光照为10 万 lx,树冠内(33m处)降到 2.5 万 lx,而在 1m 高处只有 800lx(即仅有 1 % 的阳光到此)。植物呈现明显的分层生长,不仅拥有一般森林的乔木层、灌木层、草本层和层间植物,还具有层次丰富、板根和独木成林、老茎生花、空中花园、绞杀、滴水叶尖和巨叶植物等热带雨林基本的生态学特点。藤本和附生植物特别繁盛,是争夺空间的特殊适应方式,对森林结构影响甚大。热带地区层次明显,丰富多样的植物资源使动物种类在此同样丰富多样,且生活方式各不相同。生活于上层树冠的哺乳动物比例很大,如长臂猿、黑猩猩等在树冠与地面间搜寻食物。较大型的哺乳动物,如象、鹿、狮子、豹等以叶子、落果或动物为食。热带雨林土壤微生物群落受到多种因素的影响,包括人为干扰、土壤理化性质变化以及自然环境变化等。这些因素的改变可以导致微生物群落结构发生变化,从而影响土壤微生物的多样性。

热带地区生物多样性较大的具体原因目前尚不清晰。在以往的研究中,主要有以下假设:①能量丰富。热带地区长时间的日照和丰富的太阳能,加上大量降雨和土壤中的养分,促进植物生长并直接或间接地支持形成更丰富的生态系统。从进化论的角度来看,植物的繁殖越活跃,动物的多样性就越大。②生物进化较少受冰河期影响。大多数现代生物是在过去 2 亿年中进化而来的物种,在此期间经历了几个冰河时代。在冰河时期,北极和南极的冰层扩张导致了一些地区在此之前蓬勃发展的生物群落减少或局部灭绝,但也促使一些生物适应了新的环境,通过适应和演化,继续在那些相对较温暖的热带地区存活和繁衍。因此,热带地区的生物群落可能经历了更长时间的稳定进化,积累了更丰富的生物多样性。③环境承载力高。承载力是指某一生境中所能支持的特定物种的最大数量,热带地区丰富的能量来源使其环境承载力相对较高。

因此,热带地区既是物种的"摇篮",也是保存许多古老物种的"博物馆",形成了世界上最为丰富的生物多样性,存在着大量独特的动植物物种。当然,并非所有出现在热带地区的物种都能幸存下来。物种形成和灭绝率之间的平衡表明,热带地区通过其较高的承载能力支持着多样化的生态系统。

第二节　热带常见环境生物及法医学意义

植物、动物及微生物在法医学实践中可以发挥其独特作用,如植物多样性的不同可以提示死亡地点,微生物的演替为死亡时间推断提供了新的思路,而动植物溯源是生物资源保护的重要手段。因此,热带地区丰富多样的物种特点在热带地区法医学中可以发挥更重要的作用。

一、植物与热带法医学

法医植物学(forensic botany)是研究与法律相关的植物证据问题的一门交叉学科,其研究主要涉及犯罪现场相关植物的分布、毒品原植物的鉴定以及植物的生长发育和变化规律等。在自然界中,植物几乎无处不在。目前已被记录的植物近 40 万种,每年还会增加约 2 000 个新物种记录。尤其在热带地区,植物类型极其丰富,且存在大量珍稀物种和有毒植物。2020 年,随着《中华人民共和国生物安全法》的出台,保护和监管热带雨林植物的多样性资源成为国家战略。

植物与人类的活动密切相关,同样与各类犯罪活动存在不同程度的关联。植物证据的应用范围甚至比昆虫证据更加广泛,可以和昆虫、微生物、毛发纤维等证据一起联合应用。20世纪初，木材识别专家Arthur Koehler在绑架案件中证明作案工具木梯的一段横梁来自嫌疑人住所的一块地板，植物证据自此开始被应用于法庭科学。大部分的植物证据分布广泛、个体微小且数量较多。有些种类的植物不易腐败，有些种类的植物易黏附在人体毛发或衣物上。因此，植物可以与许多类型的刑事案件发生关联。在某些故意杀人、故意伤害、抢劫、入室盗窃、强奸、绑架、拐卖人口、毒品制造等刑事案件的侦破中，现场和嫌疑人员、被害人身上发现的植物证据可辅助推断作案地点、溺死落水地点，排查嫌疑车辆，鉴定毒品原植物种属及追溯其原产地以及推断作案时间、死亡时间、埋尸时间等，在法医学中具有广泛的应用范围。

（一）地点推断

与能够自由活动的动物相比，植物的生存与繁殖方式存在特殊性，许多同种属植物的地理分布往往较为集中。不同生境的土壤、气温、风力、湿度、海拔以及地理经纬度等外界环境条件存在较大差异，因此不同植物种群的分布也各异，继而导致各个地区的植物群落组成也千差万别，这种差别正是利用植物证据进行犯罪地点推断的理论基础，已有较多该类作案地点推断的报道。

1. 根据植物孢粉证据推断作案地点　花粉是种子植物的繁殖体。孢子则是大部分蕨类植物、苔藓植物以及真菌等的繁殖体。植物产生的花粉或孢子往往借助风力、昆虫、鸟类或水流播散到周围环境，随后在新环境中繁育出新的个体。由于植物无法像动物一样自由活动，因此其产生的花粉或孢子通常仅播散到母体的附近地区。有部分种类的风媒植物花粉能随风播散到千里之外，因此某一地点分布的花粉和孢子种类是相对特定的。当作案人或被害人在某个地点活动后，其身上、衣物上或交通工具上会黏附有各种花粉和孢子。这些花粉和孢子就成为直接或间接证据，将作案人或被害人与该地点或该交通工具联系起来。与昆虫证据相比，孢粉类证据数量大且不易腐败，一旦黏附到人、物品或车辆上一般不会轻易脱落，并且十分微小难以被作案人察觉并清除。奥地利孢粉学家Klaus最早将花粉用于刑事案件的侦破，他将犯罪嫌疑人藏在多瑙河畔一间木屋中的靴子上黏附的干燥山核桃花粉与被害人失踪船只上的花粉进行了比对，推翻了犯罪嫌疑人否认到过犯罪现场的说辞。在新西兰奥克兰地区的一起强奸案中，Horrocks与Walsh对犯罪现场中野草碎叶上黏附的花粉植物群与犯罪嫌疑人的衣物与鞋子上的样本进行了比对，证实犯罪嫌疑人到过犯罪现场。目前，在意大利、新西兰、英国等地已有多个将花粉及孢子用于刑事案件侦破的案例报道。热带地区植物丰富，孢粉类证据应更易被发现，但在热带地区却尚未发现其应用。

2. 根据其他植物组织证据推断作案地点 许多植物的花朵、果实、种子、茎、叶等部位往往会进化出各种棘刺、钩状突起、绒毛、黏液或扁平小翼等结构,如刺苍耳(*Xanthium spinosum* L.)、仙人掌等。刑侦人员可以根据犯罪现场或嫌疑人和被害人身上黏附的这些特化的植物组织来推断作案地点或某人的行踪。在意大利南部的一起阿尔茨海默病老人失踪案件中,Aquila 等根据老人尸体上黏附的苍耳属植物成功推断出其到达死亡地点的行动路径,进而分析出其死亡原因及死亡方式。另一起发生在意大利托斯卡纳南部的一起高坠案件中,Margiotta 等根据死者鞋底黏附的两种苔藓植物——泛生墙藓(*Tortula muralis* Hedw.)与细叶真藓(*Bryum capillare* Hedw.)在现场附近的分布情况,推断出死者生前的行动路径,并结合现场勘验情况确认死者为独自一人到达起跳点并跳楼自杀身亡。在一起伤害未遂案件中,有目击证人看见犯罪嫌疑人从一个灌木丛中拿出摩托车头盔后驾驶摩托车逃离。此灌木丛的植物极其特殊,周围环境中不可能出现此类植物。同时,HALL 等在嫌疑人的摩托车头盔面罩处发现此种植物叶片残留,从而证明了嫌疑人到过案发现场。

(二)植物种属的 DNA 分子鉴定及原产地溯源

使用植物证据来推断作案地点的前提条件之一就是对植物证据样本的种属进行鉴定。热带地区的植物种类繁多,而各种植物的茎叶、花果、孢粉等更是千差万别,因此只有专业的植物分类学专家才能根据形态学进行鉴定。这一问题曾经严重地限制了法医植物学的发展,直到各种 DNA 分子检验分析技术的出现才大为改观。早期植物种属的 DNA 分子鉴定主要使用随机扩增多态性 DNA(randomly amplified polymorphic DNA,RAPD)技术,但该方法无法区分二倍体植物是纯合子还是等位基因缺失,近年来已较少使用。随后出现的简单重复序列区间扩增(inter-simple sequence repeats,ISSRs)以及扩增片段长度多态性(amplified fragment length polymorphism,AFLPs)等技术虽然弥补了RAPD 技术的不足,但都存在一定的可重复性问题。近年来,国内外学者开始采用短串联重复序列(short tandem repeat,STR)、单核苷酸多态性(single nucleotide polymorphism,SNP)、DNA 条形码、实时 PCR 等新一代 DNA 遗传标记物和遗传技术来进行植物种属鉴定,并能够对植物的原产地进行溯源。

罂粟、大麻与古柯是全球三大毒品原植物,是制造传统毒品的主要原料,且均喜高温湿润的环境,因此在热带地区较常见。罂粟喜阳光充足、土质湿润透气的酸性土壤,地势在海拔 900m 至 1 300m,一般在东南亚地区多见。大麻生长的适宜温度为25~30℃,属于喜光、短日照作物,在印度地区常见。古柯喜暖畏寒,生长在较为湿润环境。在涉及制毒的案件中,鉴定毒品原植物成分并追溯其原产地非常重要。徐小玉与裴黎对一起案件中的可疑植物种子用罂粟种属特异性 STR 荧光引物进行 PCR 扩增,并与已知罂粟样本、罂粟近缘植物以及普通植物样本进行比对。结果显示,可疑植物种子中含有罂粟特异性片段,确定其为罂粟籽,为该案的定性提供了重要线索。戈文东等在两起涉毒大麻案件中,使用大麻特异性引物成功鉴定了两起案件中大麻植株的性别,其中一例为含有精神活性物质的雌性大麻,而另一例则是用于制作纺织纤维的雄性大麻。巴西法医在对包裹中的未知植物碎片进行物种鉴定时应用气相色谱 - 质谱联用技术,确定植物碎片含有侧柏酮成分,又利用植物 DNA 条形码技术鉴定出其为中亚苦蒿(*Artemisia absinthium* L.)。

(三)作案时间、死亡时间与埋尸时间推断

植物的生长是一个复杂而有序的过程,其中有花植物都会经历种子萌发、成长、开花、结果这一极其有规律的过程,称为生命周期。此外大部分植物的生长完全依靠阳光来提供能量,有着显著的日周期性和年周期性,并有明显的生物钟现象。热带植物多为常绿植物,叶子随长随落,交替落叶,终年常绿;而温带植物四季分明、秋冬季节叶片全部脱落。植物的这种周期性生长规律可以辅助推断某个事件发生的时间或时间段,应用于法医学中推断案件发生时间、死亡时间、埋尸时间等。各种植物在尸体上的生长情况也可粗略算出死亡时间,Cardoso 等对死者右腿股骨上生长的真藓属苔藓植物进行了检验,提示这些苔藓在死者股骨上生长了 3 年以上。考虑到死者完全白骨化后苔藓才能在股骨上附着生长,推断死者被埋葬的时间为 6 年。

随着 DNA 检验技术的进步,植物证据也越来越广泛地被公安和司法机关所接受。目前亟待对热带地区丰富的植物群落分布进行详尽调查,形成植物时空分布数据库,以便应用于故意杀人、故意伤害、抢劫、入室盗窃、强奸、绑架、拐卖人口等刑事案件的侦查。

二、动物与热带法医学

法医动物学(forensic zoology)是以与法律纠纷有关的动物为研究对象的一门综合学科,其研究内容广泛,包含了法医动物病理学、法医动物损伤学、法医动物分子生物学、法医动物形态学及法医动物物证学等学科内容。在法医动物学研究中,研究最多的大类是昆虫(此部分详见第九章)。目前,我国法医动物学研究尚处于初步阶段。各国的法医动物学都未形成体系化研究,在法医学实践中的应用也不多。

（一）案件的无声证人

据统计,我国养狗与养猫的人数占比分别为 46.1% 和 30.7%,且年增长速度保持在 10% 以上。动物与人类之间有着非常密切的关系,在各类涉及动物的案件中,理论上可以通过动物毛发、咬痕、排泄物等生物成分,建立动物、嫌疑人与案发现场之间的联系。嫌疑人可能携带受害人宠物的毛发,也可能将自己宠物的毛发留在案发现场。根据一项模拟犯罪的研究,窃贼离开受害者家里时身上可以黏附携带数百根狗或猫的毛发。这些毛发在案件中可以作为无声的"证人"发挥作用。

（二）动物袭击案件

家养宠物致人伤害甚至死亡的案例屡见不鲜。根据中国疾病预防控制中心发布的《中国狂犬病防治现状》,我国每年被猫狗咬伤的人数约有 4 000 万。在动物袭击案件中,可提取被咬人咬痕处的动物唾液进行 DNA 检验确定涉事动物,为判定和追究动物主人的责任提供证据。

（三）野生动物保护

目前,野生动物走私与军火走私、毒品走私并列为三大非法交易。野生动物的非法贸易不仅破坏了生物多样性,导致许多珍稀动物濒临灭绝,同时导致了外来物种入侵破坏当地生态平衡的后果。一些野生动物携带的病毒向人类蔓延,严重威胁人类公共卫生安全。国家一级保护野生动物中华穿山甲分布于尼泊尔、缅甸、泰国北部、越南、老挝、柬埔寨及中国南部地区,犀牛、象、濒危蛇类等也多生活在热带地区。在野生动物保护活动中,物种鉴定、地域溯源、死因分析等是必须解决的首要问题,也是立案侦查和刑事诉讼的依据。采用 DNA 分子标记技术对动物种属、动物损伤、动物痕迹等信息进行鉴定,已成为一种可靠、有效的方法,在野生动物保护法的执行中起到关键作用。目前,我国对犀牛角、象牙、濒危蛇类等基于 DNA 条形码技术的多种物种鉴定取得了快速发展。但从整体来看,尚未形成规范化的研究体系,限制了法医动物学研究的快速发展和进步。

（四）动物的亲子鉴定

动物随着繁殖代数的增加,会在基因水平发生可累积的突变。在 DNA 序列上的差异,可采用医学、生物学、遗传学等方法对个体和亲代的遗传关系进行分析,以此进行动物的亲子鉴定。除了动物个体和亲代的毛发、毛色、体型等形态学标记,使用 DNA 分子标记可准确地反映物种之间亲缘关系的远近。动物亲子鉴定最常用的遗传标记为STR。对动物进行亲子鉴定的研究,国外相较于国内起步更早。南方医科大学朱波峰教授团队结合当前法医学种属鉴定领域的现实需求,以STR作为法医学种属鉴定和食品掺假检验的遗传标记,对广东省的人、鸡、鸭、羊、猪、牛、马、狗、大鼠、小鼠和鸽子11个物种的种属特异性进行系统研究,共甄选出22个STR基因座,并依托法医物证学实验室常用的毛细管电泳分型检测平台,成功构建了一个能够用于11个物种种属鉴定的多色荧光标记复合扩增体系。

（五）其他应用

除了法庭科学中与侦查诉讼有关的案件,动物DNA分析技术也可用于非诉讼的场景,如应用于赛马的个体识别、良种筛选及优育、功能基因定位、遗传疾病检测、群体结构和遗传关系分析以及克隆动物的身份鉴定等。

动物DNA分析与人类DNA鉴定有许多相似性,应用也日益广泛。目前已陆续报道了相关数据和案例,但是开展动物DNA分型的法医学实验室仍然较少。法庭对其证据效能的信任度并不高。有时在数据分析、动物出庭作证、宠物主人认定等方面还会产生争议。此外,动物DNA分析应用于法医学实践时,需要注意的问题也较多。例如,动物可能的近亲繁殖或遗传漂变对遗传标记多态性程度的影响,流浪动物难以追踪以及特别稀缺物种的数据不足等复杂问题。与人类DNA分型相比,动物DNA分型技术在标准化、DNA数据库建设、DNA分析证据效能评估等方面仍需进一步完善和研究。随着动物DNA分型技术的不断发展和成熟以及法医学应用所需的上述基础工作的不断推进,动物DNA分型势必将在更为广泛的鉴定实践中发挥越来越重要的作用。虽然目前相关研究及应用较少,但在热带地区的物种保护上将会发挥巨大作用。

三、微生物与热带法医学

法医微生物学(forensic microbiology)的研究对象有3种:①活体的人类微生物组,主要用于同一性认定;②死亡微生物组,主要根据微生物群落的多样性及演替进行死亡地点、死亡时间的推断;③环境微生物组,多见于环境质量评估及物种溯源等。

（一）活体的人类微生物组

人类微生物组结构具有高度的个体特异性。早期研究结果表明,同卵双生子之间肠道微生物组结构的相似性与异卵双生子接近,说明微生物群落受到环境因素的影响可能比宿主遗传因素更大。不同热带地区具有不同的动植物、不同的饮食习惯,因此个体间的微生物组也不同。同一个体的微生物组在不同部位及时间段中也存在差异,但其群落特征仍具有一定的稳定性。另外,昼夜变化也可能是影响微生物组的因素之一,热带地区的长日照和高温环境也会对人类的生活习性产生影响。

微生物群落的差异也体现在同一个体之中。不同器官或身体部位中所定植微生物的种类和特征具有显著差异,如口腔中的乳杆菌属(Lactobacillus)、嗜血杆菌属(Haemophilus)等,皮肤上的丙酸杆菌属(Propionibacterium)、棒杆菌属(Corynebacterium)、微球菌属(Micrococcus)等,肠道中的梭菌属(Clostridium)、拟杆菌门(Bacteroidetes)等。同一个器官的微生物群落也存在差异,如不同部位的皮肤微生物在组成和结构上有显著差异。这可能是不同部位皮肤的形态特征差异所导致的。人类与环境的相互作用是影响微生物群落结构发生变化的重要因素。这些环境因素或作为免疫刺激物,通过炎症反应等方式影响微生物群,或带来了定植在个体中的微生物。此外,影响群落演替的因素还包括性别、年龄、种族、饮食、地域、疾病、体型、生活方式等。这些特点使微生物组分析可应用于法医学同一认定、组织或体液来源鉴定、地域特征推断及 PMI 推断等,为案件侦查提供指向性线索。

1. 同一认定研究   微生物组成具有一定的个体特异性,可应用于法医学同一个体认定。早期相关研究主要描述人体口腔和唾液微生物群落特征及时空稳定性,给微生物组学的发展带来深远影响。Sherier 等计算了来自不同个体间皮肤微生物类群的直系同源 SNP 的固定指数(fixation index),可以直观地对不同微生物类群的遗传距离进行区分,同时提高了皮肤微生物组与其人类宿主的匹配准确性。

与 STR 等主流 DNA 遗传标记相比,利用微生物组分析技术进行个体同一认定的准确率虽然较低,但微生物组学分析技术可在具有相同基因组信息的同卵双生子的同一认定中起到辅助甄别的作用。Stahringer 等首次使用口腔微生物组对全同胞兄弟姐妹和双生子进行同一认定的可能性进行评估,发现同卵和异卵双生子之间的细菌群落结构差异无统计学意义,但双生子之间的相似性在成年独居后有下降趋势。Sundström 等对同一家族成员的唾液样本微生物群进行 16S rRNA 基因测序分析,结果显示,13% 的个体细菌群落差异可以用家族关系来解释,母亲与成年子女共有的运算分类单元(operational taxonomic unit, OTU)比父亲更多,但这种相似性随着成年子女离家独居逐渐减弱。总而言之,人类微生物组在个体中不仅具有长期的时间稳定性和较高的个体特异性,在后续分析中仍可获得足够的微生物学证据,可在同一认定领域中作为法医学

DNA 分析的有力补充工具。

2. 组织或体液来源鉴定　基于上述理论,微生物组分析可为体液来源鉴定提供新方法。早期研究首先对唾液和皮肤微生物组进行研究,发现唾液与手指皮肤的微生物组具备组织和体液来源特异性,同时在两种检材的混合样本中皮肤微生物群落仍占显著优势。Dobay 等将研究对象进一步扩展到除皮肤、唾液外的精液、阴道分泌液、月经血、外周血等检材。16S rDNA 扩增子测序分析结果显示,除外周血样本扩增失败外,其他样本在室内环境保存 30 天后仍保留了其来源部位的细菌表征。生殖器部位的微生物组分析在性侵案件中同样具有重要的法医学价值。Quaak 使用微阵列技术对手、足、腹股沟以及阴茎等部位的皮肤微生物组进行检测,发现手、足等皮肤核心微生物组与在阴茎微生物组的群落结构存在差异。基于生殖器与其他皮肤部位的微生物群落差异,Williams 等进一步通过基于贝叶斯模型的微生物来源分析软件包对 43 位受试者的阴阜拭子与阴毛样本进行 16S rRNA 扩增子测序分析,发现阴阜微生物组的群落结构具有长达 6 个月的稳定性。

3. 地域特征鉴识　微生物群落特征在不同地域人群中的差异可能与寄主所处的地理环境、工业化程度以及生活习惯有关。Li 等对德国、非洲和美国阿拉斯加人群从更大的地理尺度上进行唾液微生物组分析发现:德国人群有着最高的微生物群落 α 多样性,这可能与其人口密度高、饮食结构多样有关;而在地理分布上较为分散且饮食结构单一的非洲人群,其微生物群落的 β 多样性较高。唾液和肠道微生物类群有良好的地域特异性,在个体的地域鉴识中有一定的应用潜力,然而,这些微生物群落与人体消化系统紧密相关,其地域特异性可能更多地源于不同地域饮食习惯的差异,而较少受地理环境的影响。

4. 其他应用　人类皮肤微生物与物品之间的接触可能会将微生物群落转移到个人物品之上,通过微生物组分析将物品与个体进行联系有潜在的法医学应用价值。Neckovic 等对个体微生物组能否转移到另一个物体表面或其他介质上进行了研究,并指示受试者按照两种转移模式(两两握手—触摸介质,触摸介质—交换介质—触摸交换后的介质)进行接触。结果发现,无论介质的类型或转移模式如何,同组受试者之间的皮肤微生物组均发生了转移。Kodama 等对不同犯罪现场中的 26 种物证进行分析,随后将死后皮肤微生物组与现场物证进行匹配,其平均准确率可达到 75%。通过微生物组分析,研究者还可以获取饮食习惯、体重指数、生活方式等信息,为法医案件侦查提供更多线索。饮食是影响人体微生物群落结构的主要因素之一。Huang 等发现食物中的脂肪酸通过影响口腔微生态改变口腔内微生物膜的表征,从而在一定程度上抑制口腔细菌的生长。相比附着在口腔内的微生物膜,唾液中的微生物群落表征则呈现出不同特点。Defilippis 等对杂食、乳蛋素食以及纯素食者的唾液进行微生物组和代谢组学分析,虽然唾液代谢组特征可用于区分饮食习惯,但其微生物群落受到饮食因素的影响并不显著。此外,如运动、职业、睡眠、饲养宠物和夫妻间的身体互动等生活方式相关因素对人体微生物结构也有一定影响。

但人类微生物组应用于热带地区的法医学实践,尚有依赖于热带地区基本人体微生物数据的调查及累积,同时应结合当地的气候、饮食及生活习惯进行具体分析。

(二)死亡微生物组

当宿主死亡时,其体内数以亿万的微生物会进行典范转移(paradigm shift)。由于宿主死亡,其内环境发生缺氧并触发细胞内因子的释放,导致细胞自溶并向周围组织释放营养物质。随着尸体内缺氧情况的加剧,尸体分解从有氧发酵转变为厌氧发酵,从而使环境中充满了二氧化硫、硫化氢等腐败气体。随后外源微生物、昆虫、食腐动物在尸体中的活动会进一步改变微生物所处的环境,使人体死后的微生物组发生巨大变化。为了对微生物因宿主死亡而发生演替的群落表征进行描述,死后生物组(necrobiome)、死后细菌群落(epinecrotic bacterial community)等概念于 2013 年和 2014 年被先后提出。前者的定义是"参与分解如动物腐肉和人类尸体等异养型生物遗骸的所有物种群落的总和",后者则意为"在尸体分解时定植或迁徙到其表皮或腔道黏膜上的细菌",属于死后生物组概念的子集。为进一步将死后生物组中的微生物作为主要研究对象,Can 等在此基础上进一步提出"死亡微生物组(thanatomicrobiome)",即宿主死后在其尸体内部存在的微生物群。许多生物因素以及非生物因素影响着死亡微生物组的群落演替变化,如时间、温度、湿度、日照、氧气、pH、埋葬位置等非生物因素,以及宿主生前状况、昆虫、食腐动物等生物因素。基于上述诸多特点,死亡微生物组分析技术具有推断死后经过时间(PMI)和死后淹没时间(postmortem submersion interval,PMSI)以及死因分析等法医学应用潜力。

1. 死后经过时间推断　目前的死后经过时间推断在法医学实践中主要依赖传统的主观形态学检查,易受到环境因素和人为主观的影响。基于客观测序数据的微生物组分析可为 PMI 推断提供新方法。死亡微生物组群落演替规律与尸体分解所处的时间阶段联系密切。热带地区尸体在腐败早期以兼性厌氧菌为主,随后以专性厌氧菌占优势,腐败晚期主要以土壤微生物为主,白骨化时期以孢子形成的微生物群为主。这种演替时间规律性为死亡微生物组在热带地区的 PMI 推断奠定基础。

2. 死后浸没时间推断 热带地区水资源丰富,常有溺死发生。由于水体环境和生态系统的复杂性,死后淹没时间推断易受水温、盐度、潮汐、水深、尸体水中移动、水体化学成分、水生微生物以及食腐动物等因素影响。因此,PMSI 推断具有一定的挑战性。Dickson 等是最早对猪尸体中淡水水生微生物组进行研究的团队之一。该团队发现了变形菌门(Proteobacteria)、厚壁菌门(Firmicutes)、梭菌属(*Clostridium*)、拟杆菌门和放线菌门等是水中尸体微生物在门水平的优势类群,随淹没时间和季节改变会发生群落演替。Cartozzo 等将 200 份猪白骨化尸体在淡水河中浸没 353 天,对死亡微生物组的长期变化和演替模式进行分析,发现梭菌属、全噬菌科(Holophagaceae)和 γ - 变形菌纲(Gammaproteobacteria)等类群的丰度与 PMSI 相关。除硅藻外,目前热带地区关于水体微生物的物种组成及群落演替的研究较少。

3. 死因分析 对尸体解剖中未发现明确死因的猝死者进行死因鉴定,是法医学实践经常面临的挑战。鉴于微生物组能够反映其宿主生前的健康情况,利用死亡微生物组学分进行死亡原因鉴定可为此类难题提供新思路。Zaneveld 等提出了安娜·卡列尼娜原则(Anna Karenina principle, AKP),即长时间暴露在任意应激源下的个体,其微生物群落会比健康个体更易发生改变,且这些个体之间的微生物群落结构也具有一定差异。临床研究表明,肠道、口腔微生物的群落结构和演替变化与宿主的局部疾病、系统性疾病以及精神疾病等具有显著关系。例如,存在肥胖史、感染史、吸烟史个体的 β 多样性增加,自杀人群则有着更高的 OTU 多态性。微生物 - 肠 - 脑轴是肠道微生物调节脑干 5- 羟色胺系统的重要途径。Highet 等对 52 例婴儿猝死综合征(sudden infant death syndrome, SIDS)婴儿的肠内容物进行微生物组分析,发现艰难梭菌(*Clostridium difficile*)、无害梭菌(*Clostridium innocuum*)、产气荚膜梭菌(*Clostridium perfringens*)在 SIDS 样本中更常见。在经常以俯卧位睡眠的 SIDS 婴儿中,金黄色葡萄球菌的定植更常见,同时存在该菌种转移至无菌部位的现象。

（三）环境微生物组

由于环境微生物的群落结构易受温度、pH、盐浓度、氮浓度、有机碳浓度以及昆虫的活动等因素的影响,因此微生物在不同地区甚至是同一地区不同地点的环境中具有不同的种类和构成。其表征在一定程度上反映了样本土壤所在地理位置的气候、纬度、地貌、植被以及人类活动等信息。在处于同一地域下的小尺度空间内,两个土壤微生物群落之间的相似性则随着彼此空间距离的增加而呈衰减关系。这种小尺度空间土壤来源的精细区分往往更具有法医学意义。Karaday 等则对模拟凶杀案中 12 份土壤样本的细菌和真菌微生物群落进行分析,发现可以在属和种水平上区分证据样本、犯罪现场样本和对照样本;同时,主坐标分析表明证据样本与犯罪现场参考样本之间更相似,说明微生物组分析可通过土壤样本初步推断案件与犯罪现场之间的关系。

水生生态系统中的微生物则主要以生物膜[由胞外聚合物(extracellular polymeric substance,EPS)包裹的有三维结构的微生物群落]的形式存在。生物膜附着在岩石、沉木、水中尸体等表面,形成了不同类型的微生物组。水体微生物组也同样具有地理位置多样性。例如,海洋和淡水水系中的微生物群落差异较大,其中海水以发光杆菌属(*Photobacterium*)和弧菌属(*Vibrio*)为主,淡水则主要为嗜水气单胞菌(*Aeromonas hydrophila*)。在肺及其他内部器官中发现硅藻及其他浮游生物是溺死的重要诊断依据。

城市中的建筑环境微生物组也同样具备一定的法医学应用潜力。地铁和城市生物群落(MetaSUB)国际联盟根据在 60 座城市公共交通系统中采集的设施表面样本,首次绘制了城市微生物宏基因组的高分辨率可视化交互式图谱。图谱中含有微生物功能特征、抗生素耐药性基因、遗传元件以及地理位置注释等信息。通过 Meta-SUB CAP 分析流程,发现虽然所有城市中存在一致的核心城市微生物类群,但不同城市的微生物群落结构及其抗生素耐药性基因组仍具有一定的地域差异。这种差异可归因于不同城市之间气候、纬度、地表类型、人口等因素的影响。Huang 等则通过 MetaSUB 国际联盟在大数据分析关键评估(critical assessment of massive data analysis,CAMDA)挑战赛中提供的全球 16 个已知城市和 8 个未知城市的微生物组数据分别作为训练集与测试集样本。利用微生物群落的相似性作为采样城市的生物坐标,并将其在地图上进行仿射变换,从而根据克里金法构建了一个 L_2 正则化 logistics 回归模型。该模型地域特征推断的准确率在测试集中达到 86%。

微生物不仅具有相对的时间稳定性和地域特征差异,其群落演替也与环境、宿主相关的各种生物及非生物因素有着紧密联系。因此,法医微生物学在拥有一定应用潜力的同时,仍然面临着许多困难和挑战。例如,样本之间的交叉污染和宿主 DNA 污染、标准化技术流程和指南的缺乏、数据库建设有待完善、微生物组研究的相关伦理问题。法医微生物学在热带法医学,乃至法医学的实践案例尚少,基础数据远远不足以服务实践应用。目前,热带地区最主要的工作仍旧是基础数据的积累。

第三节 环境硅藻的法医学应用

硅藻是自然界中最重要的浮游植物之一,是一类具有色素体的单细胞植物,在食物链中属于生产者。硅藻的数量、种类极多,目前在自然界已发现 10 万多种;硅藻的分布极其广泛,海洋、淡水、汽水、泥土及潮湿的表面上均可发现,而热带地区气候湿润,淡水资源及海水资源丰富,因此硅藻在热带地区的分布尤为丰富。硅藻因其细胞外覆二氧化硅为主的硅质细胞壁而得名,坚硬的硅质外壳使硅藻及硅藻 DNA 等分子不易受到外界环境因素的影响而发生降解,因此,在热带地区的环境条件下,利用硅藻进行相关法医学研究具有重要意义。

一、溺死相关检验

在法医学检验中,发现水中尸体,首先要判定的就是生前溺死还是死后抛尸入水。生前溺死入水中者,由于溺水过程中会发生呛咳和吞咽,水会通过呼吸作用,随溺液经过口鼻腔吸入呼吸道进入肺,较小体积的水中浮游植物如硅藻,则会穿过肺泡间孔及肺泡毛细血管屏障而进入体内,并随血液循环扩散到全身,而死后抛尸入水者因没有呼吸运动,不会发生以上反应。

(一)溺死诊断

传统的硅藻检验基于形态学检验,通过光镜或电子显微镜对体内不同组织硅藻进行计数,溺死尸体肝、肾、肺组织和水样的硅藻平均含量分别约为 17、15、103 688、10 488 个 /10g,肺组织的硅藻含量显著高于水样和肝、肾组织,肝、肾组织中发现的中心纲和羽纹纲硅藻的比例约为 3∶7,低于肺组织和水样中的 5∶5,肝、肾组织的硅藻不仅含量低于水样和肺组织,其长径和短径都显著小于水样、肺组织的硅藻,说明拥有较小短径的羽纹纲硅藻更容易通过气 - 血屏障进入内部组织。基于光学显微镜观察的研究发现,肝、肾等组织内 2/3 的硅藻长径小于 15μm,骨髓中大多数硅藻的最大长径小于 20μm;同时,近年来基于扫描电子显微镜观察的研究发现,肝、肾及肺组织内硅藻的平均长径分别为 17.39μm、16.75μm 和 19.49μm,平均宽径分别为 6.06μm、5.82μm 和

7.76μm。光学显微镜和扫描电子显微镜得到的研究结果基本相似,说明只有小型的硅藻能通过气 - 血屏障进入体循环。气 - 血屏障对进入体循环硅藻的数量、种类及大小起到了选择性作用。

同时,肺组织与水样中硅藻的数量变化密切关联,呈正相关趋势;肝、肾组织中硅藻含量和肺组织、水样中硅藻含量无线性相关性;而肝组织与肾组织硅藻均来自通过气 - 血屏障进入体循环的硅藻,两者的含量呈正相关。肺组织的硅藻含量高于肝、肾组织及水样,其原因是溺水过程中呼吸加深加快,大量的水吸入肺组织,再加上肺组织气 - 血屏障对硅藻的选择透过性,使硅藻储存、富集在肺组织中。死后入水者没有经历溺水的过程,缺乏肺组织对水样硅藻的富集。因此,在死后入水尸体肺组织内检测到硅藻的含量小于水样中硅藻的含量或含量大致相当。随着分子生物学的发展,基于硅藻 DNA 的特异性检验使组织内的硅藻更容易被发现,但目前基于分子生物学的硅藻检验尚无法对硅藻进行定量,且能导致溺死的最低含量是多少尚缺乏数据;也有基于分光光度法测量组织内叶绿素 a 的含量来确定溺死,但非溺死组肺内也可能检测到少量叶绿素 a。另外,近年来也有基于人工智能技术对硅藻进行自动识别的研究,人工智能自动化硅藻检验基于硅藻形态学特征,应用人工智能算法对组织器官中的硅藻进行自动化识别和分类,是法医学硅藻检验的一次技术革新,可以辅助硅藻检验得到客观、准确、高效的定性定量分析结果,有望成为未来法医学溺死硅藻检验研究的新方向。

（二）推断死后淹没时间

硅藻可应用于鉴定水中尸体死亡原因、协助指认犯罪嫌疑人与死亡现场,此外,明确尸体上已知生长阶段的藻类或其他水生植物所需的生长时间,可用于推断 PMSI。Keiper 等的实验表明,溪流中大鼠尸体上 1 周即可形成明显的藻类膜。Casamatta 等首次鉴定了溪流中大鼠尸体上定植的藻类物种,浸泡 3 周内藻类物种（尤其是鼓藻）逐渐增加并达到稳定状态,鼓藻可作为 PMSI 推断的潜在指标。Haefner 等研究了两条溪流内猪尸体与瓷砖上藻类的生长情况,浸泡 40 天内藻类生长（叶绿素 a 生成）与时间成正比,且猪尸体上藻类生长较瓷砖上显著增多（$P<0.005$）。Zimmerman 等基于藻类多样性确定仔猪的 PMSI,其将仔猪和瓷砖浸没在咸水池中并定期取样以记录藻类多样性与分解阶段之间的连续性,观察到仔猪基质上发现的藻类多样性与时间之间存在强相关性。2013 年,Rohner 等评估了利用藻类推断 PMSI 的潜力,结果发现,由于无法确定外部因素如何影响人体皮肤上的藻类生长,藻类在浸没尸体上的存在仍然仅用于推断孤立案例中的 PMSI。

与死后经过时间推断研究一样,由于受到光照、水温、水质、水流及个体差异等多种因素的影响,水中尸体淹没时间推断的准确性和可靠性不足。而且该部分研究以动物实验为主,缺乏人体检材的研究,也难以将研究成果应用于法医学实践。

(三)推断溺死地点

硅藻不仅在溺死诊断方面有重要价值,还可以用于溺死地点推断。硅藻用于溺死地点推断,可根据死者组织内的硅藻形态(种类、大小、数量等)来判断所取水样的硅藻与死者体内的是否源于同一地点。不同的季节同一水域的硅藻会不一样;同一天的不同时段同一水域的硅藻都会有变化;硅藻的生活习性及分布受到诸多因素的影响,如阳光、pH、水体的营养等。因此,在用硅藻进行定性和定量分析确定落水地点时需要慎重。用硅藻推断溺死地点的方法有硅藻种类一致性和常见硅藻种类相对丰度一致性分析、聚类分析、Pearson 相似性系数分析、除趋势性对应分析等。硅藻应用于溺死地点推断时只能给出可疑溺死地点,若要准确推断溺死地点,还需要结合其他指标。

利用硅藻推断溺死地点的前提是掌握水域环境中的硅藻种类分布及丰度差异等区域性特征。为此,国内外学者进行了较多的研究,分析不同水域中的硅藻分布情况。如Zhao 等对长江、黄河和珠江水域中的硅藻分布情况进行了调查,发现舟形藻、菱形藻、小环藻、针杆藻是三大河流中共有且丰度占据优势的硅藻种类,在硅藻含量方面,三大河流自西向东均呈增加趋势。胡孙林等对我国主要水域的硅藻进行了更为细致的种类调查,获得了分属于羽纹纲和中心纲的 21 种硅藻,如直链藻、卵形藻、布纹藻及异极藻等藻属,并获得了清晰的硅藻扫描电子显微镜图谱,填补了法医学硅藻检验领域扫描电子显微镜参考图谱的空白。田露等对上海市浦东新区的川杨河进行了调查,也发现了河流各段的差异,并成功应用于实际案例中,具有较高的精准度。

应用硅藻进行落水点推断的研究尚处于初级阶段。虽然已有大量不同水域的硅藻分布特征,但是基本没有实际应用于落水点的推断。Kakizaki 等的研究显示,大型的中心纲硅藻在海水中较多见,越靠近海水的区域,中心纲呈现递增的趋势,而大型的羽纹纲则在淡水中比较多见,因此这种差异可用来区分海水和淡水;在河流出海口的位置,硅藻比较难以区分,会出现交叉的现象;河口同一地点的硅藻群落每月也均有变化,甚至因涨潮、落潮而不同,此时,进行溺死地点推断时要慎重。Thakar 等连续两年对印度的部分湖泊、池塘、运河和河流进行分析,发现硅藻种类和大小因地点不同而变化显著,部分硅藻仅在某些地点可以被发现,具有地点特异性。2012 年,胡孙林等收集了全国各地的水样(包括青海省境内扎陵湖、鄂陵湖等 7 处水体),调查了我国主要水域的硅藻分布特点,各个地区硅藻的分布呈现出区域性和季节性特征。

利用硅藻进行溺死地点推断首先要对硅藻进行种属鉴定,目前法医学硅藻检验的研究方法主要分为形态学方法和分子学方法 2 种。形态学方法是通过硝酸消化、微波消解等不同的方法将硅藻从溺液、组织中分离出来,然后利用光学显微镜或电子显微镜对硅藻形态特征进行观察,确定所检测样本内所含的硅藻种类及数量,这是目前法医学实践中硅藻检验的常规方法。但硅藻的形态学检验有其不足,如扫描电子显微镜价格昂贵,检验过程中需要对数量庞大的照片中的硅藻种类进行人工判读,成本高,且费时费力;又由于硅藻种类和形态繁多,故其形态学分类对检验人员的硅藻分类经验要求较高,检验人员需要经过多年的培养和实践才能胜任,而全世界范围内正面临传统分类学专业人员不断减少的现状,致使基于形态学特征的硅藻检验技术广泛应用更加困难。虽有将人工智能技术用于扫描电子显微镜照片识别的报道,但其应用的可靠性仍有待进一步研究。

硅藻分子学检验方法是近年来逐步发展起来的硅藻检验新方法,是法医学领域硅藻形态学检验方法的重要补充。该方法通过获取和分析一段或几段硅藻特异性 DNA 序列而实现对硅藻种类的鉴定,具有可靠、高效、易于标准化的优点,已被广泛应用于生态学研究、藻类种属鉴定等。目前常用于硅藻种属鉴定的位点主要有核糖体 18S rDNA V4 区域、18S rDNA V9 区域、ITS 区域,线粒体 CO I 基因,叶绿体 $rbcL$ 基因和 UPA 区域等,目前对于硅藻的 DNA 条形码尚未有定论,对单一基因位点的检测有时往往无法实现满意的藻类种属鉴别。联合应用多个 DNA 分子标记可以提高法医工作者对藻类种属鉴别的能力。

与硅藻形态学检验方法相比,硅藻分子学检验方法大大减少了检验所需的样本量,提高了检验的灵敏度和可靠性,很大程度上降低了硅藻检验结果出错的概率,并且硅藻分子检验方法对环境和实验者人体的危害远低于硅藻形态学检验方法。但当前法医学硅藻分子学检验方法还不完善,一方面检测缺乏标准化方法,另一方面,目前基于聚合酶链反应(polymerase chain reaction, PCR)和第一代测序为主的硅藻分子研究技术,对于法医学实践中所涉及研究样本中含有多种硅藻种类的特殊情况,在技术方面存在不足,影响其在法医学实践中的广泛应用。近年来,随着 DNA 测序技术的快速发展,开始有研究尝试将高通量测序技术应用于法医学硅藻 DNA 检验,为从检验技术角度解决法医学分子硅藻检验难题提供了新的思路与方向。

硅藻检验相关研究依然是法医学的一个热点。近年来,硅藻检验方法不断优化,溺死诊断指标不断拓展,为溺死诊断带来了新的成果。在以后的相关研究中,有以下一些主要的研究方向:①硅藻结合水中异物颗粒及其他浮游生物联合推断溺死地点;②人工智能技术应用于溺死诊断中,可进行硅藻及水中浮游生物的自动化识别;③水中硅藻、蓝藻、绿藻、细菌等浮游生物的 DNA 检测;④根据昆虫发育情况、微生物群落等推断尸体淹没时间;⑤虚拟解剖技术在溺死诊断方面的应用研究。相信在各国学者的不断努力下,溺死诊断研究必将更加深入、全面,为法医学实践提供强有力的技术支撑。

因此,对某地区水域中的硅藻进行检验,探索"特异性"的指标,是推断溺死地点的关键,进而利用硅藻在空间构成和时间构成上的差异,建立系统化的构成比数据库和硅藻形态图谱并应用于法医实践。

二、环境评价

水是所有生物体最重要的组成部分,更是人体内各种身体机能赖以运行的必要载体,同时,水也是各类疾病和有害物质向人类等动物传播的重要介质,水生生态系统在地球生物化学循环、能量平衡、气候调节等方面发挥着极其重要的作用,同时也在人类生产生活中扮演着重要的角色,是社会水循环的起点和终点。随着经济的快速发展和人口的增长,河流水质恶化已成为一个重要的全球性问题,这可能导致生物多样性的破坏、富营养化和严重的公共卫生危害。河流水体中的营养盐、有机物、重金属等污染物含量不断增加,导致河流富营养化、藻类水华等现象频发,影响河流水质和水生态系统,并且还潜在威胁着人群健康。

在河流、湖泊等水体环境监测中,生物指标是一个非常重要的评价指标。生物指标较传统的水化学及物理指标的优点在于可以根据生物群落结构的变化,很好地综合反映一段时期内水体环境的变化情况。目前在世界生物群落水体生态状况评价得到了广泛的应用,其中硅藻群落可以将水化学的环境效应与河流湖泊的物理和地貌特征很好地结合起来,因此许多研究学者认为硅藻指数是评价水环境质量最好的生物评价指标。硅藻是河流水体中最基本和最重要的生物组成部分。硅藻对水质变化非常敏感,能够反映河流水质的长期变化。同时,硅藻也是河流食物链的基础,对维持河流生态系统的稳定和功能具有重要作用。

硅藻指数是指应用统计学方法所构建的用来指示硅藻的种类组成、数量分布、生理耐受性特征等反映水体的营养状况、有机污染程度、重金属污染风险等的评价硅藻群落结构特征的指数。其目的是分析硅藻群落与环境因子的耐受性关系,进而可以更好地指示河流水生态健康状况的变化。硅藻指数已经被广泛应用于淡水河流水质评价中。

欧盟《水框架指令》在 2000 年将硅藻作为对水环境检测的重要物种。硅藻指数分为两类,一类为综合评价水体清洁状态的指数,另一类为评价水体富营养化程度的指数。许多学者利用数理统计的方法,挖掘硅藻群落与水环境因子的响应关系,开发了具有地域特色的各种硅藻指数。硅藻指数的主要优点是计算相对简便,将数据整理好导入软件得出结果,即可根据该计算结果数值判定该区域的水生态健康质量。

硅藻指数最初由 Descy 于 1979 年提出,Zelinka 将硅藻指数计算方法标准化。随着对硅藻指数研究的不断完善,硅藻指数种类逐渐增多,功能逐渐具体化。如对河流水生态健康状况有很好指示作用的硅藻属指数(generic index of *Diatom* assemblage, GDI),可以用来指示水体富营养化状况的富营养化硅藻指数(trophic diatom index, TDI)等。应用最为广泛的是硅藻生物指数(biological diatom index, BDI),它基于硅藻物种丰富度、环境污染敏感度和耐污性,可用来检测水体富营养状况、有机污染物浓度变化状况和水体酸化程度,适用范围广,地域局限性弱。此外,法国学者提出了一种新型硅藻指数——特殊污染敏感指数(specific pollution sensitivity index, SPI),在对法国河流进行健康评价时准确度较高,应用较为广泛。

国际上有关基于硅藻指数进行水质评价的研究报道较多。在澳大利亚,Sue 等根据 119 个采样点样品,基于富营养化硅藻指数(TDI)指数的开发方法,发展了一套适合该地区河流水质健康的硅藻指数。David 等基于特殊污染敏感指数(SPI)开发了法属圭亚那指数(FGDI),并设置了污染物警戒种类。Bryan 等根据春夏季硅藻组合的变化,验证了表层硅藻指数对爱尔兰湖泊水框架分类的有效性。Liu 等发现在受人类影响不同的湖泊中,硅藻和蓝绿藻指数会得到不同的结果,表明在开发指数时要考虑当地人类活动的影响情况。Dalu 等开发了一种用于监测海岸带富营养的硅藻生物指数,发现硅藻指数与理化指标监测相比有更为精确的空间分辨率,同时,底栖硅藻群落受沉积理化性质影响比水对硅藻群落的影响大。Lavoie 等通过回顾 10 年来硅藻指数 IDEC 3.0 的发展,评估了其在加拿大东部河流农业和城市污染监测的适用性,并详细展示了这一硅藻指数的发展方法。Riato 等研究了酸性矿山排水对湿地的影响,表明 MMIs 指数适用于评估农业和城市土地利用对水体环境造成的影响。Stenger-Kovács 等将 TDI 应用于湖泊富营养化评估监测中,建立了适用于匈牙利湖泊水质监测的富营养化硅藻指数。欧洲在硅藻指数开发和使用方面的相关研究较多,约有 20 多种硅藻生物指数用于评估河流湖泊等水体的有机污染、富营养化、营养盐等。为了便于研究,Lceointe 等开发了"OMNIDA"软件,该软件收录了欧洲地区的 18 个硅藻指数,包括 33 个生态统计资料,共包含硅藻属 720 个,共计 21 000 种。

第四节　热带地区环境生物相关法医学实践的注意事项及应用前景

法医学中环境生物作为证据的应用目前尚少。热带地区高温高湿的气候特点使被发现的尸体多呈腐败状态。许多可以用于刑事侦查的证据被腐败破坏。因此,利用相关环境生物在热带地区推断死亡时间、死亡地点,判断死亡方式及进行同一认定等方面具有更加重要的意义。

一、环境生物证据收集、保存及识别

目前的法医学实践中,利用环境生物作为证据的案例少之又少。环境生物作为证据的主要目的是在受害者、嫌疑人和犯罪现场之间建立关联。因此,其中最基础且最重要的就是环境生物证据的收集、保存与识别。

(一)植物证据的收集、保存及识别

首先,应仔细观察案发现场,防止错过植物证据。一片树叶或一块木头是容易被注意到的证据,但花粉、孢子等微观证据较难被肉眼辨认。这就要求侦查人员应熟悉某些特定植物物种的栖息地分布。其次,在收集环境生物时,应当与其他证据一样,收集包括现场和邻近区域的对照样本,并仔细记录。同时需要记录犯罪现场包括植被、土壤、天气、地形及空间位置等其他可能影响环境生物的相关特征。

法医工作者在尸检时,应实施以下程序来收集和保存植物证据。

1. 检查受害者尸体外部、衣服、个人物品和体内是否存在可见的植物材料。若存在,必须对其位置、外观和状况一一记录,并使用无菌镊子/拭子仔细收集,避免破坏组织和植物材料,尽量保持其原始状态。

2. 注意保存条件,避免植物样本变质、被真菌污染或被其他方式改变初始状态。大多数植物标本可以采取干燥的方式保存,防止在潮湿条件下变质或真菌生长;也可包装在空气流通较好的牛皮纸或小瓶中,防止湿气积聚。

3. 不同的植物样本应分开包装,并清楚地标明案件编号、日期、时间、收集地点、证

据描述和检查人员等相关信息。

4. 收集和保存植物证据,也应当迅速建立监管链,在转移和交接时必须进行登记,且只有在必要时进行流动,禁止随意取出。

（二）动物证据的收集、保存及识别

一般来说,动物个体较大,相对较容易发现。因此,在收集样本时不难发现,但需要侦查人员具备动物证据的意识。来源于动物的毛发、咬痕、排泄物等也可以作为证据。与上述植物证据的要求一致,应做到记录留痕、流转有据、无污染不变质,可采取形态学或分子生物学方法进行物种鉴定。

（三）微生物证据的收集、保存及识别

人体和环境均不是无菌状态,因此在微生物证据的收集、保存时,尤其要注意防止样本污染。在调查时,应尽量保证全面取材、尽快检验。在对某些疑似微生物导致的疾病进行诊断时,应保证足量取材、准确诊断。

采取的措施一般包括:①将尸体储存在低于4℃的环境中;②在死亡后24~48小时内收集样本;③使用适当的样本收集容器和介质;④将样本尽快转移到微生物实验室进行试验;⑤需长时间保存的样本应保存在更高级别的环境中,如在 –80℃、液氮等条件下保存。

（四）硅藻的保存、提取、检验及结果评价

1. 硅藻的保存　硅藻因广泛存在于水体和潮湿的空气中,在对水中尸体进行解剖的过程中,务必注意解剖顺序,应先打开腹腔提取肝、脾、肾等组织,最后打开胸腔提取肺组织,并且保证组织切取过程中使用洁净无水器械,各个器官独立保存。对组织中的硅藻进行检验时,同样要使用洁净无硅藻器械,且保证实验环境干燥通风,避免空气中硅藻的污染,将提取组织表面层弃掉,尽量采用中间难以被污染的组织进行实验。在对尸体发现处水样进行提取时,还要注意同时采集上下游附近水样。硅藻是一种自养生物,因此,在对水样及组织保存过程中应注意避光、低温保存,避免其在保存过程不易繁殖或发生死亡,以致硅藻的群落多样性发生变化。另外,在获得水样和组织后,应尽快进行检测。

2. 硅藻的提取及检验　最初的硅藻检验方法有焚烧法、浸渍法、硅胶梯度离心法等,主要通过简单的焚烧或浸泡的方式检测硅藻。目前,硅藻检验方法大致可以分为3

类: 消化法、化学元素法、分子生物学检验法。

（1）消化法: 消化法是基于硅藻坚硬的硅质外壳不易被消化, 利用强酸、微波消解或酶解法将水中或组织中硅藻之外的其他杂质去除掉, 再利用光学显微镜或电子显微镜对硅藻进行定量计数和形态学种属鉴定的方法。1937 年 Kasparek 创立浓硝酸法, 奠定了传统无机消化法的基础。此后, 无机消化法有了多次技术革新, 从硝酸乙醇法、硝酸乙醚法, 到浓硫酸浓硝酸过氧化氢法, 可以归纳为强酸加热法, 主要是在酸的种类、催化剂等方面进行改良, 该类方法使硅藻检出率大大提高, 但存在一定危险性, 对环境污染较大, 因此该类方法已经逐渐被替代。在上述强酸消化的基础上, 1988 年李延阁研制出"破机罐"法使硅藻检验技术进入仪器设备化新篇章。此后出现了以微波加热 + 压力可控密闭消解罐为原理的微波消解仪, 研究者以此为基础设计了微波消解 + 扫描电镜联用法。该方法使用了微波消解法和滤膜富集技术, 使有机物消解更彻底, 有效提高了硅藻的检出率, 是目前被广泛使用的硅藻检验方法。但该法检验成本较高, 检验周期长, 且对技术人员的能力要求高, 因此不易在基层推广应用, 因此, 王玉仲等对滤膜进行透明化处理, 可在普通光学显微镜下观察硅藻, 有效降低了检验成本。

相对于无机消化法, 有机消化法更加温和, 对硅藻破坏度低, 能有效保留其核酸物质, 便于后续的分子生物学检测, 但消化能力有待进一步提高。有机消化法主要有 Soluene-350 消化法及酶消化法两种。Soluene-350 是一种含有 4 个铵离子的羟化物, 其消化能力与强酸相当, 但海水中的一些硅藻容易被 Soluene-350 消化, 因此此法仅适用于淡水硅藻检验。此外, 在 Soluene-350 消化法基础上增加超声波加热程序可缩短试验时间。利用蛋白酶 K 和十二烷基磺酸钠（SDS）消化组织的方法称为酶消化法, 这一方法既可以检测出硅藻, 又可以检出其他浮游生物, 并且有效避免了强酸对硅藻的破坏。

（2）化学元素法: 该方法主要通过紫外光激发水中浮游生物（包括硅藻）叶绿素 a 产生荧光, 从而测算各器官中浮游生物的含量, 判断水中尸体是否为溺死。此种检验方法操作简单, 污染小, 成本低。但考虑到人体组织中其他荧光物质会随着尸体在水中浸泡的时间延长而增多, 因此存在检测结果假阳性率高的风险。

（3）分子生物学检验法: 目前常用于硅藻检验的位点主要有核糖体 18S rDNA V4 区域、18S rDNA V9 区域、ITS 区域, 线粒体 CO I 基因, 叶绿体 $rbcL$ 基因和 UPA 区域等, 硅藻的分子生物学检测虽减少了消化法对环境的污染和检测者的伤害, 减少了检验所需的样本量, 提高了检验的灵敏度和可靠性, 但当前法医学硅藻分子生物学检验方法还不完善, 如何对硅藻 DNA 进行提取就是要面对的第一个问题, 目前国内外均采用土壤

DNA 提取商品化试剂盒,但价格昂贵且不易购买,蔡杰等通过玻璃珠 - 涡旋振荡法对普通 DNA 提取试剂盒进行改良,使硅藻 DNA 提取更为容易。此外,难以用分子生物学方法对硅藻进行准确定量,余仲昊等的研究表明,qPCR 虽可对硅藻进行定量,但与传统形态学方法相比,诊断准确率稍低。

3. 硅藻检验结果评价

(1) 假阳性与假阴性问题:非溺死者体内检出硅藻导致的假阳性问题,是硅藻诊断溺死存在争议的重要原因之一。假阳性的出现可能是由于溺死者生前通过呼吸道吸入或消化道摄入的硅藻留存于肝、肾等组织。但是呼吸道内屏障众多,包括了鼻腔的鼻毛、纤毛及黏液,气管的黏液 - 纤毛屏障等阻止颗粒物进入呼吸道深处。一般来说,$50\mu m$ 以上的颗粒物进入鼻腔之后会被鼻毛、鼻腔黏膜细胞纤毛及鼻腔黏膜细胞分泌的液体挡住,使其不能前进;$10\sim50\mu m$ 的颗粒物可以到达咽喉。$10\mu m$ 以下的颗粒物可以进入上呼吸道,但会被黏液和纤毛挡住,形成痰液排出体外。只有小于 $2.5\mu m$ 的颗粒物才有机会进入肺泡,但肺泡有巨噬细胞吞噬外源性异物。自然界中的硅藻大小主要分布在 $5\sim30\mu m$。所以,硅藻难以从呼吸道进入体循环。而且,空气中一般不含有硅藻。硅藻普遍存在于饮用水和食物(如河鲜、海鲜)之中。人体摄入的硅藻直接被消化道上皮吸收,或通过消化道溃疡处的损伤血管进入肝门静脉经过肝,然后到达下腔静脉进入体循环,最后沉积在其他器官。

此外,不规范的操作也是导致假阳性的原因之一。一般来说,规范的操作和使用一次性工具可以减少此类情况造成的假阳性结果。

假阴性结果出现的原因主要是硅藻富集的回收率较低、受光镜放大倍数限制引起的漏检。传统的离心富集过程中,大约 34% 的硅藻在上清液中被舍弃,其中 50% 的硅藻长径小于 $15\mu m$,而有 90% 以上硅藻的长径小于 $40\mu m$。但是溺水时,只有较小的硅藻(平均长径为 $17\mu m$)可以通过气 - 血屏障进入体循环。这部分重要的硅藻却在离心时极易被丢弃,这是导致假阴性的最主要原因。同时,受光镜放大倍数的限制,一些小型硅藻容易被漏检。采用微孔膜富集硅藻和电镜观察硅藻可有效提高硅藻的回收率。采用微波消解 - 扫描电镜联用法时,硅藻的回收率可达 172%,溺死诊断的阳性率可达 97.4%,可显著降低假阴性对硅藻诊断溺死的影响。

(2) 硅藻诊断溺死的条件:有学者认为在肺被膜下肺组织检出硅藻,肝、肾、牙齿和骨髓等处也检出硅藻,并且硅藻种类与实地水样一致,即可诊断溺死。该原则只有定性要求,缺乏定量指标。由于非水中尸体组织内也存在硅藻,仅有定性要求的溺死诊断原则在实践中具有一定的局限性,容易将非溺死的水中尸体误判为溺死。为避免假阳性对溺死诊断的影响,有学者提出了定量的溺死诊断原则。应用硅藻诊断溺死应当满足:来自 10g 肺组织的 100μl 沉淀物中的硅藻大于 20 个,来自 10g 远端组织器官的 100μl 沉淀物的硅藻大于 5 个。但是,由于硅藻的检验方法不一样,硅藻回收率差异也较大。应用回收率较高的微波消解-扫描电镜联用法时,死后入水尸体的硅藻数量也常常会超过上述条件。如果提高肝、肾组织的界值,在降低假阳性率的同时又会提高假阴性率。而且,由于非水中尸体肝、肾组织中也含有硅藻,当在水中尸体肝、肾组织中检出硅藻时,难以区分这些硅藻是溺水时进入的,还是生前本来就存在的。

由于溺水过程中肺组织对硅藻有富集作用,肺组织硅藻的定量分析是溺死诊断的一个重要指标,可采用 L/D 值,即肺组织硅藻含量与水样硅藻含量的比值,一般指 10g 肺组织或 10ml 水样中的硅藻数量,可反映溺水过程中肺组织对硅藻的富集情况。L/D>1 时,诊断溺死的特异性可以达到 0.98;当 L/D>2 时,诊断的特异性为 1。

综上所述,硅藻诊断溺死可参考的原则是:①在肺、肝、肾、骨髓等组织中检出硅藻(必要条件);②肺组织中的硅藻数量大于溺液中的硅藻数量(L/D>1)(支持性条件);③口鼻蕈样泡沫、气管内异物、水性肺气肿等溺水征象(支持性条件);④无其他导致死亡的机械性损伤(支持性条件);⑤毒物、毒品、酒精、药物等致死因素被排除。该溺死诊断原则对尸体组织内检出的硅藻进行了定性定量分析,反映了溺水过程中肺组织对硅藻的富集情况,避免了硅藻溺死诊断的假阳性问题。

二、推断死亡时间

依靠植物稳定的生长周期可以进行作案时间、死亡时间与埋尸时间的推断。研究尸体覆盖植被后,与旁边植物相比的生长差异、叶绿素的含量变化可以推断尸体的停放时间。

应用微生物的群落变化也可进行死亡时间推断。死者体内微生物群落变化相对缓慢,而尸体相关土壤微生物群落的演替最快,与死亡时间的线性回归拟合度最高。与分解晚期阶段相比,分解早期阶段的微生物群落演替快、多样性高,可能是推断死亡时间最准确的时间段。在早期分解过程中,更频繁的采样可以提高模型的精度;晚期分解阶段的微生物群落 α 多样性较低,在分解后期不同部位样本的微生物群落趋于相似。Damann 等研究了尸体腐败分解晚期的微生物群落变化,发现部分白骨化遗骸中存在与人类肠道相关的细菌,而完全白骨化遗骸的细菌组成与土壤群落特征相似。此外,Zhang 等还发现埋葬于土壤和暴露于空气中的尸体,虽然氧气、湿度和光照等环境条件不同,但在分解过程中存在相似的微生物群落演替。环境因素是微生物群落聚集的重要驱动因素,不同埋藏条件下的死后微生物时钟,以及其与暴露于空气中的腐败微生物时钟是否相同,还需进一步研究。

编码细菌 16S rRNA 的 16S rDNA 具有良好的时钟特性,故微生物群落研究主要集中在利用细菌群落演替规律推断 PMI。Cobangh 等分析了人类腐败尸体下土壤的细菌群落结构,表明在自然土壤中丰度低而在腐烂过程中显著增加的腐生细菌可成为 PMI 推断的生物标志物。真核生物群落与尸体分解的关系也有研究,但是相对较少。Metcalf 等基于真核生物群落建立的 PMI 推断模型效果不亚于细菌群落。Fu 等研究了室内外猪尸体分解过程中的真菌组成及其演替模式,观察到假丝酵母菌(*Candida xylopsoci*)、子囊菌(*Ascomycota sp.*)和嗜热子囊菌(*Thermoascus aurantiacus*)等在腐败尸体的真菌群落中占主导地位,可将其与 PMI 相联系作为推断 PMI 的指标,尤其是在尸体严重腐败的情况下,真菌可能具有更好的 PMI 推断能力。

水中尸体死后淹没时间(PMSI)可根据腐败分期、尸体现象、昆虫发育、理化方法、生物膜等方法进行推断。水中尸体腐败分解受到自身(如死者自身穿着、是否负有重物)及其所处水环境(如水文环境、生物因素)的影响,这些因素会影响 PMSI 的准确推断。而水中尸体体表形成的生物膜能抵抗外界环境变化,且在生物膜的形成过程中,微生物群落存在演替规律,生物膜结构也由简单逐渐变复杂。生物膜的这些特性均表明生物膜与 PMSI 密切相关,展现出利用水中尸体上生物膜推断 PMSI 的潜能。

三、推断死亡地点

死亡地点的推断主要依赖不同地区环境生物物种的多样性,如植物的孢粉、藻类等。藻类是水环境中数量最大且分布最广的植物种类,尤其是藻类中的硅藻。硅藻具有极耐腐败的硅酸盐外壳,而且不同水域群落组成存在显著差异。因此,硅藻被广泛应用于溺水案件的死亡原因以及落水地点推断。应用硅藻以及其他藻类来推断溺死者入水地点的案例在国内外已有许多报道。

四、判断死亡原因

微生物群落的结构与演替在判断猝死者的死亡原因上有着广阔的前景。猝死的死亡原因仅通过法医病理学常难以判断,但临床研究表明,局部疾病、系统性疾病以及精神疾病等会导致肠道、口腔内微生物群落的变化。微生物的群落结构和演替变化与宿主具有显著关系，如存在肥胖史、感染史、吸烟史等长时间暴露于应激源的个体，微生物的 β 多样性增加，自杀人群的微生物群落结构则 α 多样性更高。而且，这些个体之间的微生物群落结构也具有一定差异。

因有毒动植物中毒死亡见本书专门章节，本处不再赘述。

五、同一认定

植物的同一认定主要应用在毒品及珍稀物种溯源。动物的同一认定多见于动物毛发、咬痕、排泄物等生物成分，旨在建立动物 - 嫌疑人与案发现场之间的联系，如嫌疑人可能携带受害人宠物的毛发，也可能将自己宠物的毛发留在案发现场。

微生物组成具有一定的个体特异性，也可应用于法医学同一个体认定。研究表明不同个体微生物的群落不同，相同个体不同部位的微生物也不同，因此在组织或体液来源鉴定、地域特征鉴识及死后皮肤微生物组与现场物证进行匹配上均有一定的应用价值。

六、其他

植物证据的一个关键应用就是对其原产地进行溯源，如植物毒品及珍稀植物的溯源；同样动物的物种鉴定、地域溯源和保护动物死因分析等也能够为刑事诉讼提供科学依据。微生物的群落结构可以及时反映当地的环境变化及污染，目前应用微生物群落结构进行水质评价及环境保护等具有极其重要的作用。

环境生物作为证据目前在法医学实践中尚较少应用，其主要原因有以下两方面：①环境法医生物学的相关研究基础较为薄弱，尚不足以支撑其广泛应用；②环境法医生物学的实践经验不足，其应用价值尚未得到充分的验证和司法机关的认可。推进环境法医生物的普及应用，不仅要求法医工作者之间分享以往收集证据的经验，分享充分运用此类证据解决刑事调查的案例，还要求司法机关协同认识到相关证据的有效性和潜在应用价值。

第五节　热带地区案例分析

一、案情介绍

2019年5月某日,有人在某热带海滨城市的海滩上发现一具尸体,尸体已经高度腐败,无法通过面部特征或指纹等方式确定身份。

二、尸体检验

尸体口鼻处有少量血性液体,尸体表面有多处擦伤和挫伤。尸体肺部明显充血水肿,心脏扩张显著;胃内有大量水和食物残渣。余物无特殊。

三、硅藻检验

从尸体的肺、肝、脾、肾等器官中提取硅藻样本进行硅藻检验,应用显微镜进行检验,发现各个器官中均有大量硅藻;取尸体发现地水样进行硅藻检验,与尸体器官内的硅藻进行比对,发现其硅藻形态与尸体器官内的硅藻差异较大。应用高通量测序技术对相关硅藻样本进行详细分类,发现肝、肾、脾等器官内的藻类均为淡水藻,肺内含少量海水藻,与尸体被发现处海水样本中的硅藻种类不一致。

四、分析讨论

根据尸体征象及硅藻检验可知,死者的死因为溺水死亡,但为淡水溺死,而不是在海水中。死者尸体表面虽有多处擦挫伤,但均不致死,且表面呈蜡黄色,应为尸体顺水流下时刮擦、碰撞所致,根据河流和海洋的流向,大体可以判断尸体来源的河流。经DNA检测,发现该尸体是一名于2019年4月底在某河流附近失踪的男子;根据大致失踪时间及河流流速,法医还推断出死者的大致溺水地点,并在岸边发现与尸体鞋底花纹一致的鞋印,确定其死于溺水。

（郭亚东　王　博　邓建强　赵　建　廖信彪　汪冠三　朱光辉　哈　山）

参 考 文 献

[1] 吕宙,杨桔,唐泽英,等.植物证据在刑事案件侦破中的应用[J].刑事技术,2018,43(05):401-405.

[2] 张子龙,梁伟波,孙红兵,等.植物物证的法医学应用[J].法医学杂志,2021,37(01):87-90,98.

[3] 王琦超,郑吉龙.分析土壤中植物种子在法医实践中的应用潜力[J].广东公安科技,2023,31(03):41-43.

[4] 李淑瑾,豆书杰,丛斌.我国非人源法医遗传学鉴识研究的成果、挑战与展望[J].中国法医学杂志,2022,37(03):217-222,231.

[5] 高红艳,刘光甫,吴建,等.动物 DNA 分型及其在法医学中的研究进展[J].法医学杂志,2023,39(02):161-167,175.

[6] 乌日嘎,臧钰,孙宏钰.动物 DNA 分析技术及其法医学应用[J].中国法医学杂志,2022,37(02):116-120.

[7] SCHIERENBECK K A. Forensic biology[J]. Forensic Sci, 2003, 48(3): 696.

[8] YASUHARA M, DEUTSCH C A. Tropical biodiversity linked to polar climate[J]. Nature, 2023, 614(7949): 626-628.

[9] HALL D W, BYRD J. Forensic botany: a practical guide[M]. New Jersey: Wiley-Blackwell, 2012.

[10] OLEVEIRA M, AZEVEDO L, BALLAED D, et al. Using plants in forensics: State-of-the-art and prospects[J]. Plant Sci, 2023, 336: 111860.

[11] KASPRZYK I. Forensic botany: who?, how?, where?, when?[J]. Sci Justice, 2023, 63(2): 258-275.

[12] PARANAIBA R T F, CARVALHO C B V, FREITAS J M, et al. Forensic botany and forensic chemistry working together: application of plant DNA barcoding as a complement to forensic

chemistry-a case study in Brazil[J]. Genome, 2019, 62(1): 11-18.

[13] SPENCER M A. Forensic botany: time to embrace natural history collections, large scale environmental data and environmental DNA[J]. Emerg Top Life Sci, 2021, 5(3): 475-485.

[14] ISHAK S, DORMONTT E, YOUNG J M. Microbiomes in forensic botany: a review[J]. Forensic Sci Med Pathol, 2021, 17(2): 297-307.

[15] COYLE H M. Forensic botany: evidence and analysis[J]. Forensic Sci Rev, 2009, 21(1): 15-23.

[16] BLONDEAU L D, RUBIN J E, DENEER H, et al. Forensic, investigative and diagnostic microbiology: similar technologies but different priorities[J]. Future Microbiol, 2019, 14: 553-558.

[17] TAMBUZZI S, MACIOCCO F, GENTILE G, et al. Applications of microbiology to different forensic scenarios - a narrative review[J]. Forensic Leg Med, 2023, 98: 102560.

[18] MURUGESAN M, MANOJ D, JOHNSON LR, et al. Forensic Microbiology in India: A missing piece in the puzzle of criminal investigation system[J]. Indian Med Microbiol, 2023, 44: 100367.

[19] A LINACRE. The use of DNA from non-human sources[J]. Forensic Science International: Genetics Supplement Series, 2008, 1(1): 605-606.

[20] GABRIELE M, GIOVANNI B, EUGENIA C, et al. Forensic botany as a useful tool in the crime scene: report of a case[J]. Journal of Forensic and Legal Medicine, 2015, 34: 24-28.

[21] MOITAS B, CALDAS I M, SAMPAIO-MAIA B. Forensic microbiology and bite marks: a systematic review[J]. Forensic Odontostomatol, 2022, 40(2): 44-51.

[22] Ventura Spagnolo E, Stassi C, Mondello C, et al. Forensic microbiology applications: a systematic review[J]. Leg Med(Tokyo), 2019, 36: 73-80.

[23] MOITAS B, CALDAS I M, SAMPAIO-MAIA B. Microbiology and postmortem interval: a systematic review[J]. Forensic Sci Med Pathol, 2023.

第十一章　热带自然灾害的法医学实践

与其他地区相比,热带地区面临特有或更多发的自然灾害,这些自然灾害往往伴随人员的伤亡,法医工作者也因此常常参与这些灾害后的诸多工作。自然灾害相关的法医学实践具有其本身的特殊性,因此,其法医学检验往往面临不一样的问题和新的挑战,本章对热带地区常见的热带气旋(台风、风暴潮)、雷电、海啸、干旱等自然灾害法医学相关内容进行讨论。

第一节　热带地区多发及特有的自然灾害

热带地区的自然灾害种类相对较多,有些属于热带地区特有的,有些属于多发的,最有代表性的包括热带气旋(台风、风暴潮)、雷电、海啸、干旱等。

一、热带气旋

热带气旋(tropical cyclone)是产生于海洋洋面上的快速旋转的暖性气旋,大多形成于热带和亚热带地区,是一种灾害性天气系统。强烈的热带气旋伴有狂风、暴雨、巨浪和风暴潮等自然灾害,活动范围很广,具有极大的破坏力,严重威胁人类生命安全。我国是受热带气旋灾害影响最为严重的国家之一。不同的地区习惯上对热带气旋有不同的称呼。西太平洋沿岸的中国、日本、越南、菲律宾等地,习惯上称当地的热带气旋为台风,而大西洋则习惯称当地的热带气旋为飓风,其他地方对热带气旋也有不同称呼。气象学上,则只有风速达到某一程度的热带气旋才会被冠以"台风""飓风"等名字。另外一种特殊的热带气旋——风暴潮,也会导致人员伤亡的情况发生,但相对较少被提及。

（一）台风

台风（typhoon）属于热带气旋的一种。台风发源于热带海洋面上最强的热带气旋，中心附近最大风力在 12 级或 12 级以上。台风登陆后，强度逐渐减弱、消失。影响中国东南沿海地区的台风以 7—9 月最为频繁。台风经过的地区常有狂风暴雨，沿海有高潮巨浪。

从全球各地历年热带风暴发生的情况看，北半球发生的次数多于南半球，东半球多于西半球，大洋的西岸多于大洋的东岸。据统计，全球平均每年发生台风约 82 个，北半球占了 3/4，而台风最多的海区为西北太平洋，占全球台风总数的 1/3，平均每年有 28 个，是全球台风的多发区。西北太平洋热带气旋主要出现在北纬 5°~25°，其中以北纬 10°~20° 最多，也就是赤道以北、菲律宾以东的西太平洋海区。在西北太平洋地区，全年均可能有热带气旋出现。热带气旋出现最多的月份为 7—10 月。近 50 年资料统计，在这几个月出现的热带气旋总数占全年总数的 68%，其中 8 月为最盛期，其次是 9 月；此外，在南海生成或从太平洋移进南海的热带气旋，9—10 月是其旺季。西北太平洋海区出现的台风，有 1/4 左右会在我国登陆，登陆时间多在 7—9 月，在这 3 个月中登陆的台风占 3/4，最早登陆可出现在 5 月初，最晚为 12 月初；登陆的地区几乎遍及我国整个沿海地区，主要集中在浙江以南沿海，其中登陆次数最多的是广东沿海，约占 1/3，接下来是台湾、海南、福建、浙江。台风常带来狂风、暴雨和风暴潮。台风所蕴含的强大能量常造成房屋倒塌、门窗玻璃碎裂等，导致人员伤亡，台风伤害的主要类型为硬物压伤和钝器伤、切割伤等。如果风力过大可将行人吹起坠落，导致高坠伤甚至死亡。

（二）风暴潮

风暴潮（storm tide），又称"风暴增水""风暴海啸""气象海啸""风潮"等，如热带气旋（台风、飓风）引起的海面异常升降，使受其影响的海区的潮位大大地超过平常潮位的现象。其影响的范围一般为数十至上千米，持续的时间达几小时到上百小时不等。我国是世界上风暴潮最严重的国家之一。受温带风暴潮影响较为严重的区域主要集中在渤、黄海沿岸，以莱州湾沿岸和渤海湾沿岸为主；受台风风暴潮影响较为严重的区域则主要集中在浙江北部的海门、温州、台州以及福建的闽江口、广东汕头至珠江口、雷州半岛东岸以及海南岛东北部沿海。风暴潮所致的水位暴涨常导致人员的溺死，其导致的房屋倒塌等现象所致的损伤与台风类似。

二、雷电

雷电（thunder）发生在带大量电荷的云层与云层间、云层与空气间或云层与地面间，由于它们之间的电位差急剧增大，以致在极短的时间内发生巨大自然放电现象。雷电属超高压直流电，放电时可产生 100MV 的电压、数万安培的电流、3 000 ℃的高温和数个大气压的冲击波，导致爆炸性膨胀，爆炸效应很强，可以使固体物碎裂，人体被气浪抛洒，持续时间在 0.01~0.10 秒，可以造成严重的破坏，如云层与地面间的放电可造成树焚房塌、人畜伤亡。雷电现象是热带地区常见的自然现象，是造成人畜伤害的常见原因之一。

全球雷电密度高值区主要分布在海岸地区、山地地区、中尺度气旋多发地区以及热带辐合带的辐合区内。大陆、沿海、海岛地区所发生的雷电超过全球总数的 80%。全球雷电活动主要分布在赤道附近的陆地地区，位于赤道附近的非洲刚果盆地、东南亚地区和南美洲亚马孙河流域被称为 3 个热带"烟囱"。其中，雷电活动最多的区域是非洲的刚果盆地。在 3 个陆地"烟囱"中非洲被认为是最大的陆地"烟囱"，具有最多的雷电和最少的降雨；而南美大陆被认为是最大的海洋性"烟囱"，具有相对最多的降水和最少的雷电，在潮湿的季风季节有"绿色海洋"之称。

以我国全省为热带地区的海南省为例，海南岛地处热带（N 18° 30′~N 20° 12′与 E 108° 30′~111° 18′），中部高山，四边丘陵、平原围绕，四周环海，海拔在 500m 以上的山地占本岛面积的 25%，其余为 100m 以下的平原丘陵地带，平均海拔约 120m，属于热带季风气候区。受海洋性气候的影响，海南岛一年四季都有对流天气出现，主要的强对流天气中的雷暴灾害占有很大的比例。雷暴灾害在海南岛造成的人员伤亡和经济损失在自然灾害中仅次于热带气旋，海南岛近十年平均每年发生 45.7 起雷电灾害事故，平均每年因雷击伤亡 16.8 人。以 2010 年第六次全国人口普查海南岛总人口 860 万人计算，海南岛每百万人口中每年有 1.9 人被雷击伤害，以上数据是全国的 2 倍，是英国的近 20 倍。雷击灾害已经成为海南岛破坏性最严重的气象灾害之一。

热带地区雷击死（伤）的发生率高于其他地区，特别是我国海南省北部，年均雷暴日大于 90 天，农村居民雷击死（伤）发生率明显高于城市居民。单人遭受雷击的现象比较常见，遇暴风雨时，常见身着湿衣服站在大树下躲雨遭雷击，常伴有树木被损坏；也可见于露天运动场内、高大建筑物或房屋虽不高但紧靠大树的情况；也见于身处室内，但靠近烟囱处或正在听收音机、看电视、打电话者,以及户外行人,尤其是携带金属物品者。雷雨时在江河、湖泊或海洋航行、游泳均可能发生雷击事故。

三、海啸

海啸(tsunami)是指由海底地震、火山爆发、海底滑坡或气象变化产生的破坏性海浪,由震源深度在 20~50km、里氏震级 6.5 级以上的海底地震引起。要产生灾难性的海啸,地震的震级则在 7.8 级以上。水下或沿岸山崩或火山爆发也可能引起海啸。在辽阔的海洋中,地震可以引发海啸,这些海啸波涛可以在海洋中传播数百甚至数千千米。而海水的深度一般从数米到最深处的约 11km 不等。在海啸时,狂涛骇浪的高度可达十几米至几十米,形成一堵"水墙"。这种海啸现象往往会造成严重的破坏和危险。如果海啸到达岸边,"水墙"就会冲上陆地,对人类生命和财产造成严重危害。热带地区国家主要集中在环太平洋地震带和印度洋 - 欧亚地震带。2004 年 12 月 26 日,印度尼西亚苏门答腊岛附近海域发生强烈地震并引发了巨大海啸。海啸激起的海浪最高超过 30m,伴随着巨大的冲击力,冲向了印度尼西亚的海滩,造成超过 29 万人死亡,沿海平原遭到大规模冲刷,100 多万人因地震和海啸而无家可归,影响了印度洋周围的 10 个国家。

四、热带干旱

热带干旱多分布在热带沙漠气候区和热带半干旱气候区。

热带沙漠气候地区终年天气炎热干燥,最热的地区平均气温为 32~36℃,白天最高可达 50℃左右,夜晚降温可到 0℃以下,日差甚大。年降水量甚少,一般不超过数十毫米,甚至可连续多年无雨。蒸发量甚大,空气非常干燥,多风沙。地面植被稀少,呈荒漠景观。

热带半干旱气候的特征是全年高温少雨。它分布于热带干湿季气候区以外,大致在南、北纬 15°~30°,以非洲北部、西南亚和澳大利亚中西部分布最广。干旱灾害是全球最常见且危害最严重的自然灾害之一,其强度、频率与社会民生息息相关。在社会经济快速发展的今天,准确地评估干旱灾害对人损伤的强度与影响范围,是热带地区法医学实践面临的重大科学问题。

第二节　热带地区自然灾害相关法医学检验

虽然自然灾害中死亡者的死亡性质基本属于意外,但也不乏假借自然灾害进行犯罪活动者,因此,在涉及人身伤亡的所有事件中,法医学的首要任务就是警惕和排除犯罪活动的存在。虽然一般认为自然灾害的法医学检验最重要的任务是灾难受害者识别(disaster victim identification,DVI),但在进行 DVI 之前,将死因与死亡性质的判断作为法医学鉴定的首要问题并不矛盾。DVI 的实施要结合尸体受损程度、尸体暴露在环境中的时间以及尸体变化等因素。热带自然灾害的法医学检验应当在以下方面予以高度重视。

一、现场勘验

大型灾害现场一般需要政府组织统筹协调各专业力量,法医作为配合在其中的一个环节,在进行现场勘验时,应当听从指挥,按要求完成专业内容。发生在自然灾害现场的死亡,未必都死于自然灾害,死亡现场是最重要的揭示和警惕犯罪的各种物证所在地。在自然灾害过后,法医在检验前,应当全面了解现场勘验的情况,以及与之对应的自然灾害情况,至少应当包括发生时间、持续时间、影响范围、自然灾害的强度和烈度、发生前后受灾现场的情况等。必要时,法医需要亲自进行现场走访或勘查,了解受害人发现时所处的环境和状况,对死者受害人所处的位置、姿势、衣着、身体损伤,与周围环境中其他相关物品的时空关系,以及现场的地理环境、气候等情况进行全面勘验。灾难现场必须与犯罪现场同等对待,现场中遗骸、物证的检验和提取应当按照现场勘验的原则和规范进行,尽可能注意收集一切可疑物品,如血迹、衣物、尸体周围的生物等,这些信息往往可以为法医判断受害人的死亡原因和确定是否存在他杀或自杀的可能性提供有价值的信息。

二、死亡原因的鉴定

伴有人员伤亡的自然灾害发生后,确定死亡原因是法医学检验的重要任务之一。对于自然灾害相对多发的热带地区的法医学实践来说,在进行死亡原因鉴定时,要保证

DNA、毒化等物证已经预先重复提取,否则死因鉴定对尸体的破坏可能影响上述物证的提取,尸体检验所见必须能够与包括现场勘验所见在内的相关证据相一致,形成完整的证据链。就热带地区自然灾害引起的死亡原因鉴定而言,在涉及机械性损伤、溺水、建筑物垮塌引起的窒息、雷击死以及干旱缺水引起衰竭、中暑等相关死亡时,应予以特别注意。

（一）机械性损伤判断

台风引发的强风和暴雨可能导致高空坠物、房屋倒塌、山体滑坡、树木倒伏等,可以造成现场人员受伤,严重的机械性损伤可以导致死亡。现场中造成人体伤亡的各种致伤物,根据其与人体接触部位的特征以及本身的特点,可以造成擦伤、挫伤、切创、挤压伤、肢体离断等不同损伤类型,绝大多数情况下以钝器伤为主,但也可以表现为锐器伤。人体的损伤往往多种类型同时存在,决定于现场致伤物的特征,因而极大地增加了对损伤性质判断的难度,也给犯罪活动提供了可能。在法医学检验中需要仔细甄别、严谨求证,其核心是鉴别损伤是人为损伤还是台风损伤,往往需要结合尸体所处的位置、姿势以及尸体周围的物品和整个现场的环境综合判断。如能找到确定的相应致伤物,则可以对损伤性质和形成过程的解释发挥重要作用。自然灾害现场的尸体往往损伤较多,需要特别重视对尸表的检验工作,要做到仔细、全面、无遗漏,对发现的损伤做好详细描述记录与拍照。重视对体表损伤特征的观察和证据保留,是一切机械性损伤判断的基础。内容至少应当包括损伤的部位、数目、形状、色泽、不同损伤之间的位置关系等;对于创伤,应当注意创腔内和创缘情况,特别是有无致伤物的痕迹残留等;尸体解剖中,应当对内部器官进行全面检查,必须打开颅腔、胸腔和腹腔三大腔,在打开过程中对相应的各层组织进行仔细观察,对腔内各器官是否有损伤、各器官的位置、多器官损伤时各损伤之间的相对位置、腔内是否有积血积液等诸多方面进行全面检查和观察,并在解剖过程中注意判断内部损伤是否与体表损伤相对应、相一致,并与衣物上的痕迹做对比,以便形成完整的证据链。

鉴于热带地区损伤表现的特殊性,在机械性损伤的判断过程中,必须特别重视对所发现的损伤是生前伤和死后伤的判定工作。热带地区由于人体在生理上的长期热适应,其死后的局部体表损伤有时候和生前伤特别相似,必须在法医学实践中予以注意,因为生前伤和死后伤观察往往会为甄别犯罪是否存在提供重要提示和线索,应注意观察是否有出血、创口愈合、异物吞咽或吸入和炎症反应等。但需要强调的是,由于受害者死亡后仍可能继续遭受环境中物体的致伤,因此往往会看到生前伤和死后伤并存的现象,需要甄别是由自然灾害引起还是人为引起,应全面结合尸表检查、现场尸体姿态、现场环境、伤口形态、机械力作用于人体的大小与方向等进行综合判定,一般情况下都可以鉴别。尽管损伤较多,仍不可忽视毒化检验以排除中毒,应进行器官组织病理学检验确定是否疾病死早于受伤过程,或灾害发生前致死性疾病发作。如仍有困难,可以考虑送回实验室多学科解决难题。

（二）溺死

热带地区风暴潮、海啸往往引起人员的溺死。溺死是由于大量液体进入呼吸道所引起的窒息死亡。在这两种自然灾害中,溺死者吸入的液体多为海水、淡水、泥浆混合物等。海啸灾害的受害者如存活,或仅存活一段时间,由于肺内吸入混入泥浆和细菌等物质的盐水,导致肺部感染,形成一种叫"海啸肺"的疾病,因肺部感染发生溃烂,毒素进入血液,并扩散到大脑,对神经系统造成不可逆性损伤,严重者可导致死亡,在对海啸灾难的遇害者进行法医学死因鉴定时,应考虑这一特殊损害。自然灾害的溺死一般是意外死亡,但也要防止利用自然灾害现象的发生进行死后抛尸以毁尸灭迹的情况。

热带地区水灾溺死的尸体中,他杀相对少见。也有部分死者并非死于溺水,而可能在生前患有某种疾病、服用某些药物或酗酒死亡。因此,水灾尸体的死因确定要结合尸体解剖、组织病理学及相关实验室检验结果以及毒药物检验结果综合判定。

有时候在发生大规模自然灾害之后,救援或发现尸体的难度较大,死后较长时间尸体才被发现,而热带地区尸体腐败快且早,增加了法医学检验确定溺死的难度,仅通过尸体检验来判断溺死有时非常困难。此时可以考虑对遇难者肺内的吸入物,如浮游生物、细菌、真菌进行鉴定和比对,采用包括硅藻检验在内的各种辅助手段进行鉴定,有望获得有用信息。其中硅藻检验是目前确定高度腐败尸体是否生前溺水死亡的重要方法,但由于硅藻在自然界中广泛存在,在提取检材过程中必须高度注意,防止取材过程和检材传送、实验过程中的硅藻污染。同时还要提取相应海域的水样做比对,当硅藻的种类、丰度类似时方可下结论。

（三）雷击死

热带地区雷击现象发生率要高于其他地区,通常雷击死是个体事件,几乎不涉及大规模群体事件。雷电损伤既有电流作用、高温作用,也有空气膨胀作用,机体受雷击后尸体征象表现差异很大,体表可以有广泛的损伤,也可以没有体表征象。

雷击伤和雷击死通常是意外事故,可能涉及保险赔偿问题,如在工作中受伤,也涉及工伤劳保问题。有时可能因情况不清,伴有严重电烧伤者易与烧死或者他杀混淆。雷击伤和雷击死虽然在热带地区发生率高,但总体来说不是法医学鉴定的常见内容。近年随着法制水平的提高和民众法律意识的增强,如涉及非正常死亡(包括雷击),一般都需要通过法医学鉴定来排除犯罪、鉴定死亡原因。存活者需要对损伤的伤残程度进行鉴定便于理赔。雷击死的鉴定必须综合案情,特别是雷电气候发作情况,如发作和持续时间、发作地点、有无目击者、事发地有无其他物件的破坏等,以及尸体解剖检验,并应当进行常见毒药物筛查以排除中毒等其他死亡可能。

雷电事故发生时曾有雷鸣闪电的气候条件,且多发生于夏季。雷击现场比较特别,多在旷野、农田或室内电器近旁。常同时有树木、房屋被摧毁,还可同时发现牲畜死伤。尸体检验应当特别注意尸体上及其附近有无金属物品熔化、磁化。受害者衣服被撕碎或烧焦,鞋子被炸开,炸口常在后跟部。雷击纹(lightning mark)是雷击死最有价值的征象,但不是很常见,而且也易消失。因此,没有发现雷击纹并不能排除雷击死。雷击受害者可能不止一人,常有目击证人。气象调查如能证实事发时现场确实曾有暴雨雷电发生,则有利于雷电击死的鉴定。

雷击力量巨大,往往形成机械性损伤,加之衣服被撕碎、剥脱,热带地区气候炎热湿度大,尸体腐败严重,且雷击事故多发于旷野无人之处,如果无目击者,尸体发现往往较迟,发现时由于尸体腐败等原因,可能被怀疑为他杀。同时,由于雷击死可伴随衣物的烧毁及烧伤,也应当与生前被烧死毁尸灭迹的情形进行甄别,防止犯罪嫌疑人利用雷击掩饰他杀罪行。

(四)干旱缺水

热带地区的干旱常发生于热带沙漠气候区。在干旱缺水的情况下死亡的尸体保存比较完整,腐败较少,形成“干尸”。干尸属于保存型尸体现象,多见于高温干燥、通风良好的沙漠地带以及密封程度高、氧气含量低和保持干燥的古代墓穴或木棺内。在形成干尸的过程中,因处于极度低氧、无空气流通的干燥环境之中,尸体原来所含的水分已被蒸发耗尽,且环境十分不利于细菌繁殖,导致机体腐败停止。干尸虽然发生于热带干旱地区,但并不是说热带干旱地区的尸体一定会形成干尸,干尸的形成需要特定的自然环境和经过时间,但热带干旱地区死亡的尸体,由于影响尸体腐败的两种因素同时存在,且各自作用方向不一致,高温有助于尸体腐败的发生和进展,而干旱不利于尸体腐败的发生和进展,故其死后变化的表现会有其特殊性,需要具体结合尸体发现地点的自然和人文条件综合判断。

热带干旱地区法医学的尸体检验遵循一般的法医学检验原则,包括识别尸体的外观和特征,包括年龄、性别、身高、体型、衣物等。这些信息可以提供关于死者的身份、生活方式和文化背景等信息。其次,详细的尸体检查是必要的,包括尸体的表面损伤、尸体在原始现场的姿态,尸体解剖检查内部器官、肌肉组织、骨骼有无创口、骨折等损伤或内部器官的病变等。必要时,法医还需要研究死者的周围环境,包括气候、土壤、微生物等。这些信息可以帮助确定干尸的形成过程和时间以及死亡原因。需要注意在热带地区比较常见的死因,如高热、缺水状态下引起的中暑死,死亡后阳性发现较少。一般来说,通过综合分析以上信息,判断死亡原因一般不难。

但需要注意的是,由于环境中的高温和干燥,热带干旱地区尸体上的损伤特征和其他地区可能会表现不同,比如:损伤部位的皮革样表现可能出现早且严重,甚至死后损伤局部也形成明显的皮革样化,不同程度影响损伤位置的判断;由于创口部位水分快速蒸发,创口的形状和特征可能会发生改变,不同程度影响致伤物特征的判断;如果是机械性窒息死亡,除了索沟、扼掐痕外,其他如结膜出血点、心肺出血点等尸体征象消失较快;有时当尸体本身难以提取检材或提取的检材不能或者不足以进行毒药物检验时,还需要提取尸体周围环境中的检材(如尸体发现位置的土壤、死亡的嗜尸性昆虫尸体或残体等)进行毒药物或微生物等鉴定,以便获取更多相关信息。

三、尸体检验的注意事项

自然灾害现场的尸体检验,除了有传统的法医病理学检验目的(如死亡原因、致伤物推断、死亡性质判断等)外,通过尸体检验尽可能获得死者的个体特征,对于缺乏DNA 快速检验条件下的尸体快速初步认领具有重要意义。因此,在尸表检验阶段应当高度关注有助于判断死者身份的个人特征相关表现,如肤色、体型、脸型、发型、眼睛和鼻子形状、肢体残疾、体表瘢痕、牙齿及其磨损程度、体痣等,在体表发现的文身、耳洞也算是个人识别的特征。在完成尸表检查后结合其他信息仍无法确定遇难者身份的需要进行尸体解剖,通过尸体解剖发现遇难者生前接受过一些特殊类型的手术也有助于身份的初步确定,如隆胸手术的假体、心脏起搏器或心脏支架的安装、阑尾切除术等器官切除手术。体内植入物的数字编码是可靠的身份识别特征。

其次,尸体解剖是解决法医病理学诸多问题最有效、最权威的手段,涉及机械性损伤和死因鉴定的相关注意事项在前面已介绍,在此不再赘述,这里仅对热带常见自然灾害引起的雷击死、溺死的尸体征象进行简单介绍。

（一）雷击伤的尸体检验

雷击伤的形成既有电流作用、高温作用，也有空气膨胀导致的作用。机体受雷击后差异很大，体表可以有广泛的损伤，也可以没有体表征象。在尸体检验中，需要通过对外部征象和内部征象的同时检查，来确定遇难者是否死于雷击伤。这里要强调的是，法医工作者必须结合事件发生现场所见综合判断，仅仅依据尸体检验所见具有极大风险。

1. 外部征象　主要包括以下几种。

（1）雷击纹：雷电通过皮肤遗留的红色或蔷薇色枝状或燕尾状斑称雷击纹（lightning mark），雷击纹由不同的红线组成，多数见于颈胸部，少数可发生在腹部和大腿处，一般在死后24小时内消失，但在活体可保存多日。这种特殊花纹是雷击伤的证据，很有诊断价值。

（2）雷电烧伤：雷电历时短，作用体表面积大，很少见雷电本身引起的严重烧伤，程度也多在Ⅰ度以下，这与一般电流尤其是高压电流不同。同时随身金属物品被熔化，可引起局部高热烧伤。

（3）衣着及所带金属物品的损坏：由于雷击的巨大作用，人体衣着常受到与皮肤极不相称的破坏，如被撕成小碎片，或被剥离于人体之外，衣帽鞋袜可见电流出入洞孔破损，随身金属物品被磁化等。

2. 内部征象　雷击死者内部损伤可以很严重，如骨折、脑损伤、鼓膜破裂、感觉性耳聋、肾脏损伤、眼部损伤、血管和内脏器官破裂等。

（1）头部征象：雷电最常击中头部，可引起头皮帽状腱膜下血肿、颅骨骨折、硬脑膜下和蛛网膜下腔出血。颅骨骨折及脑膜下出血等损伤很可能是空气冲击波所引起的机械性损伤，或人体被冲击波抛掷跌落的结果。镜检可见脑组织弥漫性肿胀、点状出血、灶性软化、神经细胞核浓缩或溶解。以上损伤严格意义来说不能算是雷击的特征性损伤，由于致伤原因和方式与普通机械性损伤、摔跌伤基本类似，遇到鉴别他杀、过失、意外时需要特别注意。

（2）其他器官改变：与一般的急性窒息死征象相似，可见普遍淤血、出血，浆膜下和黏膜下点状出血。心室腔内血液暗红色、不凝固。偶尔检出器官破裂及其他较为复杂的改变。

（二）自然灾害中溺死尸体的检验

热带地区自然灾害溺死者多是窒息死亡，在尸体上可能呈现急性窒息死的征象，如发绀、血液不凝固，眼结膜、浆膜、黏膜有出血点、颈静脉怒张等。而在溺死的征象上，热带自然灾害溺死的尸体征象和普通溺死的尸体征象有所不同。

一般情况下溺死的典型尸体外部征象有口鼻部泡沫、手中抓有异物、鸡皮样皮肤、尸斑浅淡等。但是，热带地区，由于尸体腐败早且快，口鼻部泡沫可不典型，有时甚至和腐败液体难以区别；由于水温较高，鸡皮样皮肤较其他部位也不明显。

热带地区自然灾害发生后，除以上溺死尸体征象外，在海啸等发生后，遇难者由于吸入了泥浆、海水以及其他污物混合物，导致细菌感染，肺部可出现"海啸肺"的特殊现象，呈现出间质性肺炎的病理变化。病理切片镜下观察可见肺泡间隔增宽，小叶及肺泡壁等肺间质充血，淋巴细胞、单核细胞等细胞浸润，肺泡腔内无渗出物。

解剖过程中在呼吸道内往往可以发现白色或血性泡沫，腐败严重者往往无法检出呼吸道泡沫，但一般可发现吸入的异物、泥浆混合物、泥沙和水草、水性肺水肿等表现，在胃内及十二指肠内也可以见到相同的混合物。

以上所见可以用来区分遇难者是死于溺死还是其他原因死亡后被抛尸入水，如有困难可以提取内脏器官进行硅藻检验作为辅助检查；如怀疑有犯罪行为，可以同时提取和检验呼吸道内和消化道内的异物，与现场提取的检材进行比对，防止不法分子借助灾难的发生进行死后抛尸以及死亡地点的转移。

四、灾难受害者的身份识别

灾害发生后的个体识别具有重大的意义。热带地区自然灾害多发，且灾难现场环境往往复杂程度高，遇难者遗体往往发现时已处于腐败状态，部分现场尸体甚至高度破碎，保存程度下降，给灾难受害者的识别行动增加了困难。根据国际刑警组织发布的《灾难受害者识别指南》，为适应自然灾害灾难受害者识别需要，热带地区法医学实践工作中应当遵循该指南，从以下多方面依次展开相关工作。

（一）生前和死后数据比对

热带地区相关自然灾害规模大，为了在灾后更好地比对遇难者的数据，相关人员需要对居民进行走访，以确保收集更多的信息，建立一个生前数据库。生前数据的收集首先侧重于家属报告的失踪人员，收集这些失踪人员的数据后并将它们分类，包括牙科和医疗记录、X线检查、照片、DNA、指纹等数据，这些数据将被用来与遇难者的死后信息进行匹配。法医学实践中要特别注意死后的数据采集，主要包括通过详尽的尸体解剖、遗留在现场的物品、生物检材的取样，将获得的所有信息记录在案以供比对。只有遇难者生前和死后数据比对一致,才能确定遇难者身份。

（二）摩擦脊分析

人体手的掌纹、指纹和足底（脚底和脚趾）表面上的摩擦脊是独特的,不会在任何其他人身上重复。因此,这种人体上的特异性使摩擦脊能够用于个人识别。摩擦脊在人体出生时就存在且永久存在并保持其独特性,在轻度损伤后以初始的方式愈合,严重的损伤可能会留下永久性瘢痕,仍可以作为个人识别的特征。同时,摩擦脊或指纹可以被录入到数据库中,可以很快速地进行搜索比对,提高个人识别的效率。因此,在涉及自然灾害的死亡中,特别是群体性死亡,法医工作者要协助进行相关数据的收集,特殊情况如涉及部位的瘢痕或文身等要进行记录。同时,由于热带地区遇难者遗骸腐败较快且早,而皮肤和软组织腐败后摩擦脊分析可能不可用或数据不全面,因此要用其他的手段进行个人识别,如法医牙科学和DNA检验。

（三）法医牙科学的运用

人类的牙齿和颌骨有其独特结构和特征,可以被用来识别受害者。牙齿是人体内最坚硬和最有弹性的物质,因此,即使在人体的软组织高度腐败降解时,仍然可以获得对识别目的非常有价值的牙齿特征。牙齿在口腔中受到很好的保护,能够在死亡时、死亡前或死亡后抵抗许多外部影响,有利于相关信息的保存和获取。

如果死者在生前接受过牙科治疗,因每个人接受的治疗方案都是独特定制的,如牙冠、根管治疗手术、植入物以及固定的假体,法医根据牙科治疗类型,有时可以推断遇难者的国籍和地区。这些特征都可以被用于个人识别,即使没有进行过牙科治疗,也可以比较解剖特征,这些特征也为个人识别提供了有用的数据。

法医通过牙科学相关特征进行个人识别时,需要判断生前和死后数据是否来自同一个人、生前和死后数据在用于个人识别时是否足够充分。除通过以上数据来确定身份外,牙齿和颌骨可能包含先天和/或后天的特征,检查这些特征在确定一个人的种族背景、饮食习惯及口腔卫生习惯方面具有重要价值。热带地区的居民喜欢嚼槟榔,形成具有特色的槟榔牙,该特征虽有助于判断其生活习性,但由于槟榔牙状态下其牙齿磨损程度远高于同龄人,会使通过牙齿磨损进行的年龄推断结果产生严重偏差。

（四）DNA分析

DNA检验结果已被广泛用于个人识别并被科学界和法律界广泛认可。每个人的细胞中包含的遗传信息都是独特的,除了同卵双胞胎。DNA 本身结构稳定,即使在尸体高度腐败的情况下,仍然可以用于个人识别,且极高的可靠性使其成为目前群体死亡事件中个体识别最重要的方法和途径。DNA 是唯一一个不依赖于指纹、牙科学以及其他记录的个人识别的初步识别方法。DNA 的测定具有快速、自动化、高质量等特点。DNA 分析需要从死者身上提取生物样本,与已知参考样本进行比较。在灾难现场,法医通常提取死者的毛发、皮肤及其他脏器的组织碎片、现场遗留的与人体接触过的物品进行 DNA 比对,在尸体上的昆虫由于摄食现场的尸体,特殊情况下也可以作为 DNA 识别的辅助样本。

(五)微生物群落分析

微生物数量庞大、种类繁多,存在于人体内的微生物数量高达 100 万亿,与人类体细胞数量相当,其所携带的基因数目是人类基因组的上百倍。存在于机体的微生物群落,受宿主饮食、生活习惯或环境因素影响,种类分布也具有特异性。不同的个体所携带的微生物种群,其种类构成及功能均具有其独一无二的特征。

个体携带的微生物群落,尤其是体内的微生物群落,如肠道菌群、口腔菌群,在个体识别方面均显示出了较好的潜力。在一个数百人的群体中,利用个体携带的微生物组进行比对的方法,能够特异性地识别出来源宿主,肠道菌群表现最为稳定,甚至在一年后仍能对大约 80% 的来源宿主进行精准识别。使用口腔黏膜或唾液样本的微生物进行 16S rRNA 测序并通过随机森林模型进行分类,超过 90% 的样本可实现识别,其中在种分类水平上可单独利用低丰度的特异种类菌群对半数以上的样本进行识别。

目前而言,微生物群落用于个人识别的潜力已经充分显现,并受到越来越多的关注。虽然微生物分析受限于研究进展有限、分析标准不完善等因素,当前还难以代替 DNA 分析,但在 DNA 检材难于获取或被破坏等情况下,可能作为 DNA 分析的补充或替代。

第三节 热带地区自然灾害法医学检验注意事项

自然灾害在热带地区的多发和多样性,决定了自然灾害相关法医学检验工作成为热带地区法医学实践工作的重要内容。自然灾害导致人身伤亡的法医学检验有其自身的特殊性,对于热带地区自然灾害发生后的科学评估和重建工作起着无可替代的重要作用。自然灾害导致人身伤亡的法医学检验中应当注意的诸多内容,本章前述内容中已有较为全面和相对详细的论述,本节对其中需要注意的一些事项进行简单概述,详细内容可以参阅前文。

一、现场证据的收集

在自然灾害发生后,法医工作者应当尽快进行现场勘验。现场可能留下许多有用的证据,这些证据对于确定事件的原因、规模和影响非常重要。同时,热带地区的温度和湿度相对于其他地区比较高,在发生自然灾害时环境变化比较明显。因此,在这些共同因素的作用下,现场遗留的证据极易消失和变化,法医工作者应当尽早进入现场对相关检材证据进行收集并保护这些证据。进行法医学检验前应当了解灾害发生的情况,在鉴定过程中必须时刻结合现场勘验所见,机械性损伤的特征、致伤物的判断、生前伤与死后伤、死亡原因等多方面内容应能通过现场勘验所见解释,如不能解释,则必须警惕犯罪活动存在的可能,详细注意内容及事项见前文。

二、生物检材的提取与送检

在自然灾害事件中,往往伴随群死群伤的情况,因此,对死者的身份认定是法医学检验的重要内容。目前,最有效、可靠的个体识别方法是通过现场提取生物检材进行DNA检验,其需要的生物检材主要来源于人体。由于热带地区往往环境温度高、湿度大、微生物丰富、环境条件多变,生物检材容易发生腐败变质和降解,特别是DNA的降解速度比其他地区明显加快,如检材提取或送检不当,容易导致检材降解甚至灭失。因此,在热带地区自然灾害的法医学实践中,法医工作者必须认识到热带地区生物检材的特殊性,对生物检材的提取、储存、转运环节予以高度重视,在发现尸体明显腐败的情况下,优先提取骨骼、牙齿等样品,所有检材在提取后应尽快低温保存并尽快送检,不能及时送检的生物检材也应当置于冰箱中低温保存。如果不能及时送检且缺乏低温保存条件,可在避光、干燥环境中晾干后保存,避免在太阳下面直晒或未干燥常温保存。生物检材在包装时要避免样品被污染和交叉污染,送检前要做好唯一标识,防止混淆,方便取样位置复原和追溯。

三、法医学尸体检验

自然灾害下的尸体检验具有其特殊性,热带地区自然灾害类型多、发生频次高,法医工作者在法医学实践中必须对其特殊性有准确认识。相较于普通尸体检验的解决死亡原因、死亡性质、判断致伤物等法医病理学的常规项目,进行初步的死者各自个体特征的发现和提取同样是法医学尸体检验的重要内容,因为自然灾害往往伴随的是群死群伤。比如,2004年的印度洋海啸后,遗体的数量往往比较庞大,快速、准确的灾难受害者识别(DVI)是法医学检验的重要环节。由于热带地区的自然环境温度较高,对死亡时间、损伤时间的推断产生较大的影响,同时遗体腐败速度加快,遗体可能遭受严重的破坏和腐烂,影响死亡原因和致伤方式推断的准确性。因此,需要法医尽快对遗体进行收集、标识和鉴定。此外,还需要采取适当的措施保护遗体,以防止遗体被进一步破坏或污染。需要特别强调的是,对于自然灾害现场发现的尸体,法医工作者在检验过程中一定要时刻警惕犯罪活动存在的可能,防止不法分子利用灾害进行犯罪。

四、国际合作与交流

在当今社会人员流动和国际合作空前加强的时代,某一个地区发生大的自然灾害并导致群体群伤后,一方面常会导致不同国家和地区的人员在事件中死亡,另一方面发生事故后往往会有其他国家或组织的人员和机构前往支援和协助,这都会涉及国际交流和合作的问题。因此,每次大的自然灾害过后,在灾后的法医学实践活动中,法医学领域的国际交流与合作往往不可避免,这就要求在法医学检验过程中,应当尽可能遵循国际公认的检验方法和准则,选择国际上互认的鉴定机构和有资质的人员,即符合ISO/IEC、IAF、ILAC和APAC等国际组织发布的标准、指南和其他规范性文件认可的机构,如通过中国合格评定国家认可委员会(CNAS)的认证。在法医学检验中除遵守相关技术标准外,法医工作者还应当考虑死者本身的情况,如DNA检验中选择适合其所在人群的遗传标记系统,尸体检验前后尊重其丧葬等文化与社会习俗等。鉴于处于热带的国家和地区总体上经济社会不发达,法律体系欠完善,热带地区灾害发生后的国际合作还很不完善,热带法医学概念及相关理论的提出补充了法医学在热带地区欠完善的问题,对于促进和加强热带地区国家和地区的合作与交流,分享热带地区自然灾害的法医学检验的经验、技术和信息,促进国际合作与协同行动的同步,共同应对热带地区自然灾害给法医学实践带来的挑战,具有重要意义。

五、伦理、宗教和法律问题

如前所述,自然灾害导致的群死群伤事件中,受害人员可能具有不同的国籍和文化背景,因此,在进行自然灾害相关的法医学检验中,需要注意相关的伦理、习俗和法律问题。首先,在进行灾难受害者识别相关的法医学检验工作中,应遵循国际法、当地法律法规和当地的习俗,尊重人权、隐私和遗体处理等相关规定。世界各地的宗教和文化习俗差异很大,在死亡事件的 DVI 实施中应加以考虑。某些文化习俗可能涉及以特定方式处理人类遗骸的情况,这有可能不符合死亡发生地管辖区的法律要求。如果不能认识到遇难者家属的需求以及文化差异可能会产生的负面影响,最终可能会影响 DVI 结果的质量。因此,在法医学检验中涉及 DVI 工作时,法医工作者在确保遵守司法管辖区法律要求的同时,在与死者亲属进行交谈时,必须给予对方尊严和尊重。同时,要保证诚实、公正和透明度等,以维护公正性和公信力。宗教和文化因素虽然很重要,但不能让其违背法律的相关程序,因为它们仍受有关法律和规定的约束。

六、其他

自然灾害相关的法医学检验和法医学的常规检验相比,具有其独特性,并表现出显著的地域特点。目前总体上对此领域的法医学检验相关研究明显不足,并且关注度不够,因此,对该过程中涉及的法医学问题还没有充分发掘。在目前国际交流和合作不断加强的情况下,相信随着相关研究的深入,更多的法医学问题会被提出,法医工作者们需要继续努力,为自然灾害发生后的法医学鉴定作出更多贡献。

第四节　热带地区案例分析

21 世纪初,某海域发生里氏 9 级地震并引起热带地区某国家特大海啸,造成受灾国人民生命和财产的重大损失,遇难者总人数超过几十万人。海啸尸体不同于其他灾害的尸体,尸体大多完整,死亡大多数由于溺水造成。由于遇难者人口数量非常庞大,面临的最大问题是灾难受害者识别。灾难的规模之大,在海啸发生后几天内,数千具身份不明的尸体躺在冷藏集装箱内的架子上,并不断从卡车上被卸下,腐烂的气味无处不在,给法医学检验带来了重大的挑战。

一、案情简介

海啸发生后,工作人员在海边公路旁发现一具腐败尸体,四肢伸展和抬起,呈现出一种"拳击姿态",以上现象引起了法医的怀疑。

二、现场勘查

死者身着黑白条纹 T 恤,蓝色短裤,右脚穿人字拖,左脚无鞋。颈部挂有一把弹簧匕首,匕首弹开并插入胸口。尸体周围遍布泥沙混合物、垃圾、建筑材料以及其他海洋生物,符合海啸现场的特征。

三、法医学检验主要发现

经过详尽且严谨的尸检,死者全身呈现失血状态。尸检发现,全身体表有散在擦挫伤,解剖发现征象符合溺死肺的表现,同时在气管及支气管腔内和胃内发现泥沙与海水的混合物,对混合物进行硅藻的提取检验,硅藻种类和丰度与此海域的硅藻对比相符;除了通常的变化,如从身体器官中排出的腐败液体,体表出现腐败静脉网,皮肤起泡和变色以及体腔肿胀外,最突出的特征是由于腐烂僵硬而导致的四肢伸展和抬起,呈现出一种"拳击姿态"。这种现象往往是由于腐败细菌在皮下组织产生气体而导致四肢抬起和伸展,皮肤暴露于高温环境和光照下会变得干燥,有助于保持当前四肢的姿态。

四、案情调查

死者被发现于海边公路,系海啸发生后的现场,根据对幸存者询问、走访调查以及 DNA 比对发现仅死者的妻子在此次灾难中获救,死者是附近的村民,根据对死者妻子的询问,死者平时待人友善,未发现与其有冲突的人,死者衣着完整,排除与他人搏斗的可能。法医学检验所得出的结论为生前溺水,可以排除死后抛尸。死者所呈现的"拳斗姿势"是由于腐败细菌在皮下组织产生气体,导致四肢抬起和伸展而导致的腐败性尸僵,排除死后移尸的可能。因此,可以确定该死者是海啸灾难所致的死亡。

五、案例的热带特殊性分析

海啸灾难发生后,法医工作者在进行个人识别之前的尸体损伤检查时需要特别注意,发现损伤后首先要考虑损伤的性质,是意外还是人为,对甄别犯罪具有重要的指导意义。热带地区的海啸灾害规模庞大,尸体数量较多,由于热带地区环境比较特殊,尸体在高温高湿环境以及日光暴晒下,腐败速度加快,腐败程度增高,尤其是腐败性尸僵的出现会导致法医的误判。法医工作者要格外关注灾害损伤和腐败性尸僵,并且把每一个灾害现场当成犯罪现场来处理,对现场环境进行勘查,对死者进行详细的检验,谨防有人利用灾害的发生进行死后抛尸或死后移动尸体以达到掩盖犯罪的目的。

死亡原因确定后,随之而来的问题就是灾难受害者识别。在热带地区灾后尸体高度腐败的情况下,灾难受害者识别最实用的手段就是 DNA 和齿学分析,DNA 和牙齿在尸体腐败后具有很好的稳定性和特异性。但是在热带环境下,需要注意 DNA 的检材收集、转运与保存,为了解决 DNA 在热带环境中降解比较快的问题,提高灾难受害者识别的效率,快速 DNA 检测技术的应用就显得尤为重要。

同时,在该地区活动的多国 DVI 小组协调身份确认工作。该小组由警察、痕迹专家、法医等组成,该小组根据国际刑警组织发布的《灾难受害者识别指南》,并通过使用法医牙科学和 DNA 技术,对腐烂的尸体进行了身份识别,找回并确认了数千具尸体,同时也遇到了很多困难。人在死亡后会发生各种各样的死后变化,如尸冷、尸斑、尸僵等,这些基本的死后变化经常被用来推测死亡时间,但在热带地区的高温和潮湿环境中,由于自溶和腐败的结合,尸体在很短的时间内即开始显示出迅速腐烂的迹象,面部腐败非常严重,通过视觉识别尸体的基本方法已经不可用,这使尸体的处理变得复杂,也严重妨碍了身份的确认。

尸僵是一种非常典型的死后变化,通常在死后的几小时内出现,又在几小时内消失,通常持续一天,尸僵的出现和消失取决于温度的高低。尸僵可以被调查人员用来确定死亡时间和尸体是否被移动,但是腐败性尸僵现象可能与真正的尸僵混淆,从而会误导调查人员导致误判。

（邓建强　邹冬华　姚　辉　朱广辉　马雁兵　成　明　陈海红　卢江寰）

参 考 文 献

[1] 丛斌.法医病理学[M].5版.北京:人民卫生出版社,2016.

[2] 邓建强.热带法医学[M].北京:人民卫生出版社,2019.

[3] 王保捷,侯一平.法医学[M].7版.北京:人民卫生出版社,2018.

[4] 步宏,李一雷.病理学[M].9版.北京:人民卫生出版社,2018.

[5] 吴同.海底地震引发的大灾难——地震海啸[J].生命与灾害,2023(05):12-15.

[6] 谢涛,叶国英,施华戈,等.意外心脏刺创死亡一例[J].广东公安科技,2009,17(04):61-62.

[7] 王岩峰,王冠琳,林劲松,等.热带气旋海上观测进展[J].海洋科学进展,2023,41(01):1-23.

[8] 王路思,郭林.塔里木盆地干尸的发现历程及成因探讨[J].科学之友,2013(08):136-137.

[9] 魏蔚,云利兵,侯一平.大型灾难事件中的DNA鉴定工作[J].法医学杂志,2009,25(05):376-379.

[10] 闫昕旸,张强,闫晓敏,等.全球干旱区分布特征及成因机制研究进展[J].地球科学进展,2019,34(08):826-841.

[11] TSOKOS M, BYARD R W. Putrefactive "rigor mortis" [J]. Forensic Sci Med Pathol, 2012, 8(2): 200-201.

[12] MONTELIUS K, LINDBLOM B. DNA analysis in disaster victim identification [J]. Forensic Sci Med Pathol, 2012, 8(2): 140-147.

[13] BOWMAN Z, DANIEL R, GEROSTAMOULOS D, et al. Rapid DNA from a disaster victim identification perspective: is it a game changer? [J]. Forensic Sci Int Genet, 2022, 58: 102684.

[14] MCCALL C. Remembering the Indian Ocean tsunami [J]. Lancet, 2014, 384(9960): 2095-2098.

[15] PETJU M, SUTEERAYONGPRASERT A, THONGPUD R, et al. Importance of dental records for victim identification following the Indian Ocean tsunami disaster in Thailand [J]. Public Health, 2007, 121(4): 251-257.

[16] NUKIWA T. An overview of respiratory medicine during the tsunami disaster at Tohoku, Japan, on

March 11, 2011 [J]. Respir Investig, 2012, 50 (4): 124-128.

[17] XU H, XU K, BIN L, et al. Joint risk of rainfall and storm surges during typhoons in a coastal city of Haidian Island, China [J]. Int J Environ Res Public Health, 2018, 15 (7): 1377.

[18] SCHULLER-GÖTZBURG P, SUCHANEK J. Forensic odontologists successfully identify tsunami victims in Phuket, Thailand [J]. Forensic Sci Int, 2007, 171 (2-3): 204-207.

[19] JAMES H. Thai tsunami victim identification overview to date [J]. J Forensic Odontostomatol, 2005, 23 (1): 1-18.

[20] NAIMAN M, LARSEN AK J R, VALENTIN P R. The role of the dentist at crime scenes [J]. Dent Clin North Am, 2007, 51 (4): 837-856.

[21] HARTMAN D, DRUMMER O, ECKHOFF C, et al. The contribution of DNA to the disaster victim identification (DVI) effort [J]. Forensic Sci Int, 2011, 205 (1-3): 52-58.

中英文名词对照索引

T

W

X

Y